Edgar Hilsenrath
Moskauer Orgasmus

Serie Piper
Band 1671

Zu diesem Buch

Den »Moskauer Orgasmus«, eine sensationelle Erfahrung von kosmischen Dimensionen, verdankt Anna-Maria Pepperoni, die Tochter eines New Yorker Mafia-Bosses, dem russischen Dissidenten Sergej Mandelbaum. Um dieses Sexualgenie über den Eisernen Vorhang zu lotsen, heuert der Papa den homosexuellen Triebverbrecher Karl Schnitzel an...

Aus diesen Ingredienzen hat Edgar Hilsenrath eine deftige Parodie auf die triviale amerikanische Sex & Crime-Literatur gemixt – eine respekt- und atemlose Slapstick-Komödie, die ihrem Titel alle Ehre macht und den Nabel der Welt sehr eindeutig unterhalb des nämlichen ansiedelt.

Edgar Hilsenrath, geboren 1926 in Leipzig. 1938 flüchtete er mit der Mutter und dem jüngeren Bruder nach Rumänien. 1941 kam die Familie in ein jüdisches Getto in der Ukraine. Hilsenrath überlebte und wanderte 1945 nach Palästina, 1951 in die USA aus. Heute lebt er in Berlin.

EDGAR HILSENRATH

Moskauer Orgasmus

ROMAN

Piper
München Zürich

»Moskauer Orgasmus« erschien erstmals 1979
unter dem Titel »Gib acht, Genosse Mandelbaum«
im Langen Müller Verlag München.

Von Edgar Hilsenrath liegen in der Serie Piper außerdem vor:
Nacht (1137)
Der Nazi & der Friseur (1164)
Bronskys Geständnis (1256)
Das Märchen vom letzten Gedanken (1505)

ISBN 3-492-11671-X
November 1992

Umschlag: Federico Luci,
unter Verwendung einer Karikatur von Josef Pretterer
Foto Umschlagrückseite: Eduard de Kam
Satz: Gebr. Parcus KG, München
Druck und Bindung: Clausen & Bosse, Leck
Printed in Germany

Prolog

Nino Pepperoni, Boß der amerikanischen Mafia, Amerikaner sizilianischer Herkunft, *capo dei capi* oder Boß der Bosse, tritt an seinem 65. Geburtstag in den Ruhestand. Er hat ein sagenhaftes Vermögen und gilt als reichster Mann Amerikas.

Nino Pepperoni hat allerhand auf dem Kerbholz. Es heißt, daß die Liste mit der schriftlichen Aufzählung seiner Verbrechen (wenn es solch eine Liste gegeben hätte) so lang sei, daß seine Freunde im *Congress,* dem amerikanischen Parlament, nicht nur sämtliche Wände im *Capitol,* sondern auch im Weißen Haus damit tapezieren könnten (falls ihnen so was einfallen sollte und sie nichts Besseres zu tun gehabt hätten).

Nino Pepperoni trägt eine schwarze Augenbinde (das linke Auge hatte ihm seine Frau Clara Pepperoni versehentlich ausgestoßen). Er hat eine leichte Ähnlichkeit mit Moshe Dayan, dem israelischen Verteidigungsminister, obwohl das eine rein optische Täuschung ist, die bloß durch die schwarze Augenbinde hervorgerufen wird. Nino Pepperoni ist schlank, im Gegensatz zu seiner Frau Clara Pepperoni, die 400 Pfund wiegt, und für deren Riesenhintern es im ganzen Land keine geeigneten Toilettensitze gibt.

Die amerikanische Justiz hat Nino Pepperoni nie etwas nachweisen können, auch keine Morde, obwohl die Leichen seiner Feinde ab und zu im East River auftauchen (manche wurden herausgefischt, andere, so heißt es, liegen noch heute, mit einem schweren Gewicht um den Hals, im schlammigen Flußbett).

Nino Pepperoni ist ein Mann, der sich einer ausgezeichneten Gesundheit erfreut. Es heißt auch, daß er nie Magen- oder Beruhigungspillen schluckt, ein Beweis, daß Nino Pepperoni mit sich und der Welt Frieden geschlossen hat. Die einzige Ursache, die Nino Pepperoni zuweilen erschreckt aus dem Schlaf aufscheucht, ist der Gedanke an seine einzige Tochter Anna Maria, die mit dreißig noch immer nicht verheiratet ist.

Anna Maria behauptet, sie sei Journalistin, obwohl sie noch nie einen Artikel veröffentlicht hat. Kurz vor Weihnachten fliegt Anna Maria nach Moskau, um – am Tag der Bescherung – zwei wichtige Männer zu interviewen: den Parteichef, Genosse Breschnew, und den Ministerpräsidenten, Genosse Kossygin.

Anna Maria hatte ihrem Vater versprochen, in spätestens drei Wochen zurück zu sein. Aber sie bleibt länger. Es vergehen drei Wochen, vier, fünf. Es vergehen zwei Monate, drei Monate. Mafiaboß Nino Pepperoni schreibt aufgeregte Briefe nach Moskau und fleht seine Tochter an, zurückzukommen. Sie antwortet nicht. Nino Pepperoni wendet sich an die amerikanische Botschaft in Moskau und bekommt ausweichende Antworten. Endlich, nach fünf Monaten, kehrt Anna Maria zurück: schwanger!

Wer hat Anna Maria in Moskau geschwängert? Der Verdacht liegt klar auf der Hand. Schließlich ist sie nach Moskau geflogen, um Breschnew und Kossygin zu interviewen. War es Breschnew? Oder war es Kossygin?

Die Presse schweigt. Auch die New York Times. Nur die angesehene feministische Wochenzeitschrift NEW ESTABLISH-MENT, Sprachrohr der amerikanischen Frauenbewegung *Women's Lib.*, berichtet ausführlich über Anna Maria. Das NEW ESTABLISHMENT bringt einen langen Artikel über Anna Marias beabsichtigtes Interview mit Breschnew und Kossygin, über die Schwängerung der intellektuellen Frau während einer Dienstreise und über den männlichen Chauvinismus diesseits und jenseits des Eisernen Vorhangs. Der Artikel – ein Aufruf an die unterdrückten Frauen aller Länder – trägt die warnende Überschrift: Im Kreml geschwängert!

Nach langem Kreuzverhör erfährt Nino Pepperoni die volle Wahrheit. Weder Breschnew noch Kossygin haben Anna Maria geschwängert, sondern Sergej Mandelbaum, ein russischer Jude und Sohn eines Rabbiners, den Anna Maria auf einer Moskauer Party kennengelernt hatte.

»Ein Jude!« sagt Nino Pepperoni.

»Ein Mann!« sagt Anna Maria.

»Ausgerechnet der«, sagt Nino Pepperoni.

»Er hat mich zur Frau gemacht«, sagt Anna Maria.

»Was soll das heißen?«

»Ich meine nicht meine Schwangerschaft. Schwängern kann schließlich jeder.«

»Was meinst du?« fragt Nino Pepperoni.

»Ich meine was andres.«

»Was denn?«

»Ich habe mit Sergej Mandelbaum meinen ersten Orgasmus erlebt.«

»Was ist ein Orgasmus?«

»Ich weiß es nicht genau. Eine Art Schüttelfrost, obwohl einem ganz heiß dabei wird.«

»Das versteh' ich nicht.«

»Ich auch nicht. Aber das ist so. Ein merkwürdiges Gefühl.«

»Wie ist das?«

»Wie tausend brennende Kerzen, die einem hineingeschoben werden. Das Fleisch wird versengt, aber zugleich lebendig. Es ist wie Tod und Auferstehung. Zuletzt liegt man da, voller Seligkeit.«

»Wie tausend brennende Kerzen«, sagt Nino Pepperoni kopfschüttelnd. »Ist sein Schwanz etwa heilig?«

»Viel mehr«, sagt Anna Maria.

»Du liebst diesen Kerl?« sagt Nino Pepperoni.

»Ich kann nicht mehr los von ihm«, sagt Anna Maria. »Ich kann ihn nicht vergessen.«

»Du meinst: den Orgasmus?«

»Den mein' ich.«

»Ich will jetzt endlich wissen, was ein Orgasmus ist«, sagt Nino Pepperoni ärgerlich. »Denn das mit den tausend brennenden Kerzen, das glaub' ich nicht.«

»Ich könnte im Lexikon nachschauen«, sagt Anna Maria.

»Was ist ein Lexikon?« fragt Nino Pepperoni.

Für einen echten Sizilianer wie Nino Pepperoni, ein Mann mit strengen moralischen Grundsätzen, gibt es nur zwei Mittel, um mit dem Verführer seiner Tochter abzurechnen: entweder ihn umzulegen oder ... ihn zu zwingen, Anna Maria zu heiraten.

Anna Maria erzählt ihrem Vater, daß Sergej Mandelbaum und sie längst beschlossen hätten zu heiraten. Die Sache hätte aber einen Haken. Sergej ist Wissenschaftler und hat eine Zeitlang in Nowosibirsk in der Rüstungsindustrie gearbeitet. Er kann aus Ru8land nicht heraus. Folglich gibt es nur eine Möglichkeit, nämlich die, daß sie, Anna Maria, nach Rußland zurückfliegt, um ihn dort zu heiraten und auch dort zu bleiben.

Im Hause Pepperoni wird Familienrat gehalten. Es sind alle versammelt, die durch den heiligen Eid der Mafia *omerta* – die Schweigepflicht – an Nino Pepperoni gebunden sind. Auch sein consigliere ist da – schon alt und müde – und selbstverständlich Nino Pepperonis rechte Hand, ein genialer, spitzfindiger, viel beneideter Mann: der berühmte Rechtsanwalt Archibald Seymor Sliwowitz.

Die Familie hat einen Entschluß gefaßt: Anna Maria muß diesen russischen Juden Sergej Mandelbaum heiraten, weil das Kind schon unterwegs ist, und weil die Ehre des Hauses Pepperoni auf dem Spiel steht. Es kommt aber nicht in Frage, daß Anna Maria nach Rußland zieht. Folglich gibt es nur eine einzige Möglichkeit: dieser Sergej Mandelbaum muß aus Rußland herausgeholt werden.

Nino Pepperoni spricht mit seinen Freunden im Capitol. Er spricht auch mit Freunden im Weißen Haus. Nino Pepperoni ersucht sie, im Kreml zu intervenieren, um eine Ausreiseerlaubnis für Sergej Mandelbaum durchzusetzen. Nach kurzer Zeit wird ihm mitgeteilt, daß der Fall Mandelbaum aussichtslos ist. Mandelbaum hat in Nowosibirsk zuviel gesehen. Außerdem steht Mandelbaum auf der schwarzen Liste der sowjetischen Geheimpolizei – genannt KGB – wegen seiner Kontakte zu zionistisch eingestellten Juden und anderen Dissidenten. Ausreiseerlaubnis unmöglich.

Nino Pepperoni nimmt den Fall Mandelbaum jetzt in seine eigenen Hände, das heißt: er übergibt den Fall Mandelbaum seinem Rechtsanwalt und Vertrauensmann Archibald Seymor Sliwowitz. Es wäre ja gelacht, wenn es ihm, dem König der amerikanischen Mafia, nicht gelingen sollte, diesen kleinen Juden aus Rußland herauszuholen. Schließlich verfügte Nino Pepperoni immer noch über eine ungeheure Macht, auch im Ruhestand. Nino Pepperonis Rechtsanwalt Archibald Seymor Sliwowitz hängt sich an die Strippe. Verbindungsleute in Buenos Aires, Rio de Janeiro, Mexico City und anderen Städten des amerikanischen Kontinents erhalten Aufträge. Parole: der Österreicher Karl Schnitzel muß gefunden werden, der meist berüchtigte Schmuggler der Welt, der seit Jahren spurlos verschwunden ist.

Karl Schnitzel wird gefunden. Er lebt in Mexico City unter dem Decknamen Pedro Rodriguez. Pedro Rodriguez alias Karl Schnitzel kennt die europäischen Grenzen wie seine Westentasche. Schnitzel werden telefonisch 200 000 Dollar versprochen, wenn es ihm gelingen sollte, Sergej Mandelbaum aus Rußland herauszuschmuggeln.

Wenn Archibald Seymor Sliwowitz einen Fall übernimmt, dann wird er auch prompt erledigt. Nino Pepperoni schenkt seinem Rechtsanwalt das größte Vertrauen.

»Archibald Seymor Sliwowitz ist ein Genie!« Das hatte Nino Pepperoni erst unlängst zu seiner Frau gesagt, und zwar beim Essen, mit halbvollem Mund, im Pepperoni-Palast, bei Steaks und Spaghetti.

»Clara«, hatte Nino Pepperoni gesagt. »Archibald Seymor Sliwowitz ist ein Genie. Er löst alle meine Probleme. Für Archibald Seymor Sliwowitz gibt es keinen hoffnungslosen Fall. Nicht mal der Fall Mandelbaum.«

»Der Fall Mandelbaum?«

»Ja. Der Fall Mandelbaum.«

»Du hast recht. Mr. Sliwowitz ist ein Genie.«

»Jawohl. Ein Genie. Er hat sogar Karl Schnitzel für uns gefunden.«

»Karl Schnitzel?«

»Jawohl. Karl Schnitzel!«

»Das weiß ich bereits. Eine tolle Sache.«

»Ich habe Archibald Seymor Sliwowitz zu meinem neuen consigliere ernannt, obwohl er der einzige unter uns ist, der kein Sizilianer ist.«

»Das macht nichts. Mr. Sliwowitz ist eine Ausnahme.«

»Jawohl.«

»Woher stammt er eigentlich?«

»Aus New York.«
»Und seine Vorfahren?«
»Irgendwo vom Balkan. Sein Urgroßvater, der als erster hier ankam, hatte einen unaussprechlichen Namen, war immer besoffen und stank nach Sliwowitz. Die Einwanderungsbehörde trug ihn unter diesem Namen ein.«
»Das macht nichts. Zum Teufel mit der Einwanderungsbehörde. Der Name ist okay. Auch Mr. Sliwowitz.«
»Jawohl. Der ist okay. Der beste Rechtsanwalt der Vereinigten Staaten. Einer, der alles weiß.«
»Er müßte den Nobelpreis kriegen!«
»Mr. Sliwowitz?«
»Jawohl. Mr. Sliwowitz!«
»Gibt es den Nobelpreis auch für Rechtsanwälte?«
»Das weiß ich nicht. Aber ich könnte ja Mr. Sliwowitz fragen. Der weiß das bestimmt!«

Am 18. Mai 1972 fand folgendes Gespräch im Büro des Rechtsanwalts Archibald Seymor Sliwowitz statt:
»Mr. Pepperoni! Es wird Sie sicher freuen, wenn ich Ihnen heute, das heißt in diesem Augenblick, und selbstverständlich mit Ihrer Erlaubnis, mitteilen darf, daß Karl Schnitzel, der berüchtigste Schmuggler der Welt, morgen um 3 Uhr nachmittags mit einem Jumbo-Jet auf dem Kennedy Flugplatz eintreffen wird, um den Fall Mandelbaum endgültig abzuwickeln.«
»Das freut mich, Mr. Sliwowitz. Das freut mich wirklich.«
»Die Sache hat nur einen kleinen Haken, Mr. Pepperoni.«
»Und was ist das für ein Haken?«
»Karl Schnitzel ist ein Homosexueller.«
»Ein Homosexueller?«
»Jawohl. Ein Homosexueller.«
»Das gefällt mir nicht, Mr. Sliwowitz. Das gefällt mir gar nicht.«

»Mir auch nicht.«
»Ist er sonst noch was?«
»Jawohl, Mr. Pepperoni. Er ist außerdem ein Lustmörder.«
»Woher wissen Sie das?«
»Von der Interpol. Ich habe alle Informationen. Es steht in meinen Akten. Sie können nachschauen.«
»Das gefällt mir nicht, Mr. Sliwowitz. Das gefällt mir gar nicht.«
»Schnitzel hat eine Menge Leute hinter dem Eisernen Vorhang herausgeholt, sozusagen in den Freien Westen geschmuggelt. Die meisten kamen an. Aber manche kamen nicht an.«
»Haben Sie sonst noch was über Schnitzel zu berichten?«
»Jawohl, Mr. Pepperoni. Die Sache mit dem Kühlschrank.«
»Was ist mit dem Kühlschrank?«
»In Schnitzels Wiener Kühlschrank – Wien war ja sein fester Wohnsitz – wurden eine Menge seltsamer Gegenstände gefunden.«
»Und was sind das für Gegenstände?«
»Geschlechtsteile, Mr. Pepperoni. Männliche Geschlechtsteile! Wenn ich mich, mit Ihrer Erlaubnis, so ausdrücken darf: Schwänze in allen möglichen Größen. Im Gefrierfach. Selbstverständlich gefroren.«
»Das ist schlimm, Mr. Sliwowitz. Das gefällt mir gar nicht.«
»Mir auch nicht«, sagte Mr. Sliwowitz.
»Ein Lustmörder!« sagte Nino Pepperoni. »Ich kann meinen zukünftigen Schwiegersohn unmöglich einem Lustmörder anvertrauen. Stellen Sie sich vor, Mr. Sliwowitz: die beiden schleichen nachts über die Grenze ... nachts allein im Feld oder im Wald ... mein Schwiegersohn und ein Lustmörder!«
»Ich kann Ihren Einwand gut verstehen, Mr. Pepperoni.«
»Was machen wir jetzt?«
»Schnitzel wird von der Interpol gesucht«, sagte Mr. Sliwowitz. »Aber die Interpol ist eine Organisation, die wenig Verständnis

für menschliche Schwächen hat. Schnitzel ist kein schlechter Mensch. Er ist bloß krank. Und man kann ihn heilen.«

»Sie sagen ... heilen?«

»Jawohl, Mr. Pepperoni. Ganz richtig. Heilen! Man muß ihn bloß heilen, und dann können wir ihm Sergej Mandelbaum ohne weiteres anvertrauen.«

»Heilen?«

»Ja, Mr. Pepperoni. Heilen. Sehen Sie ... ein Lustmörder ist ein Mensch mit einem abnormalen Geschlechtstrieb. Weiter steckt nichts dahinter.«

»Und wie heilt man diesen abnormalen Geschlechtstrieb?«

»Da gibt es verschiedene Heilungsverfahren, die aber leider sehr langwierig sind.«

»Das taugt nichts. Es muß schnell gemacht werden. Vergessen Sie nicht, daß meine Tochter im fünften Monat ist und nicht jahrelang warten kann, bis dieser Sergej Mandelbaum aus Rußland herausgeholt wird. Die Hochzeit muß so schnell wie möglich stattfinden, und zwar ehe das Kind auf die Welt kommt.«

»Es geht um die Ehre des Hauses Pepperoni?«

»Sehr richtig, Mr. Sliwowitz! Und dieser Karl Schnitzel muß schnell geheilt werden, damit er meinen Schwiegersohn schnell nach Amerika bringt.«

»Es gibt nur eine einzige schnelle Heilungsmethode für homosexuelle Lustmörder«, sagte Mr. Sliwowitz.

»Eine einzige?«

»Eine einzige!«

»Und was ist das?«

»Schnitzel muß kastriert werden!«

»Kastrieren?«

»Jawohl, Mr. Pepperoni. Kastrieren!«

»Damit wird Schnitzel bestimmt nicht einverstanden sein!«

»Wir werden ihn nicht fragen. Wir haben Mittel und Wege, ihn mit Gewalt zu kastrieren.«

»Das haben wir.«

»Na sehen Sie!«

»Aber Schnitzel wird sich dann... ich meine nach geglückter Operation... weigern, für uns zu arbeiten.«

»Sie irren sich, Mr. Pepperoni. Schnitzel wird für uns arbeiten, weil er nicht wissen wird, daß wir ihn kastriert haben.«

»Das versteh' ich nicht ganz.«

»Ich habe einen Plan«, sagte der Rechtsanwalt Archibald Seymor Sliwowitz. »Sie werden sehen: es handelt sich um den originellsten Plan in der zeitgenössischen Kastrationsgeschichte.«

Erster Teil

1.

Karl Schnitzel hatte keine Ahnung, was ihn in New York erwartete. Wie hätte ihm auch einfallen sollen, daß die Mafia beabsichtigte, ihn zu kastrieren. Ein solcher Gedanke ist absurd. Hätte ihn jemand gewarnt, dann hätte Karl Schnitzel ihn bloß ausgelacht. Lächerlich! Die Mafia hat andere Sorgen, als Leute zu kastrieren, die extra nach New York kommen, um ihnen einen Gefallen zu tun. Nein! So was wäre Karl Schnitzel nie eingefallen, nicht mal in seinen schlimmsten Alpträumen.

Der Jumbo-Jet landete pünktlich um 3 Uhr nachmittags. Karl Schnitzel kam ohne Schwierigkeiten durch die Paßkontrolle. Sein mexikanischer Paß war echt. Er gehörte dem verstorbenen Pedro Rodriguez, dessen Tod nie gemeldet worden war. Das Paßbild war selbstverständlich sein eigenes. Eine geschickte Arbeit, die eine Stange Geld gekostet hatte.

Karl Schnitzel holte sein Gepäck. Bei der Kontrolle wurde er lange aufgehalten. Man untersuchte seinen Koffer mehreremal, obwohl Schnitzel diesmal nichts geschmuggelt hatte. Erst als die übrigen Passagiere des Jumbo-Jet längst durch die Sperre gegangen waren, ließ man Schnitzel gehen.

Schnitzel rief einen Gepäckträger und befahl ihm, draußen vor dem Taxistand mit seinem Gepäck zu warten.

»Sie sind der letzte«, sagte der Gepäckträger. »Haben Sie Schwierigkeiten bei der Gepäckkontrolle gehabt?«

»Ja«, sagte Schnitzel. »Eine Ungerechtigkeit. So ist das immer. Irgendeiner muß schikaniert werden.«

»Ja«, sagte der Gepäckträger. »So ist das.«

»Ich muß nur mal auf die Herrentoilette«, sagte Schnitzel. »Wissen Sie zufällig, wo die ist?«
»Um die Ecke«, sagte der Gepäckträger. »Gehen Sie den langen Gang entlang, an dem Souvenir-Laden vorbei, dann um die Ecke, und dort ist die Herrentoilette.«

Nino Pepperoni hatte seinen Chauffeur zum Flughafen geschickt, um den Schmuggler Schnitzel abzuholen. Der Chauffeur, ein ehemaliger Rennfahrer, der mehrere Preise gewonnen hatte, war vor langer Zeit von Nino Pepperoni getauft worden, und zwar auf den Namen *Swifty,* ein Name, der ihm gefiel, und den er beibehalten hatte. Swifty trug eine grüne Uniform, eine grüne Mütze und schwarze Lackschuhe mit hohen Absätzen. Er war von zwergenhafter Gestalt, nur 4 Fuß 7. Er hatte mal einen Mann erschossen, bloß weil der ihn *Kleiner* genannt hatte.
Swifty war in Nino Pepperonis gelbem Cadillac zum Flughafen gefahren. Er hatte den Wagen auf dem Riesenparkplatz unweit des TWA-Gebäudes geparkt, und war dann hinüber zum Taxistand geschlendert, um dort auf Schnitzel zu warten.
Swifty ließ den Ausgang des TWA-Gebäudes nicht aus den Augen. Die Passagiere des Jumbo-Jet kamen nach und nach aus dem Ausgang. Taxis fuhren vor. Türen wurden auf- und zugeklappt. Keine Spur von Schnitzel. Nach einiger Zeit wurde Swifty ungeduldig. Er sagte sich: Sicher lungert der Kerl dort drinnen in der Cocktailbar herum. Guck mal nach. Du hast ja seine Beschreibung.

Swifty konnte Schnitzel nicht gleich finden. Er war nicht in der Cocktailbar. Erst als Swifty aufgeregt am Souvenir-Laden vorbeilief, entdeckte er Schnitzel, der gerade die Tür zur Herrentoilette aufstieß. Swifty folgte ihm.

Ein Riese, dachte Swifty. Er ist noch größer und kräftiger als man ihn dir beschrieben hat. Sieht wie ein Boxer aus. Vielleicht war er einer. Und eine Glatze hat er. Und ein narbiges Gesicht. Angeblich auch Goldzähne. Aber die kann man jetzt nicht sehen. Da müßte er erst den Mund aufmachen.

Schnitzel stand neben Swifty. Beide Männer urinierten. Schnitzel schielte verstohlen auf Swiftys winziges Glied. Swifty grinste, aber sagte nichts. Er dachte: Komisch. Der sieht nicht wie ein Schwuler aus. Wahrscheinlich einer von der männlichen Sorte, die den Arsch der anderen wollen, aber den eigenen nie hinhalten. Auch Swifty blickte dorthin, wo man nicht hinblicken sollte. Er stellte fest: Pralle Hoden wie ein geiler Bock. Gestern hatte Nino Pepperoni augenzwinkernd zu ihm gesagt: »Paß auf, Swifty. Der Schnitzel ist ein Schwuler und außerdem ein Lustmörder, der von der Interpol gesucht wird. Übermorgen wird er kastriert. Dem schälen wir die Hoden raus. Aber du hältst die Schnauze! Verstanden! Sonst weißt du, wo du landest!«

»Im Hudson River«, hatte Swifty gesagt.

»Nein«, hatte Nino Pepperoni geantwortet. »Im East River.«

Swifty sagte plötzlich: »Karl Schnitzel!«

Schnitzel zuckte zusammen. Er pißte erschreckt gegen sein Knie, schüttelte sein Glied, ließ es im Hosenschlitz verschwinden und drehte sich um. »Wer sind Sie?«

»Nino Pepperonis Chauffeur«, grinste Swifty.

Schnitzel atmete auf. Jetzt grinste auch er. »Freut mich, Sie kennenzulernen.«

Schnitzel wartete höflich, bis Swifty seine Hose zugemacht hatte. Dann reichte er ihm die Hand: »Pedro Rodriguez.«

»Ist schon gut«, sagte Swifty. »Solange uns niemand zuhört, sind Sie Karl Schnitzel.«

»Mein Gepäck ist bereits draußen vor dem Taxistand«, sagte Schnitzel. Swifty nickte. »Wir fahren im Cadillac. Nicht im Taxi. Kommen Sie!«

Schnitzel saß neben Swifty und rauchte. Man sah ihm an, daß er die Fahrt im gelben Cadillac genoß. Swifty fuhr absichtlich langsam, zwei Finger am Lenkrad, die Mütze verschoben, den Mund zu einem Grinsen verzogen.

»Sitzt sich bequem im Cadillac, was?«

»Und wie«, sagte Schnitzel. »Auf einem Sitz aus Tigerfell bin ich noch nie gesessen. Ist das Tigerfell echt?«

»Natürlich ist es echt«, sagte Swifty. »Den Tiger hat Frau Pepperoni geschossen.«

»Frau Pepperoni?«

»Jawohl.«

»Wo?«

»Im Zoologischen Garten. In der Bronx.«

»Ist das erlaubt?«

»Natürlich nicht«, sagte Swifty. »Die Geschichte hat Nino Pepperoni damals eine Stange Geld gekostet.«

»Und die anderen Tigerfelle auf den übrigen Sitzen?«

»Die stammen aus Afrika.«

»Hat Frau Pepperoni auch die anderen Tiger erlegt?«

»Nein. Die hat Anna Maria erlegt.«

»Wer ist Anna Maria?«

»Die Braut von Sergej Mandelbaum.«

»Ach so«, sagte Schnitzel. »Sergej Mandelbaum!«

»Mir gefällt auch die Farbe des Cadillacs«, sagte Schnitzel. »So gelb wie die Sonne.«

»Wie die Sonne im Sommer«, sagte Swifty. »Es ist unser Sommercadillac.«

»Habt ihr noch andere?«

»Natürlich. Einen grauen für die Herbstzeit, einen weißen für den Winter und einen rosaroten für den Frühling.«

»Allerhand«, sagte Schnitzel.

»Der Sommer hat zwar laut Kalender noch nicht angefangen«, sagte Swifty, »aber wegen der Hitzewelle haben wir den gelben Cadillac etwas früher aus der Garage geholt.«

»Verstehe«, sagte Schnitzel. »Das New Yorker Klima. So ist das.«

»Unberechenbar«, sagte Swifty.

»Sehr richtig«, sagte Schnitzel.

»Wir haben natürlich noch einen fünften«, sagte Swifty.

»Einen fünften Cadillac?«

»Jawohl. Einen fünften Cadillac.«

»Was ist das für einer?«

»Ein schwarzer«, sagte Swifty, »aber der ist nur für feierliche Anlässe.«

»Was für feierliche Anlässe?«

»Eine Hochzeit. Oder ein Begräbnis.«

»Habt ihr viele Hochzeiten?«

»Nein. Aber viele Begräbnisse.«

»Allerhand«, sagte Schnitzel. »So was muß man sich leisten können. Fünf Cadillacs. Ist er wirklich so reich?«

»Wer?«

»Nino Pepperoni.«

»Er ist der reichste Mann Amerikas.«

»Der reichste Mann Amerikas?«

»Der reichste Mann Amerikas.«

»Reicher als Rockefeller?«

»Viel reicher. Rockefeller ist ein armer Mann im Vergleich zu Nino Pepperoni.«

»Wie sieht Nino Pepperoni aus?« fragte Schnitzel.

»So wie Moshe Dayan«, sagte Swifty, »der israelische Verteidigungsminister. Oder um es anders zu formulieren: der israelische Verteidigungsminister Moshe Dayan sieht wie Nino Pepperoni aus.«

«Was Sie nicht sagen!«

»Jawohl«, sagte Swifty. »So ist das.«

»Wissen das die Behörden?«

»Natürlich. Auch die Presse. Eine peinliche Angelegenheit, da die Fotos beider Männer oft in den Zeitungen sind, auf der politischen Seite und auf der Seite für Kapitalverbrechen. Eine Verwechslung der Fotos könnte die schlimmsten politischen Konsequenzen haben. Auf jeden Fall würde es jeden Chefredakteur seinen Job kosten.«

»Eine peinliche Angelegenheit. Das stimmt.«

»Ja«, sagte Swifty.

»Wie kommt es, daß sich die beiden so ähnlich sind?«

»Wegen der schwarzen Augenbinde«, sagte Swifty. »Nur deshalb. Nino Pepperoni ist nämlich einäugig.«

»So«, sagte Schnitzel. »Das wußte ich nicht.«

Sie fuhren über die Triborough-Brücke. Über dem Fluß und der Brücke hing grauer Nebel. Es schien, als hätte die Sonne sich vor dem gelben Cadillac versteckt. Vom Himmel fiel ein nieselnder Regen. Schnitzel sah die Konturen der fernen Wolkenkratzer Manhattans: Gespensterarme, die auf den Cadillac warteten, ohne zu winken.

»Was verbirgt Nino Pepperoni hinter der schwarzen Augenbinde?« frage Schnitzel.

»Raten Sie mal!«

»Ein Glasauge?«

»Falsch geraten!«

»Ein leeres, häßliches Loch?«

»Falsch geraten!«

»Was denn?«

»Einen Riesendiamanten«, sagte Swifty, »einen, der ein Vermögen wert ist.«

»Das ist ja allerhand«, sagte Schnitzel.
»Ja, das ist allerhand«, sagte Swifty.

»Ich nehme an, daß auch Frau Pepperoni eine schwarze Augenbinde trägt«, sagte Schnitzel.
Swifty schüttelte den Kopf. Er sagte: »Sie trägt ein schwarzes Mieder.«
»Dann scheint sie etwas beleibt zu sein?«
»Sie wiegt 400 Pfund«, sagte Swifty.
»400 Pfund?«
»Jawohl«, sagte Swifty. »400 Pfund.«
»Wie kann man mit so einer dicken Frau schlafen? Die könnte einen doch nachts erdrücken?«
»Das hat Nino Pepperoni auch gesagt: ›Meine Frau könnte mich im Schlaf erdrücken.‹«
»Dann schläft er also nicht mit ihr?«
»Natürlich nicht«, sagte Swifty. »Ein Mann wie Nino Pepperoni ist viel zu vorsichtig, um ein solches Risiko auf sich zu nehmen. Er schläft in seinem eigenen Schlafzimmer.«
»War sie immer schon so dick?«
»Immer schon«, sagte Swifty. »Man erzählt sich, daß Nino Pepperoni ihr mal als junger Mann die Hand unter den Arsch geschoben hat. Und da ist was passiert.«
»Was ist passiert?«
»Er hat sich das Handgelenk gebrochen.«
»Das ist ja allerhand«, sagte Schnitzel.
»Man erzählt sich, daß Nino Pepperoni damals gesagt hätte: ›Ein Arsch kann verführerisch sein, aber auch gefährlich!‹«

2.

Schnitzel hatte Anfang der fünfziger Jahre vorübergehend in New York gelebt. Er kannte die Stadt, und er kannte ihre Slums. Schnitzel hatte damals geglaubt, daß die Slums eines Tages verschwinden würden, aber er sah sich getäuscht. Sie waren noch da. Ihm schien, als wären die Häuser der Slums noch baufälliger und schwärzer geworden als damals. Sonst herrschte dort reges Leben, auch am Nachmittag, aber der immer stärker werdende Regen hatte die Menschen verjagt, auch die Penner und Säufer und Rauschgiftsüchtigen auf den Freitreppen vor den Häusern. Die Straßen lagen verlassen da, lange gerade Schluchten in einer trostlosen Steinwüste. Nur die alten geparkten Autos waren im Regen geblieben und die Hunde und Katzen, die die Ratten verscheucht hatten und schnuppernd am Straßenrand entlangschlichen, dort wo der Müll lag und die Zeitungsfetzen und Bierflaschen, die die Leute im Laufe des Tages von den Freitreppen in den Rinnstein geworfen hatten. Die Häuser schienen zu grinsen, als sie den Cadillac sahen, nur die schwarzen und braunen Gesichter hinter den Fensterscheiben blickten böse und voller Haß.

Als der gelbe Cadillac durch die Slums fuhr, schloß Schnitzel das Fenster. Der Gestank reizte seine Schleimhäute, während der Haß in den dunklen Augen, die dem Cadillac folgten, ihm ganz plötzlich Angst einjagte. So was legt sich auf den Magen. »Sind wir bald da?«

»Bald«, sagte Swifty. »Das Büro von Mr. Sliwowitz ist in der Madison Avenue, im eleganten und vornehmen Stadtteil von East-Manhattan, jenseits vom Trennungsstrich.«

»Was für ein Trennungsstrich?«

»Zwischen arm und reich«, sagte Swifty. »Jenseits der 110. Straße im Osten Manhattans.«

»Können Sie nicht schneller fahren?«
»Wir haben Zeit«, sagte Swifty. »Wir werden erst um 5 Uhr erwartet. Nach Büroschluß.«
»Vielleicht können wir irgendwo parken?«
»Daran habe ich gerade gedacht. Wir parken am Central Park, und gehen irgendwas trinken.«
»Einen Whisky-Soda«, sagte Schnitzel.
»Einen Whisky-Soda«, sagte Swifty.

Sie saßen in Joe's Bar in der Madison Avenue, nicht weit vom Büro des Mr. Sliwowitz. Sie tranken Whisky-Soda.
»Erzählen Sie mir was von Sergej Mandelbaum«, sagte Schnitzel, »damit ich informiert bin, wenn ich mit Nino Pepperoni und Mr. Sliwowitz rede. Was ist das für ein Mann, dieser Sergej Mandelbaum?«
»Ein echter Mann«, sagte Swifty. »Sonst hätte sich Anna Maria, die Tochter Nino Pepperonis, nicht so in ihn verliebt.«
»Liebt sie ihn wirklich so sehr?«
»Sie ist ganz verrückt nach ihm.«
»Verstehe«, sagte Schnitzel.
Swifty hob sein Glas und beugte sich etwas nach vorn. Er flüsterte: »Sergej Mandelbaum hat den längsten Schwanz in Moskau!«
»Woher wissen Sie das?«
»So was spricht sich rum«, sagte Swifty.
Schnitzel nickte.
»Sein Schwanz ist so lang«, sagte Swifty, »daß ihm nichts anderes übrigbleibt, als ihn um den Bauch zu wickeln und zu einem Gordischen Knoten zu verknüpfen.« Swifty trank seinen Whisky-Soda und krächzte: »Wissen Sie, was ein Gordischer Knoten ist?«
»Nein«, sagte Schnitzel. »Das weiß ich nicht.«
»Hab' ich mir gedacht«, sagte Swifty. Er rief den Kellner und bestellte noch zwei Whisky-Soda. »Sehen Sie«, sagte er, »ich bin mal

als junger Mann vorübergehend ins College gegangen, obwohl ich heute bloß ein Chauffeur bin. Ich bin aber ein gebildeter Mensch. Und deshalb weiß ich auch, was ein Gordischer Knoten ist.«

»Was ist ein Gordischer Knoten?«

»Ein Knoten mit einem Rätsel, das bisher nur ein Mann gelöst hat.«

»Und wer ist dieser Mann?«

»Alexander der Große.«

Schnitzel nickte, obwohl er nicht wußte, wer Alexander der Große war. Der Kellner brachte die beiden Whisky-Soda und räumte die leeren Gläser weg.

»Aber Alexander der Große ist tot«, sagte Swifty.

»Dann tut mir Sergej Mandelbaum leid«, sagte Schnitzel.

»Sergej Mandelbaums Knoten ist nicht so kompliziert«, sagte Swifty. »Er kennt das Rätsel des Knotens und braucht Alexander nicht.«

»So...« sagte Schnitzel.

»Und noch jemand kennt das Rätsel des Knotens.«

»Wer ist das?«

»Anna Maria!«

»So«, sagte Schnitzel. Er trank seinen Whisky-Soda und blickte Swifty mißtrauisch an.

»Nur zwei Menschen auf dieser Welt kennen das Rätsel des Knotens«, sagte Swifty. »Anna Maria und Sergej!«

»Was wollen Sie damit sagen?«

»Ich wollte damit nur sagen, daß das die große Liebe ist, von der die Dichter träumen: die große einmalige Liebe. Romeo und Julia!«

»Wer ist das?« fragte Schnitzel.

Sie tranken noch einige Whisky-Soda. Schnitzel wurde immer

mißtrauischer. Auf seiner Stirn standen Schweißtropfen. Der Kerl lügt wie gedruckt, dachte Schnitzel. Aus seinem Mund kommt kein wahres Wort. Ein verdammter Lügner, der sich außerdem noch über dich lustig macht. Alles ist Lüge! Auch die Geschichte mit dem Tiger, den Frau Pepperoni im Zoologischen Garten geschossen hat. Und die Story mit dem Riesendiamanten, den Nino Pepperoni hinter der schwarzen Augenbinde verbirgt. Und wahrscheinlich auch die Sache mit der gebrochenen Hand, die nur deshalb brach, weil Nino Pepperoni seiner Frau mal unter den Arsch gegriffen hat. Alles Lüge! Und selbstverständlich auch die Sache mit dem längsten Schwanz von Moskau! Und dem Gordischen Knoten! So was gibt es nicht. Man müßte dem Kerl eins in die Fresse hauen. Aber das kannst du nicht machen! Nein. Das geht nicht.

3.

Nino Pepperonis Rechtsanwalt Archibald Seymor Sliwowitz hatte heute eine Menge geleistet. Er hatte zwölf Briefe diktiert, 22 Telefonanrufe gemacht, 11 Telefonanrufe beantwortet, fünf Tassen schwarzen Kaffee getrunken, zwei Nummern mit seiner Sekretärin geschoben – allerdings während der Mittagspause –, 21 Zigaretten geraucht und drei Bloody Marys getrunken.

Um 3 Uhr schickte er seine Sekretärin nach Hause. »Ich brauche dich heute nicht mehr, Gloria. Außerdem erwarte ich um 3 Uhr 30 Besuch, ein wichtiger Mann, mit dem ich ungestört sprechen will.«

»Nett von dir, Archie«, sagte die Sekretärin. »Du willst mich loswerden. Na schön. Ich habe eine Dinner-Verabredung. Aber erst um 7 Uhr abends. Und ich wohne in Queens – fast 'ne Stunde mit der U-Bahn, und es lohnt sich nicht, erst nach Hause zu gehen.«

»Geh ins Kino«, sagte Mr. Sliwowitz. »Und erzähl mir morgen, was du gesehen hast.«

»Keine schlechte Idee«, sagte die Sekretärin.« Ich werde ins Kino gehen.«

»Was wirst du dir anschauen?«

»Einen wertvollen Film«, sagte die Sekretärin, »einen mit Marlon Brando. Ein Film, der ein Kassenschlager ist, und den ich schon lange sehen wollte.«

»Was ist das für ein Film?«

»Ein Film über die Mafia!«

»Wie heißt er?«

»›Der Pate‹.«

»›Der Pate‹?«

»Ja. ›Der Pate‹.«

Um 3 Uhr 30 kam der Pate persönlich ins Büro seines Rechtsanwalts Archibald Seymor Sliwowitz. Es war aber nicht Marlon Brando, sondern der wirkliche Pate Nino Pepperoni.

Nino Pepperoni trug, wie gewöhnlich, einen gut gebügelten schwarzen Anzug aus englischem Stoff. Im linken Knopfloch steckte ein Abzeichen mit dem Wappen Siziliens. Nino Pepperonis schwarze Augenbinde hatte sich etwas verschoben, aber nicht sehr. Er war nervös und klagte über Magenkrämpfe.

»Ich werde Ihnen ein Glas Alka Seltzer geben«, sagte Mr. Sliwowitz. »Ein Wundermittel!«

»Ich habe noch nie Alka Seltzer geschluckt«, sagte Nino Pepperoni. »Mein Magen war immer in Ordnung.«

»Das kommt von der Aufregung mit Anna Maria«, sagte Mr. Sliwowitz. »Aber machen Sie sich keine Sorgen. Wir bringen die Sache in Ordnung. Und was den Magen anbetrifft, Sie werden gleich sehen: ein wahres Wundermittel.«

»Ich habe die Reklame im Fernsehen gesehen«, sagte Nino Pepperoni. »Die Leute rülpsen von dem Zeug.«

»Das stimmt«, sagte Mr. Sliwowitz. »Aber vergessen Sie nicht. Rülpsen ist gesund. Und wir sind ja unter Männern.«

Nino Pepperoni hatte sich in den bequemen Ledersessel gesetzt, der vor dem breiten Schreibtisch seines Rechtsanwalts stand, ein Sessel aus knallrotem Leder, der Lieblingsfarbe seines Rechtsanwalts, obwohl Archibald Seymor Sliwowitz weder Kommunist war noch sonst irgend etwas mit verdächtigen Linksradikalen zu tun hatte. Mr. Sliwowitz gab Nino Pepperoni das Alka Seltzer, setzte sich ihm gegenüber und vertiefte sich in einen dicken Aktenstoß.

Während Nino Pepperoni schluckweise trank, ließ er den Rechtsanwalt nicht aus den Augen. Seine Perücke ist verrutscht, dachte Nino Pepperoni. Und oben, direkt unter dem künstlichen Scheitel der Perücke, ist ein schmieriger grauweißer Fleck, so, als hätte ihm jemand auf die Perücke gespuckt. Nino Pepperoni überlegte. Wer würde Archibald Seymor Sliwowitz auf die Perücke spucken? Unsinn. Da steckt was anderes dahinter. Wahrscheinlich hat er mit seiner Sekretärin geschlafen und den Kopf zwischen ihre Beine gesteckt. Natürlich: die verrutschte Perücke! Der grauweiße Fleck! Logisch. –

Das Alka Seltzer begann zu wirken. Nino Pepperoni rülpste laut, und Archibald Seymor Sliwowitz hob erschreckt den Kopf.

»Es gibt perverse Schweine«, sagte Nino Pepperoni, »die ihren Kopf zwischen die Beine ihrer Sekretärinnen stecken, als ob sie dort etwas suchten.«

»Vielleicht ein verlorengegangenes Aktenstück«, sagte Mr. Sliwowitz.

»Bestimmt nicht«, sagte Nino Pepperoni.

Mr. Sliwowitz dachte nach. »Vielleicht suchen sie sich selbst«, sagte er dann.

»Wie meinen Sie das?«

»Die Identität! Ich hab' das irgendwo mal gelesen: ein Mann sucht bei der Frau seine eigene Identität.«

»So. Das wußte ich nicht. Ich lese keine Bücher. Aber warum gerade zwischen den Beinen?«

»Weil dort ein Spiegel ist«, sagte Mr. Sliwowitz. »Ein unsichtbarer Spiegel.«

Nino Pepperoni nickte.

»Die Besitzer der unsichtbaren Spiegel regieren seit Urzeiten die Welt«, sagte Mr. Sliwowitz, »natürlich nicht offiziell... auf eine verstohlene und geheimnisvolle Weise.«

»Das glaube ich nicht«, sagte Nino Pepperoni.

»Doch«, sagte Mr. Sliwowitz. »Das ist so.«

»Ob meine Frau das weiß?« fragte Nino Pepperoni.

»Vielleicht«, sagte Mr. Sliwowitz.

Mr. Sliwowitz war auf die Toilette gegangen, um zu beobachten, ob er noch mühelos urinieren konnte, jugendlich, mit kräftigem, heißem Strahl. Es klappt noch, dachte er. Gott sei Dank. Noch keine Prostatabeschwerden. Noch nicht. Du bist okay, Archie-Boy! Beim Händewaschen warf er einen flüchtigen Blick in den breiten Wandspiegel über dem Waschbecken: ein richtiger Spiegel, kein unsichtbarer. Er stellte fest: die Perücke ist verrutscht. Außerdem fleckig. Er nahm die Perücke ab, rieb seine Glatze, säuberte die Perücke und setzte sie wieder auf, diesmal korrekt, gerade, den künstlichen Scheitel am richtigen Ort. Er dachte: die Perücke hat 500 Dollar gekostet. Sie ist nicht schlecht. Aber rot! Und dein Schnurrbart ist grau. Eine rote Perücke paßt nicht zu einem grauen Schnurrbart. Du bist 53 und willst wie 33 aussehen! Macht nichts. Jeder hat das Recht, jung auszusehen. Schließlich leben wir im Zeitalter des Jugendkultes. Aber rot und grau! Das geht nicht. Entweder du färbst dir den Schnurrbart rot, oder du

kaufst dir eine graue Perücke. Aber nein, Archie! Eine graue Perücke macht alt. Dann ist schon die Glatze besser!
Der Rechtsanwalt sah die tiefen blauen Schatten unter seinen Augen, die vom Neonlicht über dem Spiegel noch müder und beängstigender wirkten. Zwei Nummern während der Mittagspause! Das ist zuviel! Du mußt maßhalten, Archibald Seymor! Oder du engagierst eine neue Sekretärin. Eine mit weniger hübschen Beinen. Vielleicht eine mit einem Arsch wie die Frau Pepperoni. Da dicke Frauen nicht zu deinem Typ gehören, hättest du demzufolge Ruhe. Oder: eine mit einem kleinen Ziegenbärtchen. Da droht keine Gefahr. Der Rechtsanwalt grinste das Spiegelbild an. Er stellte jetzt fest, daß er zu mager war. 110 Pfund! Einfach lächerlich für einen erwachsenen Mann und einen berühmten Rechtsanwalt.
Archibald Seymor Sliwowitz trocknete seine Hände ab und begab sich zurück ins Büro.
»Ich habe meinen Chauffeur zum Kennedy-Flugplatz geschickt«, sagte Nino Pepperoni. »Er holt Schnitzel ab. Hab' ihm aber gesagt, daß er nicht vor 5 Uhr mit dem Kerl hier sein soll.«
Mr. Sliwowitz nickte. Er nahm wieder Platz, Nino Pepperoni gegenüber.
»Wann werden Sie Schnitzel kastrieren?« fragte Nino Pepperoni.
»Übermorgen«, sagte Mr. Sliwowitz. »Am Sonntag. Ich mache es natürlich nicht persönlich.«
»Wer führt die Operation durch?«
»Ein Mafioso. Einer, der den Mund hält.«
»Ein Arzt?«
»Selbstverständlich. Ein guter Arzt. Ihr persönlicher Leibarzt Dr. Benito Russolini.«
»Ein guter und verläßlicher Mann«, sagte Nino Pepperoni.
»Ja«, sagte Mr. Sliwowitz.
Mr. Sliwowitz bot Nino Pepperoni eine Zigarre an. Er selbst

nahm sich eine *Parliament.* Nino Pepperoni roch an der Zigarre und sagte dann mit Kennermiene:
»Echte Havanna.«
»Ein Geschenk von Fidel Castro«, grinste Mr. Sliwowitz.
»Wer hat die Zigarren aus Cuba gebracht?«
»Unser Mann aus Havanna!«
Mr. Sliwowitz gab Nino Pepperoni Feuer. Nino Pepperoni zog kräftig an der Zigarre und blies seinem Rechtsanwalt den Rauch ins Gesicht. Mr. Sliwowitz hustete, zündete sich eine Parliament an und hustete noch stärker.
»Ich habe die ganze Nacht nicht geschlafen«, sagte Nino Pepperoni.
»Warum?«
»Weil ich daran denken mußte, wie mein Schwiegersohn Sergej Mandelbaum von einem homosexuellen Lustmörder über die Grenze gebracht wird.«
»Schnitzel wird Ihrem Schwiegersohn kein Haar krümmen, wenn wir ihn kastriert haben.«
»Sind Sie auch sicher?«
»Ganz sicher. Ein Mann ohne Hoden ist zu einem normalen homosexuellen Geschlechtsakt – ich meine: einem Akt mit steifem Glied – gar nicht mehr fähig. Er wird Ihren Schwiegersohn nicht vergewaltigen. Er könnte Sergej natürlich umbringen, denn zum gewöhnlichen Mord ist auch ein Eunuch fähig, aber das wird er nicht machen, weil er ja seine 200000 Dollar kassieren will. Und die geben wir ihm erst, nachdem er Ihren Schwiegersohn gesund und munter bei uns abgeliefert hat.«
»Dann bin ich beruhigt«, sagte Nino Pepperoni.
»Ich hatte Ihnen auch unlängst erklärt, daß Schnitzel gar nicht wissen wird, daß wir, das heißt die Mafia, irgend etwas mit der Kastration zu tun haben.«
»Sie haben einen Plan?«

»Natürlich hab' ich einen Plan. Das hab' ich Ihnen doch unlängst gesagt: den originellsten Plan in der zeitgenössischen Kastrationsgeschichte.«

4.

Swifty lieferte Karl Schnitzel pünktlich um 5 Uhr nachmittags im Büro des Rechtsanwalts ab. Karl Schnitzel war hocherfreut, Nino Pepperoni und Archibald Seymor Sliwowitz kennenzulernen. Er schüttelte beiden strahlend die Hände. Nino Pepperoni und Mr. Sliwowitz begrüßten ihn ebenso herzlich. Nino Pepperoni rief gleich das Hotel Waldorf Astoria an und bestellte eine große Platte Hors d'œuvre, außerdem Kaffee, Kuchen und eine Flasche Cognac. Er teilte dem Waldorf Astoria mit, daß sein Chauffeur vor dem Eingang des Hotels in einem gelben Cadillac warten würde, um das Tablett mit den kulinarischen Kostbarkeiten zu übernehmen.

Schnitzel hatte grinsend neben Nino Pepperoni Platz genommen. Mr. Sliwowitz bot ihm eine *Havanna* an, die Schnitzel dankend annahm.

»Haben Sie einen guten Flug gehabt?«

»Außergewöhnlich gut«, sagte Schnitzel. »Der Jumbo-Jet war fast leer. Ich hatte fünf Plätze für mich allein. Hab' das natürlich ausgenützt und mich der Länge nach ausgestreckt.«

»Ja, die Fluggesellschaften können heutzutage kein Geschäft mehr machen«, sagte Nino Pepperoni. »Die Jumbo-Jets sind natürlich bequem, aber fast immer halb leer. So ist das. Ich wollte ein paar Millionen in 'ne Fluggesellschaft stecken, habe es aber nicht getan, da Mr. Sliwowitz mir abriet. Mr. Sliwowitz hat immer recht.«

Mr. Sliwowitz nickte geschmeichelt. Schnitzel grinste und nickte ebenfalls.
»Hat Sie unser Chauffeur gleich gefunden?«
»Wir haben uns auf der Herrentoilette getroffen«, sagte Schnitzel. Er wollte hinzufügen: Ihr Chauffeur Swifty ist ein ausgekochter Lügner und hat außerdem einen kurzen Schwanz, beherrschte sich aber und sagte: »Ja. Wir haben uns gleich gefunden.«
»War die Fahrt im Cadillac bequem?«
»Sehr bequem«, sagte Schnitzel.
»Das hab' ich mir gedacht«, sagte Nino Pepperoni. »Ein Cadillac ist ein Cadillac.« Nino Pepperoni paffte zufrieden und schielte einäugig auf Schnitzels blanken Schädel. Er betrachtete auch Schnitzels grinsenden Mund mit den schrägstehenden Goldzähnen und dachte: Na, den werden wir übermorgen kastrieren. Wir werden ihn von seinem Leiden befreien und der Menschheit einen großen Dienst erweisen.
»Wir haben alles mögliche versucht, um Mr. Pepperonis zukünftigen Schwiegersohn auf legale Weise aus Rußland herauszuholen«, sagte Mr. Sliwowitz. »Wir haben sogar im Weißen Haus angeklopft. Hat aber nichts genützt. Der Fall Mandelbaum, so wurde uns vertraulich gesagt, ist aussichtslos. Mandelbaum ist Wissenschaftler und hat eine Zeitlang in der Rüstungsindustrie gearbeitet. Er steht außerdem auf der schwarzen Liste des KGB – drei Buchstaben, die, aus dem Russischen übersetzt, folgendes bedeuten: Komitee für Staatssicherheit – ein Deckname für Geheimpolizei.«
»Das ist schlimm«, sagte Schnitzel. »Auf der schwarzen Liste des KGB!«
»Wegen seiner Kontakte zu gefährlichen Leuten«, sagte Mr. Sliwowitz, »vor allem: Systemkritikern, Meckerern, Faulenzern, Zionisten und Leuten mit Reisefieber.«

»Verstehe«, sagte Schnitzel.

»Auf jeden Fall kann Mandelbaum nicht raus«, sagte Mr. Sliwowitz. »Ausreiseerlaubnis unmöglich!«

»Da bin ich wohl Ihre letzte Hoffnung«, grinste Schnitzel.

»Das stimmt«, sagte Mr. Sliwowitz.

»Sie können sich auf mich verlassen«, sagte Schnitzel. »Mich kann der KGB am Arsch lecken. Ich hole den Mandelbaum aus Rußland heraus, so wahr ich Karl Schnitzel heiße!«

»Mr. Pepperoni hat große Beziehungen«, sagte Mr. Sliwowitz, »aber wie Sie sehen, im Falle Mandelbaum nützen keine Beziehungen. Auch nicht zum Weißen Haus!«

»Mit wem haben Sie im Weißen Haus gesprochen?«

»Das können wir Ihnen nicht sagen, Herr Schnitzel. Aber glauben Sie mir: es waren die einflußreichsten Leute.«

»Sogar mit meinem Freund Nixi«, sagte Nino Pepperoni. »Mr. Sliwowitz nennt ihn auch Richard den Großen oder einfach bloß Richie.«

»Wer ist das?« fragte Schnitzel.

»Das können wir Ihnen nicht sagen«, sagte Mr. Sliwowitz, »aber er ist ein sehr wichtiger Mann, ich würde sagen: der wichtigste und einflußreichste Mann der Vereinigten Staaten, außerdem ein Rechtsanwalt und ehemaliger Kollege von mir.«

»Was hat Ihr Kollege gesagt?«

»›Archie‹«, hat er gesagt. »›Da kann ich auch nichts machen. Ich werde wegen Sergej Mandelbaum keinen Krieg anzetteln. Auch keine Krise so wie die Kuba-Krise.‹«

»Und was haben Sie ihm geantwortet?«

»Ich habe ihm gesagt: Nino Pepperoni ist ein guter Republikaner. Und nicht nur einer mit großen Worten. Auch mit Taten. Hat er nicht bei den Wahlen Millionen in deine Taschen gepumpt?! Na also, Richie-Boy! Was sagst du dazu? Und vergiß nicht: die meisten seiner Landsleute wählen demokratisch. Aber

nicht Nino Pepperoni! Nino Pepperoni ist und bleibt ein Republikaner!«
»Und was hat Richie-Boy geantwortet?«
»›Archie‹«, hat er gesagt, »›das weiß ich alles. Aber Sergej Mandelbaum kann auf legale Weise nicht heraus. Und mit Gewalt geht's nicht. Es steht zuviel auf dem Spiel. Denk an Vietnam! Und den Nahen Osten! Wir wollen den Kalten Krieg mit den Russen nicht aufwärmen!‹«
»Aufwärmen?«
»Jawohl«, sagte Mr. Sliwowitz. »Das hat er gesagt: ›Aufwärmen‹«!

Inzwischen war der Chauffeur wieder zurück. Er stellte das große Waldorf-Tablett auf den Schreibtisch. Auch den Cognac. Dann ging er. Schnitzel hörte den Chauffeur draußen vor der Tür mit einigen Männern reden, und er nahm an, daß das die Leibwächter Nino Pepperonis waren. Die lauern vor der Tür, dachte Schnitzel. Verdammt noch mal. Schnitzel sagte aber nichts. Er grinste Nino Pepperoni an. Auch Nino Pepperoni grinste. Mr. Sliwowitz schenkte Cognac ein, und die Herren stießen an. »Auf Herrn Schnitzel«, sagte Mr. Sliwowitz. »Und auf eine erfolgreiche Rußland-Aktion!«

Die Herren kamen in Stimmung. »Wir haben auch mit Jacky-Baby gesprochen«, sagte Nino Pepperoni.
»Wer ist Jacky-Baby?« fragte Schnitzel.
»Das können wir Ihnen nicht sagen«, sagte Mr. Sliwowitz.
»Aber verlassen Sie sich drauf. Sie ist berühmt und einflußreich, und ihr Name steht in den Klatschspalten aller Zeitungen.«
»Und was hat Jacky-Baby mit dem Fall Mandelbaum zu tun?«
»Gar nichts«, sagte Mr. Sliwowitz. »Wir dachten bloß, daß Jakky-Baby uns die griechische Handelsflotte zur Verfügung stellen

könnte. Aber wir ließen die Sache wieder fallen, da man Mandelbaum nicht per Schiff aus Rußland herausholen kann.«

»Verstehe«, sagte Schnitzel.

»Wir dachten auch an ein Unterseeboot. Jawohl, Herr Schnitzel. An ein Unterseeboot.«

»Hat Jacky-Baby Unterseeboote?«

»Nein, Herr Schnitzel. In dieser Angelegenheit hat sich Mr. Pepperoni mit den Regierungen unserer Verbündeten in Verbindung gesetzt. Aber es war nichts zu machen. Alle haben Angst vor den Russen. Und dabei ist die Idee, den Sergej Mandelbaum mit einem Unterseeboot aus Rußland herauszuholen, gar nicht schlecht. Aber wie gesagt: nichts zu machen!«

»Angst vor den Russen«, sagte Schnitzel. »Das kann ich verstehen. Mit den Russen ist nicht zu spaßen.«

»Der einzige Freund, der uns ein Unterseeboot zur Verfügung stellen wollte«, sagte Mr. Sliwowitz, »und das auch immer noch will, ist der Kaiser von Monaco.«

»Ich wußte nicht, daß Monaco einen Kaiser hat«, sagte Schnitzel.

»Wir nennen ihn so«, sagte Mr. Sliwowitz. »Sie verstehen... manchmal haben auch die Wände Ohren.«

»Verstehe«, sagte Schnitzel. »Mr. Pepperoni hat dem Kaiser öfter Geld gepumpt.«

»Verstehe«, sagte Schnitzel. »Nur eines verstehe ich nicht.«

»Und was ist das, Herr Schnitzel?«

»Ich kenne Monaco gut. Hab' dort schon öfter Geschäfte gemacht. Monaco hat keine Unterseeboote. Nur alte Kanonen, Museumsstücke, die vor dem Palast zur Ansicht aufgestellt sind.«

»Monaco hat ein Unterseeboot«, sagte Mr. Sliwowitz. »Ein einziges! Allerdings ein Museumsstück, so wie die Kanonen vor dem Palast. Und darauf konnten wir uns nicht einlassen. Wir haben dem Kaiser gesagt: ›Damit kommen wir nie durch die russische Küstensperre. Das wäre glatter Selbstmord.‹«

Schnitzel nickte. Auch Nino Pepperoni nickte. Nino Pepperoni nahm ein Stück Kuchen, kaute mit vollen Backen und sagte: »Glatter Selbstmord!«

»Wir haben Sergej Mandelbaum bereits geschrieben«, sagte Mr. Sliwowitz, »und ihm mitgeteilt, daß Karl Schnitzel ihn aus Rußland herausholen wird.«
»Das war leichtsinnig«, sagte Schnitzel. »Was machen Sie, wenn die Russen den Brief geöffnet haben.«
»Wir haben ihm nicht so offen geschrieben, wie Sie sich das vorstellen«, sagte Mr. Sliwowitz. »Oder halten Sie uns für so dumm? Wir schrieben verschlüsselt. Mandelbaum versteht aber, was wir ihm sagen wollen.«
»Ach so«, sagte Schnitzel.
»Wir werden in einigen Tagen von ihm Antwort haben. Ich nehme an, im Laufe der nächsten Woche. Bis dahin müssen Sie in New York bleiben.«
»Das ist okay«, sagte Schnitzel. »Ich kann auch nächste Woche fliegen.«
»Wir haben bereits ein Zimmer für Sie gemietet. Auf der East Side. 86. Straße. Das deutsche Viertel.«
»Ich bin Österreicher«, sagte Schnitzel.
»Das macht nichts«, sagte Mr. Sliwowitz. »Die Deutschen und die Österreicher sind Brüder.«
»Ja«, sagte Schnitzel. »Da haben Sie recht.«
»Dort ist auch immer was los«, sagte Mr. Sliwowitz. »Eine Menge Bars und Tanzlokale. Sie können sich inzwischen ein paar Tage amüsieren, ich meine, bis der Mandelbaum-Brief eintrifft.«
»Gut«, sagte Schnitzel.

»Sie kriegen 200 000 Dollar, wie abgemacht. Natürlich erst, wenn Sie Mandelbaum bei uns abgeliefert haben.«

»In Ordnung«, sagte Schnitzel. »Aber was ist mit den Spesen?«
»Die Spesen geben wir Ihnen einen Tag, bevor Sie abfliegen.«
»Gut«, sagte Schnitzel.
»Wieviel Spesen? Was schlagen Sie vor?«
»40 000 Dollar«, sagte Schnitzel.
»Das ist ein bißchen viel.«
»Ich mache die Sache nicht alleine«, sagte Schnitzel. »Ich arbeite mit Helfern und Helfershelfern. Und ich muß die Leute bezahlen.«
Mr. Sliwowitz warf Nino Pepperoni einen schnellen Blick zu. Nino Pepperoni nickte.
»Also gut«, sagte Mr. Sliwowitz. »40 000 Dollar für Spesen.«

5.

Karl Schnitzel war mit seinem Zimmer zufrieden. Es war geschmackvoll eingerichtet, ungewöhnlich für ein kleines Hotel, das sich *Rooming House* nannte, keinen Pförtner hatte, und in keinem Telefonbuch zu finden war. Das Zimmer hatte ein Eigenbad, Kochnische, Wandschränke, Doppelbett, Schreibtisch, Klubsessel, Tisch und Stühle, sogar ein Telefon mit Hauptanschluß, mehr als er für seinen Bedarf in Anspruch nahm. Sogar ein Fernseher war vorhanden und ein elektrischer Rasierapparat. Das einzige, was Schnitzel nicht an dem Zimmer gefiel, war die rostige Feuertreppe neben dem Eckfenster.
Schnitzel sagte sich: die Feuertreppe ist gefährlich, besonders, da die Fenster keine Gitter haben. Da kann leicht jemand nachts hereinsteigen. New York ist eine Verbrecherstadt. Vorsicht war am Platz. Wurden nicht täglich Leute abgeschlachtet? Sogar auf offe-

ner Straße! Was, wenn irgend so ein Killer ihn nachts überraschte! – Aber Schnitzel beruhigte sich gleich: Unsinn. Warum gerade sein Zimmer! Es gab andere Zimmer in diesem Haus mit Fenstern, an denen die Feuertreppe vorbeilief. Und es gab andere Häuser in dieser Stadt mit Zimmern und Fenstern und Feuertreppen. Hunderttausende von Fenstern! Warum gerade sein Fenster! Zum Teufel mit den *Killers*! – Und Mr. Sliwowitz hatte ganz richtig gehandelt, als er gerade dieses Zimmer für ihn mietete. In den großen Hotels schnüffelten die Hausdetektive herum. Und natürlich auch die Polizei. Auch in den kleinen Hotels war man nicht sicher vor ihnen. Ein Mann, der von der Interpol gesucht wird, war in so einem Rooming House am besten aufgehoben!

Schnitzel dachte nicht mehr an die Feuertreppe und beschloß, die paar Tage in New York auszunützen. Er kaufte sich einen neuen Anzug, eine neue Uhr, neue Schuhe, besuchte Bars und Tanzlokale, und vor allem... machte lange Spaziergänge, um über den Fall Mandelbaum nachzudenken. Schnitzel brauchte weder Papier noch Bleistift, um sich den Fluchtweg aufzuzeichnen. Er kaufte auch keine Landkarte. Denn er hatte das alles im Kopf. Am besten, dachte Schnitzel, du bringst den Mandelbaum über die ungarisch-österreichische Grenze, obwohl die finnische oder die türkische auch nicht schlecht ist. Aber die ungarisch-österreichische Grenze ist am besten. Dort kennst du jeden Baum, jedes Haus, jeden Strauch, jeden Feld- oder Waldweg. Mandelbaum nach Ungarn zu bringen ist eine Kleinigkeit! Der Weg nach Ungarn führt über die sowjetisch-rumänische Grenze und dann über die rumänisch-ungarische Grenze. Auch dort kennst du jeden Baum, jeden Strauch, jedes Haus und jeden Wald- und Feldweg. Und du kennst natürlich auch die richtigen Leute, die euch rüberbringen. Natürlich mußte man auf den Landstraßen aufpassen! Aber auch da hatte Schnitzel einen Plan, den er *Plan Nummer Sicher* nannte.

Am Samstagabend beschloß Schnitzel tanzen zu gehen, sozusagen seinen neuen Anzug, seine neuen Schuhe und seine neue Uhr nicht allein und einsam zu bewundern, sondern von Mitmenschen bewundern zu lassen. Er wählte ein angesehenes Lokal, *The Gay Peoples Club* in der 85. Straße, Treffpunkt der Homosexuellen im Alter von 16 bis 76.

Schnitzel tanzte den ganzen Abend, konnte aber keinen Partner finden, der bei ihm bleiben wollte. Vielleicht wegen der Glatze, dachte Schnitzel. Die Mode ist langes Haar. Wenn du wenigstens eine Perücke gehabt hättest wie Mr. Sliwowitz. Warum hast du dir nie eine Perücke gekauft? Oder waren's die Goldzähne? Nein, dachte Schnitzel. Bestimmt nicht. Es ist wegen der Glatze!

Gegen Mitternacht verließ er den Club, nahm sich ein Taxi und fuhr zum Times Square, um sich einen Strichjungen zu angeln.

Schnitzel hatte dem Taxichauffeur nur zehn Cent – einen »Dime« – als Trinkgeld gegeben, einerseits, weil er vergessen hatte, daß die Preise in den letzten Jahren mit beängstigender Geschwindigkeit in die Höhe gestiegen waren, andererseits, weil er im Augenblick, als er das Taxi verließ, nicht daran gedacht hatte, daß Nino Pepperoni ihm 200000 Dollar versprochen hatte... 200000 Dollar plus 40000 Dollar Spesen.

Schnitzel achtete nicht auf das Fluchen des Taxichauffeurs, stieg schnell aus, schlug die Tür zu und überquerte den Broadway an der 42. Straße.

Am Times Square herrschte reges Leben. Hier schien der Tag um Mitternacht anzufangen, eine Tatsache, die Schnitzel vollkommen logisch fand, da die Nacht ja offiziell um Mitternacht zu Ende war. Schnitzel tauchte in der bunt zusammengewürfelten Menge unter, ließ sich vorwärtstreiben, mitschleifen. Die Menge war wie ein Magnet. Sie hielt ihn fest. Schnitzel ging schnuppernd wie ein junger Hund. Der Geruch hier, dachte er, ist anders als vor zwanzig Jahren, als du zum letzten Mal hier warst. Der Times Square stinkt wie ein Abfallhaufen. Er versuchte zu ergründen, was es war: Frankfurter, Bier, gebratene Fische, Corned beef, Pommes frites, Eiskrem, vermischt mit dem Schweißgeruch der *Nightpeople,* dem Geruch der überfüllten Mülltonnen in den Seiteneingängen der Imbißstuben und dem Uringestank all der Obdachlosen, die hinter dem Rücken der Polizisten die Wände der Häuser bepinkelten. Schnitzel flimmerte es vor den Augen. Aber das war von dem grellen Licht der zuckenden Neonschriften über den Reihen der Kinos. An der Ecke 8. Avenue blieb er stehen, um sich eine Zeitung zu kaufen.

Vor dem Zeitungsstand neben dem Eingang des U-Bahnhofs lungerte eine Menge schäbiger Gestalten herum: Weiße und Schwarze, Puertoricaner, Mischlinge, Chinesen, Männer und Frauen, Tätowierte und andere. Ein junger Neger trat auf ihn zu und fragte, ob er nicht eine Omega-Uhr kaufen wollte. »Eine 200-Dollar-Uhr für nur 15 Dollar?«

»Danke«, sagte Schnitzel. »Ich habe bereits eine Uhr.« Er dachte: Alles Schwindel. Der hält dich für einen Touristen. Auf jeden Fall: für einen, der nicht hierhergehört, ein *out of towner.*

»Vielleicht einen Diamantring?« sagte der Neger. »How about it, buddy? Hast du nicht ein Mädchen?«

Schnitzel wollte sagen: Fuck you! Was heißt Mädchen! Ich brauche keine Mädchen! – Aber er sagte nur: »Nein. Danke.«

Schnitzel kaufte sich eine Zeitung und ging weiter. Er warf einen flüchtigen Blick auf die Schlagzeilen:

Kriminelle beherrschen die Straße!
Raubüberfälle häufen sich! Auch Einbrüche!
Der Polizei sind die Hände gebunden!
Vorschlag: Ändert bestimmte Paragraphen im Gesetzbuch!
Anständige Bürger wollen den Polizeistaat, damit Ruhe und Ordnung herrscht!

Das geht aus den vielen Leserbriefen hervor, die aus technischen Gründen nicht veröffentlicht werden.
New York ist eine Räuberhöhle!
Zuhälter! Prostituierte! Peep-Shows! Pornographie!
In den Imbißstuben am Times Square können anständige Bürger nicht mehr in Ruhe ihre Frankfurter essen!
Und knusprigen, traditionellen Toast mit Erdnußbutter!
Und Eiskrem!
Und Käse- oder Schokoladenkuchen!
Auch nicht in Ruhe ihr Bier trinken!

Ein Skandal, dachte Schnitzel. Nicht mal sein Bier kann man in Ruhe trinken! Schnitzel bog um die Ecke der 8. Avenue und warf noch einen letzten Blick auf die Zeitung: »Gestern nacht kletterten Einbrecher in die Wohnung einer älteren Dame, überraschten sie im Schlaf, nahmen ihr das Geld weg und schnitten ihr den Hals durch. Die Einbrecher gelangten über die Feuertreppe in die Wohnung. Feuertreppen sind eine Hilfe bei Feuer, aber eine Gefahr bei Einbruch und Mord!«
Das stimmt, dachte Schnitzel und steckte die Zeitung in die Tasche. Die Feuertreppen sind eine Gefahr. In Europa gibt es das nicht: Feuertreppen vor den Fenstern! So was Blödes und Verrücktes konnten sich nur Amerikaner ausdenken! Die Feuertreppen sind für die Einbrecher und Killers erfunden worden.
Schnitzel schlenderte um den Straßenblock. Er kam wieder zum Broadway und zur 42sten zurück. Vor einem Schuhgeschäft blieb er längere Zeit stehen. Das Schaufenster war hell erleuchtet.
Schnitzel gefiel, was er sah. Die meisten Schuhe hatten hohe Absätze. Schön, dachte er. Und guck mal diese braunen, zierlichen Schnürstiefel an! Einfach fabelhaft. Es stimmt: die Mode ist homosexuell! Schnitzel kratzte sich. Er überlegte. Was hat das zu bedeuten? War das nicht klar? So klar wie die blaue Donau in Wien?

Na also! Die Zeiten ändern sich. Die Menschen ändern sich. Man wird fortschrittlicher. Der Trend der Zeit ist homosexuell!Schnitzel starrte den Schnürstiefel mit den hohen Absätzen an, und in seiner Einbildung wuchs der zierliche Stiefel ins Riesenhafte … ein Riesenstiefel, in den sich die ganze Menschheit verkrochen hatte. Eines Tages, dachte Schnitzel, wird es nur noch Schwule geben. Aber die Menschheit wird trotzdem fortbestehen. Denn wenn die Erfinder der Feuertreppe auf dem Mond landen konnten, dann werden sie auch etwas erfinden, um jungen und gesunden Männern das Schwangerwerden zu ermöglichen.
Schnitzel sah sich noch einige Schaufenster an, ging dann zurück über den Broadway und schlenderte die 42ste entlang. Die Menge schubste ihn wie zuvor, aber Schnitzel ließ sich diesmal nicht willenlos von ihr wegtragen. Die Zeitung hat recht, dachte er. Diese Gegend hier wimmelt von Zuhältern und Prostituierten. Hier gibt sich der Abschaum der Menschheit ein Rendezvous. Da mußt du aufpassen! Laß dich nicht ansprechen. Und geh mit niemandem mit! Aber zum Teufel noch mal. War er nicht zum Times Square gekommen, weil ihn der Schwanz juckte! Wo waren die Strichjungen?
Schnitzel hielt die Augen offen. Überall lungerten junge Männer herum, vor den Kinos, den Zeitungsständen, den Bars, den pornographischen Buchhandlungen. Aber Schnitzel war nicht sicher, ob Strichjungen darunter waren oder nicht. Das wird sich herausstellen, sagte er sich. Das wird sich bald herausstellen.
Schnitzel betrat eine Buchhandlung. Er blätterte in verschiedenen Magazinen herum, die auf langen Tischen herumlagen, für jeden zum Anschauen, aber auch zum Kaufen. Nackte Weiber, dachte er. Nichts als nackte Weiber. Langweilig. Endlich entdeckte er, was er suchte.
Schnitzel blätterte in einem Magazin für Homosexuelle. Neben ihm stand ein junger Mann, der ebenfalls in Magazinen für Ho-

mosexuelle herumblätterte. Schnitzel stieß ihn leicht an und zeigte grinsend auf ein Bild. »Da, gucken Sie mal! Ist das nicht fantasielos?«

»Warum soll das fantasielos sein«, sagte der junge Mann. Er mochte achtzehn sein, hatte langes Haar, trug enge Hosen und eine Damenjacke.

»Natürlich ist das fantasielos«, sagte Schnitzel.

»Was?« fragte der Junge.

»Das«, sagte Schnitzel. »Was Sie da auf dem Bild sehen!«

»Eine Banane«, sagte der junge Mann.

»Eine Banane im Arsch«, sagte Schnitzel. »Und eine Hand! Ich nehme an: eine fremde Hand. Irgendeine Hand, die einem anderen gehört.«

»Ja«, sagte der junge Mann.

»Was ist das schon«, sagte Schnitzel. »Das kann jeder... ich meine... einem anderen eine Banane in den Arsch zu stecken. Da hab' ich bessere Ideen!«

»Was für Ideen?« fragte der junge Mann.

»Ich mach's nicht mit 'ner Banane.«

»Wie denn?«

»Mit meinem eigenen Schwanz«, sagte Schnitzel.

»Das ist nicht fantasiereich«, sagte der junge Mann.

»Doch«, sagte Schnitzel. »Das is fantasiereich.«

Schnitzel unterhielt sich noch eine Weile mit dem jungen Mann. Sie verließen dann zusammen den Laden.

»25 Dollar«, sagte der junge Mann.

»10 Dollar«, sagte Schnitzel.

»Ein Nigger geht für 10 Dollar«, sagte der junge Mann.

»Das ist mir egal«, sagte Schnitzel. »Ein Arsch ist ein Arsch. Schwarz oder weiß. Außerdem mach' ich aus Gewohnheit das Licht aus.«

»Wie meinen Sie das?«
»Im Dunkeln ist jeder Arsch schwarz.«
»Ach so«, sagte der junge Mann.
Sie gingen zu *Nathan's,* und Schnitzel kaufte dem jungen Mann ein Bier und einen Frankfurter.

Schnitzel nahm den Jungen mit nach Hause.
»Sie haben ein schönes Zimmer«, sagte der Junge. »Das kostet doch 'ne Stange Geld.«
»Ja«, sagte Schnitzel. »Mir geht's auch nicht schlecht.«
»Gibst du mir wenigstens 20?«
»10«, sagte Schnitzel.

Schnitzel hatte das Licht ausgeknipst. Der Junge saß nackt auf dem Doppelbett und wartete. Schnitzel machte das Fenster zu. Dabei fiel sein Blick auf die Feuertreppe. Verdammt, dachte er. Da kann jemand heraufsteigen. Er machte das Fenster wieder auf und blickte hinaus. Stockdunkel. Kein Laut. Nichts. Unsinn, dachte er, wer soll hier heraufklettern? Mach das Fenster wieder zu.
Schnitzel schob das Fenster wieder zu und drehte sich um.
»Was ist los?« sagte der Junge.
»Nichts ist los«, sagte Schnitzel. »Halt's Maul!«
Er zog sich den Gürtel aus.
»Was machst du?« sagte der Junge.
»Ich zieh' mir den Gürtel aus«, sagte Schnitzel.
»Mit dem Gürtel kostet's mehr«, sagte der Junge.
»Halt's Maul«, sagte Schnitzel.
»Das kommt gar nicht in Frage«, sagte der Junge.
»Halt's Maul«, sagte Schnitzel.

Schnitzel stand nackt vor dem Doppelbett, den Ledergürtel in der Hand. Er hatte die Nachttischlampe angezündet. Das machte er immer so. Später würde er sie wieder ausmachen.

»Das kommt gar nicht in Frage«, sagte der Junge.
»Ich hab' dir 10 Dollar gegeben«, sagte Schnitzel. »Halt's Maul.«

Als Schnitzel den Jungen zu prügeln anfing, heulte der Junge auf. Der Junge sprang vom Bett herunter, aber Schnitzel stieß ihn wieder zurück. Schnitzel schlug mit Kraft und Präzision. Der Junge kroch an die Wand und schützte sein Gesicht mit den Händen.

Später sagte der Junge. »Was machst du?«
»Ich schmier' dir was auf den Arsch.«
»Was?«
»Bloß Vaseline.«
»Die hat man vor dreißig Jahren benützt. Wer nimmt heut noch Vaseline.«
»Halt's Maul.«
»Gibst du mir noch was?«
»Halt's Maul«, sagte Schnitzel.

Der Junge bäumte sich auf, als Schnitzel sich auf ihn heraufwarf. Er wollte sich umdrehen, aber Schnitzels muskulöse Arme hielten ihn fest. Der Junge schrie auf und strampelte mit den Beinen. Schnitzel lachte und hielt den Jungen fest. Der Junge begann zu wimmern, dann zu keuchen.
»Gefällt dir, was?« sagte Schnitzel.
Der Junge keuchte.
»Besser als eine Banane, was«, sagte Schnitzel.

»Du hast einen harten Schwanz«, keuchte der Junge. »Wie kommt das? Du bist ein alter Mann.«
»Ich bin nicht alt«, sagte Schnitzel. »Was redest du da für Unsinn.«
»Wie alt bist du?« keuchte der Junge.

»42«, sagte Schnitzel.

»Wo sind deine Haare?« keuchte der Junge.

»Das weiß ich nicht«, sagte Schnitzel. »Was fragst du solchen Unsinn.«

Schnitzel knipste jetzt das Licht der Nachttischlampe aus, ohne den Jungen loszulassen. So, dachte Schnitzel, im Dunkeln ist's besser. Das ist romantisch. Und der hat eine weiche Haut. Der ist jung. Und lange Haare hat er wie ein Mädchen. Und du hast eine Glatze. Du müßtest dir eine Perücke kaufen wie Mr. Sliwowitz. Das wird dich zwanzig Jahre jünger machen. Und sein Arsch ist gut. Den müßte man zersägen! Auch den Schwanz! Einfach absägen! Und dann in den Eisschrank! Junge Schwänze konservieren sich gut. Zum Teufel noch mal! Das kannst du aber nicht machen. Du mußt aufpassen. Verflucht. Hast genug Scherereien gehabt. Nein. So was kannst du dir jetzt nicht leisten. Aber ein Spaß wär's! Ein Heidenspaß! Und die langen Haare! Und die weißen Zähne! Und die Eingeweide! Und der Arsch wie eine reife Melone! Und denk jetzt nicht an den Fall Mandelbaum! Das hat Zeit. Und jucken tut's. Und dir ist ganz heiß. Was ist das nur, zum Teufel? Und es juckt immer stärker. Du spürst es im Gehirn. Paß auf! Halt dich zurück! Hinauszögern! Komm nicht zu schnell! Der Spaß kostet 10 Dollar!

Schnitzel fing heftig zu keuchen an. Er krallte sich an dem Jungen fest. Sein ganzer Körper begann zu zucken.

In diesem Augenblick hatte Schnitzel nicht die leiseste Ahnung, daß dies sein letzter Geschlechtsakt war. Der letzte in seinem Leben. Morgen würde ihn die Mafia kastrieren.

6.

Die beiden Mafiosi hatten ihren grauen Rambler in der 86sten geparkt, genau gegenüber dem Rooming House, in dem Karl Schnitzel vorübergehend wohnte. Der Wagen fiel nicht auf. Er war altersschwach und zerschunden wie die meisten Häuser in dieser Straße.

Die beiden saßen rauchend im Wagen und blickten auf den Eingang des kleinen Hotels. Sie hatten Karl Schnitzel mit dem Jungen nach Hause kommen sehen, und sie warteten darauf, daß der Junge wieder herunterkam.

»Vielleicht bleibt der Junge die ganze Nacht bei ihm«, sagte Killer-Jack zu Bleichgesicht-Joe.

Bleichgesicht-Joe grinste. Er sagte: »Dann hätte der Junge Pech gehabt. Dann müßten wir ihn erledigen. Ich glaub's aber nicht. Karl Schnitzel ist ein Geizkragen. Er wird den Jungen nicht die ganze Nacht bei sich behalten. Das wäre nämlich zu teuer.«

»Woher weißt du, daß Schnitzel ein Geizkragen ist?«

»Mr. Sliwowitz hat alle Informationen, was Schnitzel anbetrifft.«

Killer-Jack nickte. Er ließ das Türfenster des Wagens herunter, um den Rauch hinauszulassen, und er steckte dabei ein paar Sekunden lang den Kopf hinaus. Ein ruhiger Häuserblock, dachte er. Ganz anders als der übrige Teil der 86sten jenseits der 3. Avenue mit ihren Bars, Tanzlokalen und deutschen Konditoreien. Er sagte: »Scheiße!«

»Was ist los?« fragte Bleichgesicht-Joe.

»Gar nichts ist los«, sagte Killer-Jack. »Was bleibt der Junge so lange!«

Ab und zu parkte ein Wagen in der 86sten. Ab und zu fuhr einer weg. Vereinzelte Leute kamen nach Hause. Zuweilen strich eine

Hure vorbei... in Richtung 3. Avenue. Gegen 2 Uhr früh aber wurde es ganz still. Die Straße war wie ausgestorben.
»Wenn Schnitzel sich wehrt«, sagte Killer-Jack, »dann blas ich ihm das Gehirn aus dem Schädel.«
»Das wirst du nicht machen«, sagte Bleichgesicht-Joe. »Nino Pepperoni hat gesagt: ›Kein Haar dürft ihr ihm krümmen!‹«
»Ein blöder Job ist das«, sagte Killer-Jack. »So was Blödes hab' ich noch nicht erlebt.«
»Es soll wie ein Einbruch aussehen«, sagte Bleichgesicht-Joe.
»Und was ist mit dem Whisky?«
»Zwei Flaschen«, sagte Bleichgesicht-Joe. »Die muß Schnitzel austrinken, damit er 24 Stunden schläft.«
»Und wenn er nicht will?«
»Er wird sie austrinken. Verlaß dich drauf. Schnitzel macht alles, wenn ihn einer mit 'ner Kanone an der Nase kitzelt.«
»Du scheinst ja alles genau zu wissen.«
»Weiß ich auch«, sagte Bleichgesicht-Joe. »Schnitzel wird morgen kastriert. Wenn er aus seinem Rausch aufwacht, dann ist schon alles vorbei.«
»Wie meinst du das?«
»Er wird ohne Hoden aufwachen«, sagte Bleichgesicht-Joe.
Killer-Jack nickte. Er sagte: »Ich war auch schon mal 24 Stunden lang besoffen. Aber ohne Hoden bin ich noch nicht aufgewacht.«

Gegen 3 Uhr früh kam der Junge aus dem kleinen Hotel. Er blickte sich scheu um und ging schnell davon, in Richtung 3. Avenue.
»Gehen wir rauf?« fragte Killer-Jack.
»Noch nicht«, sagte Bleichgesicht-Joe. »Wir werden warten, bis Schnitzel wieder einschläft.«

Erst gegen 4 Uhr früh verließen die beiden den Wagen. Es war kein Mensch auf der Straße.
»Nimm die Leiter mit. Ich hab' sie in den Wagen gelegt. Auf den

Rücksitz. Auch die Einkaufstasche mit den zwei Flaschen Whisky.« Killer-Jack nickte. Er nahm zuerst die Tasche aus dem Wagen heraus und gab sie Bleichgesicht-Joe. Dann holte er die kurze Leiter und ging langsam über die ausgestorbene Straße. Bleichgesicht-Joe schloß den Wagen ab und folgte ihm. Sie betraten den Hinterhof des kleinen Hotels, und Killer-Jack stellte die kurze Leiter unter der Feuertreppe auf.

»Na los! Worauf wartest du? Geh schon rauf!.«

Killer-Jack klomm die Leiter empor und schwang sich auf die Feuertreppe. Bleichgesicht-Joe folgte ihm.

Eine Weile standen die beiden unschlüssig auf der Feuertreppe. Sie blickten hinunter in den dunklen Hinterhof. Unten balgte sich ein Katzenpaar, fauchend und wimmernd. Irgendwo wurde ein Fenster aufgerissen. Eine Frauenstimme verfluchte die Katzen.

»Hast du deine Kanone in der Tasche?«

»Natürlich hab' ich die.«

»Und den Glasschneider?«

»Den auch.«

»Paß auf, daß das Fensterglas nicht ins Zimmer fällt. Halt das Glas mit Klebepapier fest. Verstanden? Hast du das Klebepapier?«

»Natürlich hab' ich das Klebepapier.«

Die beiden stiegen die Feuertreppe hinauf. Bleichgesicht-Joe wußte, wo Schnitzels Fenster war, und zeigte es Killer-Jack.

Killer-Jack hatte ein großes Loch in die Fensterscheibe geschnitten, das Glas vorsichtig herausgehoben, die Hand durch das Loch gesteckt, den Riegel hochgeschoben und dann das Fenster geöffnet. Unten im Hof heulten die Katzen, und irgendwo in der Ferne bellte ein Hund. Aus dem dunklen Zimmer drangen Schnarchtöne. Der schläft tief und fest, dachte Killer-Jack. Nicht mal das Wimmern der Katzen im Hof hat ihn aufgeweckt. Zum Teufel mit den Katzen. Alle Katzen müßte man ersäufen. Hoffentlich reißt nicht wieder irgend jemand ein Fenster auf. Verfluchte Katzen! Müssen gerade jetzt ficken, um 4 Uhr früh, wo er und Bleichgesicht-Joe einen Job machen. Bleichgesicht-Joe versetzte Killer-Jack einen leichten Stoß. Killer-Jack drehte sich grunzend um. Er sah, daß Bleichgesicht-Joe sich die Maske übers Gesicht gezogen hatte: eine Maske aus einem Nylondamenstrumpf. Killer-Jack grinste, zog sich ebenfalls die Maske an, kletterte dann aufs Fensterbrett und sprang mit einem Satz in Schnitzels Zimmer. Bleichgesicht-Joe folgte ihm.

Vor dem Einschlafen war Schnitzel eingefallen, daß Mr. Sliwowitz versprochen hatte, ihn um 9 Uhr früh mit dem Wagen abzuholen. Mr. Sliwowitz wollte mit ihm über den Fall Mandelbaum sprechen. »Wir werden im Central Park Kaffee trinken«, hatte Mr. Sliwowitz am Telefon gesagt. »Gegen 11 fahren wir dann nach Long Island zu Nino Pepperoni. Wir sind dort zum Mittagessen eingeladen, und Sie werden Gelegenheit haben, die Familie Pepperoni kennenzulernen.« Die Familie Pepperoni! Der Fall Mandelbaum! Mr. Sliwowitz mit seiner roten Perücke! Kaffee im Central Park! Mit diesen Gedanken war Schnitzel eingeschlafen.

Als Schnitzel von einem Schlag ins Gesicht aufwachte, war sein erster Gedanke: Das kann doch noch nicht Mr. Sliwowitz sein! Er wollte doch erst um 9 Uhr früh kommen! Und der Schlag ins Gesicht! Die Tür ist doch abgesperrt! Wie kommt Mr. Sliwowitz in dein Zimmer?

Schnitzel rieb sich den Schlaf aus den Augen. Nanu, dachte er. In deinem Zimmer brennt Licht. Plötzlich sah er die Männer! Schnitzel hob ruckartig den Kopf, und seine Augen weiteten sich vor Entsetzen.

7.

Dr. Benito Russolini ließ die beiden Mafiosi mit dem Bewußtlosen durch den Hintereingang in seine Wohnung.
»Meine Praxis ist nebenan«, sagte er, »die beiden Zimmer rechts. Aber legt ihn inzwischen hier aufs Sofa.«
Schnitzel schnarchte, und gelber Speichel troff aus seinem Mund.
»Er hat zwei Flaschen Whisky ausgesoffen«, sagte Killer-Jack.
»Gute Marke«, sagte Bleichgesicht-Joe. »Four Roses: eine wirklich gute Marke.«

»Habt ihr Schwierigkeiten gehabt?«
»Nein«, sagte Bleichgesicht-Joe. »Schnitzel war wie gelähmt vor Angst. Er hat keine Geschichten gemacht.«
»Das wird Nino Pepperoni freuen«, sagte Dr. Russolini.
»Wir haben einen gewöhnlichen Einbruch vorgetäuscht«, sagte Bleichgesicht-Joe. »Haben sein Zimmer ein bißchen umgekrempelt, Schubladen aufgerissen, Kleidungsstücke durchsucht, die Brieftasche ausgeleert... das übliche... Sie verstehen schon, was ich meine.«
Dr. Russolini nickte.
»Hat nur Bargeld gehabt. 129 Dollar. Keine Reiseschecks.«
»Die Reiseschecks hat er bei Mr. Sliwowitz gelassen«, sagte Dr. Russolini. »Er wollte sie nicht mit sich herumtragen. Nicht vor der Moskaureise.«
»Verstehe«, sagte Bleichgesicht-Joe.
»Was habt ihr mit dem Geld gemacht?«
»Mitgenommen«, sagte Bleichgesicht-Joe. »Auch seine Uhr. Es sollte ja wie ein Einbruch aussehen.«
»Gut«, sagte Dr. Russolini. »Ausgezeichnet.«
»Wir gaben ihm dann Whisky zu trinken«, sagte Bleichgesicht-

Joe. »Er wollte erst nicht. Aber Killer-Jack fummelte ein bißchen mit der Kanone vor seiner Nase rum. Und da hat er gehorcht.«
»Alles ausgetrunken?«
Bleichgesicht-Joe nickte. »Er wurde nach einer Flasche ohnmächtig. Wir weckten ihn wieder auf und gossen ihm die zweite Flasche in den offenen Mund.«
»Ausgezeichnet«, sagte Dr. Russolini. »Das ist wirklich ausgezeichnet.«

Dr. Benito Russolini war seit zwei Jahren Witwer. Er hatte eine 25jährige Tochter, die bei ihm als Assistentin arbeitete. Um 10 Uhr vormittags rief Dr. Russolini seine Tochter an und bat sie, sofort herüberzukommen. Er sagte: »Eine wichtige Operation!«

Seine Tochter kam erst gegen 11 Uhr an. Sie sah unausgeschlafen und verkatert aus.
»Tut mir leid, daß ich dich am Sonntag belästigen muß. Aber ich brauche deine Hilfe.«
»Eine Operation?«
»Ja. Ich erwähnte es am Telefon.«
»Was für eine Operation?«
»Eine Kastration!«
»Eine Kastration?«
»Ja, eine Kastration.«
»Wer hat dir den Auftrag gegeben?«
»Mr. Sliwowitz, der Rechtsanwalt und consigliere von Nino Pepperoni.«
»Weiß Nino Pepperoni das?«
»Natürlich. Alles, was Mr. Sliwowitz macht, geschieht im Auftrag von Nino Pepperoni.«
»Wieviel zahlt er dafür?«
»20 000!«

»20 000?«
»Ja, 20 000!«

»Wie heißt der Mann?«
»Karl Schnitzel!«
»Karl Schnitzel?«
»Ja, Karl Schnitzel!«
»Warum muß er kastriert werden?«
»Schnitzel ist ein Homosexueller, außerdem ein Sadist und angeblicher Lustmörder.«
»Ach so!«
»Schnitzel ist von Beruf Schmuggler. Aber kein gewöhnlicher Schmuggler. Er ist ein Genie. Mr. Sliwowitz hat mir anvertraut, daß Schnitzel den Auftrag erhalten hat, Nino Pepperonis zukünftigen Schwiegersohn, der in Rußland lebt, nach dem Freien Westen zu bringen. Die beiden werden nachts über die Grenze gehen, über eine Grenze oder mehrere Grenzen, das weiß ich nicht genau, auf jeden Fall müssen sie nachts durch finstere Wälder und Felder, und Nino Pepperoni hat Angst, daß Schnitzel seinen zukünftigen Schwiegersohn vergewaltigen oder verführen könnte. Du verstehst schon, was ich sagen will: Es ist Nino Pepperonis Wunsch, daß Schnitzel keine Hoden mehr hat, wenn er nachts im Wald oder im Feld mit Nino Pepperonis zukünftigem Schwiegersohn allein ist. Ohne Hoden gibt es keinen unkontrollierbaren Geschlechtstrieb!«
»Er muß also kastriert werden?«
»Natürlich.«
»Was machst du, wenn er nachher zur Polizei geht?«
»Das wird er nicht machen. Er wird von der Interpol gesucht.«
»Mir gefällt das Ganze nicht.«
»Er wird nicht wissen, daß die Mafia dahintersteckt.«
»Wieso?«

»Wir haben eine Geschichte für ihn erfunden.«
»Wird er sie glauben?«
»Natürlich wird er sie glauben!«

»Ich habe die beiden weggeschickt.«
»Wen?«
»Die Schnitzel hierhergebracht haben.«
»So!«
»Komm. Hilf mir, Schnitzel hinüberzutragen. In meine Praxis.«

»Die Operation wird nicht lange dauern. 25 Minuten vielleicht. Du kannst dann wieder nach Hause gehen, um dich gründlich auszuschlafen. Du siehst schlecht aus, mein Kind. Wo warst du gestern?«
»Ich war tanzen.«
»Bist sicher spät nach Haus gekommen?«
»Ja. Gegen 3 Uhr.«
»Mit wem warst du aus?«
»Mit Bob!«
»Ein netter Junge.«
»Ja. Aber nicht sehr gebildet. Er spricht nur über Baseball.«
»Was hast du gegen Baseball?«
»Gar nichts. Aber man kann doch auch mal über was anderes sprechen.«
»Zum Beispiel?«
»Musik. Oder Kunst. Wir verstehen uns nicht. Er hat weder Kunst- noch Musikverständnis.«
»Und Literatur?«
»Er liest nur comic books. Von Shakespeare hat er noch nie was gehört.«
»Ach, du übertreibst. So ungebildet ist er bestimmt nicht.«

Seine Tochter war eine gute Assistentin mit langjähriger Erfahrung. Während sie alles Nötige für die Operation vorbereitete, ging Dr. Russolini auf die Toilette, um seine Notdurft zu verrichten. Er hatte seit zwei Tagen keinen Stuhl gehabt, aber sich erst heute in aller Früh entschlossen, ein Abführmittel zu nehmen.
Dr. Russolini ließ sich Zeit. Drängen ist ungesund. Das Abführmittel würde schon wirken. Er zündete sich eine Zigarette an und starrte nachdenklich vor sich hin.
Schnitzel, dachte er. Schnitzel ist so besoffen, daß eine spinale Anästhesie mit Novocain gar nicht nötig sein wird. Es wäre außerdem gefährlich wegen der allzu großen Blutzuckersenkung, denn sein Blutzucker ist durch den Alkoholgenuß sowieso sehr niedrig. Eine einfache PENTHOTAL-Injektion wird also genügen. Intravenös. Wirkt nicht lange. Macht aber nichts, da er zu besoffen ist, um aufzuwachen. Alles sehr einfach. Auch die Schnitte: eine Kleinigkeit. Die Hoden lassen sich dann leicht mit dem Daumen aus dem offenen Skrotum herausdrücken.
Dr. Benito Russolini hatte die Toilettentür nicht ganz geschlossen, und er rief jetzt durch die halboffene Tür seiner Tochter zu: »PENTHOTAL! Verstanden? Genügt bei dem besoffenen Kerl! Hast du ihn ausgezogen? Liegt er schon nackt auf dem Tisch? Vergiß nicht die Instrumente zu sterilisieren! Und schnall seine Beine in Spreizstellung an! So wie bei einer Auskratzung! Verstehst du? Und rasier auch seine Schamhaare ab! Auch die Haare am Skrotum! Oder die Härchen! Auch ringsherum: das gesamte Operationsfeld! Auch an den Oberschenkeln! Vor allem: Sauberkeit! Auch die Leintücher müssen sterilisiert werden! Und meine Handschuhe! Übrigens: Die müssen gepudert werden! Und was das Skrotum anbetrifft sowie das gesamte Operationsfeld... nach dem Rasieren... mit Alkohol waschen! Vergiß auch den Eimer nicht!«
»Was ist mit dem Eimer?«

»Die Hoden werden in den Eimer fallen! Wohin sonst? Etwa auf den Fußboden! Was fragst du so blöd? Und stell den Eimer unter den Operationstisch! Verstanden?«

8.

Schnitzel wachte erst am nächsten Nachmittag auf. Er lag in einem sauberen Bett in der Wohnung Dr. Russolinis. An seinem Bett saß ein nettes Mädchen in einem weißen Kittel und hielt seine Hand.

»Wo bin ich?« fragte Schnitzel.

»In der Wohnung von Dr. Russolini«, sagte die Schwester.

»Wie komm' ich hierher?« fragte Schnitzel.

»Versuchen Sie sich zu erinnern«, sagte die Schwester. Sie hatte bereits mit Mr. Sliwowitz gesprochen und war genau im Bilde. »Sie waren das Opfer eines Überfalls!«

Schnitzel versuchte den Kopf zu heben, aber der war schwer, seltsam schwer und fiel kraftlos aufs Polster zurück. Er versuchte nachzudenken: Zwei Männer. In seinem Zimmer. Eine Pistole. Sie hatten ihn ausgeraubt, und sie gaben ihm Whisky zu trinken. Viel Whisky.

»So viel hab' ich im Leben noch nicht gesoffen«, sagte Schnitzel.

»Wie meinen Sie das?«

»Whisky«, sagte Schnitzel. Er konnte sich plötzlich genau erinnern. Der eine der beiden Männer hatte gesagt: »Eine gute Marke. Four Roses.«

»Whisky«, sagte Schnitzel. »Four Roses. Wo bin ich? Und was ist los?«

Als Mr. Sliwowitz gegen Abend zu Besuch kam, saß Schnitzel heulend in seinem Bett. Die Schwester hatte ihn vorsichtig aufgeklärt.

»Eine furchtbare Sache«, sagte Mr. Sliwowitz. »Wie konnte das nur passieren.« Er gab Schnitzel eine Zigarette. »Da, rauchen Sie, und hören Sie endlich zu heulen auf. Sie sind doch ein Mann!«

Schnitzel rauchte und heulte weiter. »Na ja«, sagte Mr. Sliwowitz. »Beruhigen Sie sich. Sie sind doch ein Mann!«

Mr. Sliwowitz ging im Zimmer auf und ab. Als Schnitzel endlich zu heulen aufhörte, setzte sich Mr. Sliwowitz auf den Bettrand, so wie die Schwester.

»Gestern«, sagte Mr. Sliwowitz. »Erinnern Sie sich? Wir hatten uns verabredet. Ich sollte Sie um 9 Uhr abholen!«

Schnitzel nickte. »Um 9 Uhr«, sagte er. »Das stimmt.«

»Wir sollten doch in den Central Park fahren, um Kaffee zu trinken. Und dann später wollten wir zu Nino Pepperoni. Wir waren dort zum Essen eingeladen. Erinnern Sie sich?«

Schnitzel erinnerte sich.

»Na also«, sagte Mr. Sliwowitz. »Ich kam also um 9 Uhr in der 86sten an. Ging zu Ihnen rauf. Klopfte an Ihre Tür. Keine Antwort. Ich klopfte mehrmals. Keine Antwort. Ich öffnete dann die Tür.«

»War sie verriegelt?«

»Nein«, sagte Mr. Sliwowitz.

»Die Kerle kamen durchs Fenster herein«, sagte Schnitzel. »Aber sie sind anscheinend durch die Tür entwischt.«

»So ist es«, sagte Mr. Sliwowitz. »Die Tür war offen. Ich ging also rein. Und was sah ich?«

»Was sahen Sie?«

»Sie lagen auf dem Fußboden. Nackt!«

»Nackt?« sagte Schnitzel. »Die Kerle haben mich also ausgezogen?«

»Nackt«, sagte Mr. Sliwowitz. »Und zwischen Ihren Beinen war ein roter Fleck.«
»Ein roter Fleck?«
»Ja«, sagte Mr. Sliwowitz. »Ein roter Fleck! Und auf dem Fußboden eine Blutlache!«
»Eine Blutlache?«
Mr. Sliwowitz nickte. »Ich sah mich im Zimmer um. Es sah fürchterlich aus. Wie nach einem Einbruch! Die Schubladen offen. Die Matratze aufgeschlitzt. Auch das Kissen. Ihre Sachen lagen kunterbunt auf dem Fußboden herum. Auch der Inhalt Ihrer Brieftasche. Nur Geld sah ich nicht!«
»Und meine Uhr?«
»Die auch nicht.«
»Diese Schweine«, sagte Schnitzel. »Ich erinnere mich jetzt. Natürlich! Die Kerle steckten die Uhr und das Geld ein, ehe sie mir den Whisky gaben.«
»Whisky?«
»Ja«, sagte Schnitzel. »Ich mußte Whisky trinken. Und der eine fummelte mit seiner Kanone vor meiner Nase rum und sagte: ›Mann! Den trink mal aus, damit du 24 Stunden durchschläfst und nicht dran denkst, uns nachzulaufen!‹«
»Das waren keine Amateure«, sagte Mr. Sliwowitz.
»Da haben Sie recht«, sagte Schnitzel.
»Ich wußte natürlich gleich, was los war«, sagte Mr. Sliwowitz. »War ja klar. Ein Einbruch. Nur konnte ich nicht verstehen, warum die Kerle Ihre Hoden zerschnitten hatten.«
Schnitzel blickte Mr. Sliwowitz entsetzt an. Er merkte nicht, daß Mr. Sliwowitz nur versuchte, ihm eine glaubwürdige Geschichte zu erzählen, und daß die Sache mit den zerschnittenen Hoden und der Blutlache nicht stimmte.
Mr. Sliwowitz rückte seine Perücke zurecht. »Ich sagte mir also«, fuhr er fort, »du mußt sofort die Polizei anrufen. Aber dann sagte

ich mir: Das geht nicht. Du kannst als Nino Pepperonis consigliere nicht zur Polizei gehen. Denn mit der Polizei will Nino Pepperoni nichts zu tun haben. Und Schnitzel? Der auch nicht! Denn Schnitzel wird von der Interpol gesucht!

Ich sagte mir also: Schnitzel muß sofort in ein anständiges Spital! Aber das ging auch nicht. Ein Verbrechen ist ein Verbrechen. Und die Polizei hätte natürlich tüchtig herumgeschnüffelt.«

»Ja«, sagte Schnitzel.

»Ich ließ Sie also zu einem Privatarzt bringen, einen, den ich kannte und der die Schnauze hält.«

»Das war vernünftig«, sagte Schnitzel. »Mit der Polizei will ich nichts zu tun haben.«

»Ich rief zwei von unseren Leuten an und ließ Sie aus dem Haus tragen.«

»Hat das niemand gesehen? Im Hotel?«

»Ihr Hotel ist 'ne Absteige und kein richtiges Hotel. Ne Absteige ohne Aufsicht. Außerdem war's Sonntag, und offenbar schliefen die Leute noch. Wir trafen niemanden im Hausflur. Ich ließ Sie also zu Dr. Russolini bringen. Er hat sofort alles getan, was noch getan werden konnte. Sie verstehen: was unter den Umständen noch getan werden konnte. Ihre Hoden waren hin! Da war nichts mehr zu machen. Er mußte die Fetzen herausschneiden!«

Schnitzel nickte stumm und fing wieder zu heulen an.

»Was mache ich jetzt?«

»Gar nichts«, sagte Mr. Sliwowitz. »Sie müssen sich erst mal erholen. Ich habe mit Dr. Russolini gesprochen. In zirka zwei Wochen, oder schon etwas früher, können Sie den Verband abnehmen.«

»Und dann?«

»Dann fliegen Sie nach Moskau.«

»Ich habe aber keine Lust mehr nach Moskau zu fliegen.«
»Unsinn!« Das sagen Sie nur jetzt. In ein paar Tagen sieht die Welt wieder rosig aus.«
»Glauben Sie das?«
»Natürlich. Das Leben geht weiter. Auch ohne Hoden.«
»Ja«, sagte Schnitzel. »Vielleicht.«
»Sie brauchen die 200000 Dollar. Oder etwa nicht?«
»Doch«, sagte Schnitzel. »Die brauch' ich.«
»Na also«, sagte Mr. Sliwowitz.

»Und wo soll ich mich erholen?«
»Im Hause Pepperoni!«
»Wirklich?«
»Natürlich. Mr. Pepperoni hat Sie herzlich eingeladen. Sie bleiben noch bis übermorgen hier bei Dr. Russolini, sozusagen zur Beobachtung. Dann wird Swifty – Sie wissen ja, der Chauffeur – Sie im Cadillac abholen.«
»Im gelben Cadillac?«
»Jawohl«, sagte Mr. Sliwowitz. »Sehr richtig. Im gelben Cadillac.«

Nino Pepperoni ließ den Eunuchen im gelben Cadillac abholen. Der Chauffeur Swifty kam nicht allein. Er kam mit Nino Pepperonis beiden Leibwächtern: Jim, dem Schweiger, und Giovanni, dem Löwen. Die beiden Leibwächter trugen den Eunuchen auf einer Bahre hinaus, da er vorläufig noch nicht gehen konnte. Die Bahre war mit weichen Kissen ausgestattet wie eine Sänfte.
Nachdem der Cadillac in Long Island angelangt war, auf dem großen Grundstück der Pepperonis, trugen die Leibwächter den Eunuchen ins Haus. Sie trugen ihn feierlich wie einen König.
In den nächsten Tagen wurde der Eunuch gehegt und gepflegt. Er bekam die besten Spaghetti zu essen, die in Amerika gekocht wurden. Es ist unmöglich alle Speisen aufzuzählen, die der Eu-

nuch in den nächsten Tagen zu essen bekam. Der Butler sagte zur Köchin: »Wenn der Eunuch so weiterfrißt, dann wird er eines Tages so fett werden wie Clara Pepperoni. Das heißt, er wird 400 Pfund wiegen.«
Aber der Eunuch konnte nicht lange so weiterfressen. Wenigstens nicht im Hause Pepperoni. Denn er mußte ja nach Moskau!

Zweiter Teil

1.

Pittsburgh, den 4. Juni 1972

Sergej, Darling
bin seit zwei Wochen bei einer Freundin in Pittsburgh. Habe gestern mit Daddy telefoniert. Er erzählte mir, daß ein Herr Rodriguez Dich demnächst in Moskau besuchen wird.
Herr Rodriguez hat einige Tage bei uns gewohnt, aber ich habe ihn leider nicht kennengelernt, da Daddy mich bat, in Pittsburgh zu bleiben. Er scheint seine Gründe zu haben.
Wie geht es Dir, Liebling? Hast Du Dir schon den Bart abrasiert? Der sticht so fürchterlich! Aber er steht Dir gut!
Darling. Hier in Pittsburgh ist es entsetzlich langweilig. War auf einigen Parties, ebenso langweilig wie die Stadt. Ich vertreibe mir die Zeit mit Bücherlesen, und zwar mit russischer Literatur, um Dir irgendwie näher zu sein. Weißt Du, was ich im Augenblick lese? Solschenizyn: *Die Krebsstation* und *Der erste Kreis der Hölle.* Ich finde die Bücher ausgezeichnet.
Erinnerst Du Dich, Darling? Wir lasen zusammen *Ein Tag im Leben des Iwan Denissowitsch!* Wir lasen das Buch im Bett. Armer Iwan Denissowitsch!
Darling, das ist alles Unsinn. Was rede ich da. Ich kann es ohne Dich nicht mehr aushalten. Das wollte ich eigentlich sagen. Ich suche Dich überall. Ich renne oft durch die Straßen und glaube, daß Du irgendwo auf mich wartest. Die Leute glauben, ich sei verrückt. Bin ich verrückt? Ich weiß nur, daß ich Dich liebe. Ich werde wahnsinnig, wenn das so weitergeht. Ich beiße nachts in mein Kissen. Ich träume von Deinem Mund. Von Deinen Küs-

sen. Von Deinen Armen. Von Deinen Beinen. Von Deinem Schwanz.

Bist Du mir böse, daß ich so offen schreibe? Du weißt: ich habe vor Dir andere Männer gekannt. Ich war aufrichtig mit Dir. Ich habe Dir alles erzählt. Aber ich habe nie mit den anderen einen Orgasmus gehabt. Du warst der erste! Ich schwöre es Dir. So war es. Mit Dir hatte ich mein erstes wirkliches sexuelles Erlebnis. Du hast mich zur Frau gemacht. Kein anderer hat das jemals vermocht. Sergej, Geliebter. Erinnerst Du Dich? Gleich beim ersten Mal! Orgasmus! Ein echter, wirklicher Orgasmus! Weißt Du, was das bedeutet für eine Frau?

Ich werde wahnsinnig. Wo bist Du? Was treibst Du? Wann werden wir uns wiedersehen? Liebst Du mich noch? Bleibst Du mir treu?

Sergej, mein alles. Ich bin jetzt im 6. Monat.

Deine Anna Maria

Sergej Mandelbaum las den Brief schon zum vierten Mal. Er hatte ihn heute früh in der Moskauer Metro gelesen, dann später, am Nachmittag, im Gorki-Park, gegen 6 Uhr abends in der Menschenschlange am Eingang des Bolschoj-Theaters am Swerdlow-Platz, und jetzt, nachts, im Bett.

»Was steht in dem Brief?« fragte die junge Frau, die mit ihm im Bett lag.

»Nichts als sentimentaler Quatsch«, sagte Sergej Mandelbaum.

»Darf ich ihn lesen?«

»Er ist auf englisch geschrieben. Du kannst kein Englisch.«

»Ist er von Deiner Braut?«

»Ja. Von Anna Maria.«

Er stand auf, um das Fenster zu öffnen. Das Zimmer war verraucht, und ein bißchen frische Luft konnte nicht schaden. Er

nahm die Wäsche von der Leine herunter, die vor das Fenster gespannt war, und warf die Wäsche achtlos in den Korb, der zwischen dem Bücherregal und dem Klavier stand.
Sergej Mandelbaum stieß das Fenster auf. Eine Weile blickte er verloren hinaus auf die erleuchtete Stadt: Moskau! Seine Wohnung war zentral gelegen. Er konnte von seinem Fenster die Konturen der Brücken sehen, die Brücken über der Moskwa, auch den Kreml konnte er sehen und die roten Sowjetsterne auf seinen höchsten Türmen, gespenstisch beleuchtet, triumphierend unter dem nachtschwarzen, ängstlichen Himmel.
Sergej Mandelbaum drehte sich um. Er wollte der jungen Frau etwas sagen, der jungen Frau in seinem Bett, irgend etwas wollte er sagen, irgend etwas Belangloses, aber er sagte nichts. Die Frau starrte ihn an. Sie hatte sich leicht im Bett aufgerichtet, schweigend, ein Lächeln in den Augen. Natascha ist jünger als Anna Maria, dachte er, aber sie ist nicht so gut im Bett. Natascha ist auch nicht so hübsch. Ihre Brüste sind zu groß, wenigstens für deinen Geschmack, und ihr Hintern ist zu knochig, obwohl er eine Menge aushalten kann. Aber gar so übel ist Natascha auch nicht. Sie macht, was du willst. Und klug ist sie auch. Sehr klug. Und gebildet. Das auch. Und man kann sich auf sie verlassen.
Er versuchte sich vorzustellen, wie Natascha ihn in diesem Augenblick sah: ein Mann im zerknitterten Pyjama, ein Mann Mitte Dreißig, klein und schmächtig, mit dem blassen Gesicht eines Intellektuellen, ein Mann mit kurzsichtigen Augen, einer randlosen Brille und einem modischen, roten Bart.
Die Frauen kichern auf der Straße und drehen sich nach dir um, dachte Mandelbaum, obwohl sie nicht wissen können, was du zu bieten hast. Vielleicht ist's der Bart? Das wird es wohl sein! Der Bart macht sie scharf. Der Bart: Symbol der Männlichkeit und Symbol eines Kitzlers.
Er ging zurück ins Bett und kroch wieder unter die Decke.

»Was steht in dem Brief?«
»Daß Anna Maria russische Literatur liest. Im Augenblick zwei Bücher, die hier bei uns verboten sind.«
»Von wem sind die Bücher?«
»Vom Nobelpreisträger Alexander Solschenizyn.«
»Was hat Anna Maria noch geschrieben?«
»Daß sie mit mir ihren ersten Orgasmus erlebt hat.«
»War sie noch Jungfrau? Ich meine: vor dir!«
»Nein. Sie hat vor mir viele Männer gekannt. Und auch mit ihnen gebumst.«
»Jetzt versteh' ich, warum sie so scharf auf dich ist.«
»Ja. Sie ist scharf auf mich. Sehr scharf.«
»Liebst du sie?«
»Sie liebt mich. Das genügt mir.«
»Stimmt das auch wirklich?«
»Ja. Das stimmt.«

»Wie sieht sie aus?«
»Wer?«
»Anna Maria!«
»Ich kann sie nicht beschreiben.«
»Ist sie kleiner als du?«
»Nein. Sie ist größer als ich. Zwei Köpfe größer.«
»Stört sie das nicht?«
»Anscheinend nicht. In einer horizontalen Lage spielt das keine Rolle.«
»Ist sie dick?«
»Nein. Sie ist schlank.«
»Hat sie schöne Brüste?«
»Kleine Brüste. Aber fest und rund. Mit Brustwarzen, die wachsen, wenn man sie kitzelt.«
»Hat sie auch schöne Beine?«

»Ja. Sie hat schöne Beine.«
»Keine Haare auf den Beinen?«
»Keine Haare auf den Beinen. Sie rasiert die Haare weg.«
»Mit einem Rasiermesser?«
»Nein. Mit einem Rasierapparat.«
»Und wie ist ihr Gesicht. Ist es schön?«
»Es ist nicht häßlich.«
»Gefällt es dir?«
»Es stößt mich nicht ab.«
»Sonst nichts?«
»Sonst nichts.«

»Wie kommt das?«
»Was?«
»Daß sie mit dir ihren ersten Orgasmus erlebt hat?«
»Du meinst: obwohl sie vor mir mit anderen gebumst hat?«
»Ja. Das meine ich.«
»Ich weiß es nicht.«
»Es kann nicht nur dein Schwanz gewesen sein!«
»Ich weiß es wirklich nicht.«
»Warst du der erste Mann in Moskau?«
»Du meinst, mit dem sie in Moskau gebumst hat?«
»Genau. Das meine ich.«
»Ja. In Moskau war ich der erste!«
»Das wird es wohl gewesen sein!«
»Was? Ich verstehe dich nicht.«
»Moskau war der Auslöser! Warum kapierst du das nicht? Ein seelisches Erlebnis! Einmalig! Begreif doch: Eine amerikanische Kapitalistin hat Mütterchen Rußland entdeckt! Das alte und das neue Mütterchen Rußland! In Moskau entdeckt! Erlebt! Vermittelt durch den Schwanz des Dissidenten Sergej Mandelbaum! Eine Erschütterung! Eine Explosion! Ein Orgasmus!«

»Unsinn«, sagte Mandelbaum. »Es war die rhythmische Bewegung meines Schwanzes. Nichts weiter. Ich habe es eben richtig gemacht.«
»Du bist ein eingebildeter Affe. Ein männlicher Chauvinist.«
»Was ist das?«
»Den Ausdruck hab' ich unlängst von einem Touristen gehört. Ich werde ihn dir später erklären.«

»Wahrscheinlich glaubt auch Anna Maria, daß es nur dein Schwanz war«, sagte Natascha. »Ich müßte ihr einen Brief schreiben und ihr die wirkliche Ursache des Orgasmus erklären.«
»Das würde ich an deiner Stelle nicht machen«, sagte Mandelbaum.
»Warum?«
»Laß sie an meinen Schwanz glauben«, sagte Mandelbaum. »Ihr Glaube ist mein Ticket in den Freien Westen.«
»Und ihr Kind, das unterwegs ist. Von dir gezeugt?«
»Das Kind ist nur ein Vorwand für das Ticket«, sagte Mandelbaum, »ein Vorwand, um die Familie Pepperoni zu überzeugen, daß das Ticket notwendig ist. Das Kind hat sie gewollt!«

»Wann willst du eigentlich abhauen?«
»Bald«, sagte Mandelbaum. »Es wird wirklich nicht mehr lange dauern.«
»Bist du auch sicher?«
»Ganz sicher«, sagte Mandelbaum. »Dieser Tage wird ein Mann in Moskau eintreffen, ein gewisser Herr Rodriguez, um mich endgültig aus Rußland herauszuholen.«
»Nach Amerika?«
»Natürlich nach Amerika. Warum fragst du? Du weißt es doch!«
»Ins Land der Kapitalisten und Imperialisten?«
»Genau. Dorthin!«

»Bald, hast du gesagt. Bald!«

»Das stimmt. Ich habe bereits mehrere Briefe bekommen mit seltsamen Andeutungen. Man nennt das: verschlüsselte Briefe. Aber ich habe sie verstanden.«

»Wer hat diese Briefe geschrieben?«

»Ein Mr. Sliwowitz. Ein Rechtsanwalt. Der Rechtsanwalt meines zukünftigen Schwiegervaters.«

»Mr. Sliwowitz?«

»Ja. Mr. Sliwowitz.«

»Hat dir auch deine Braut über Rodriguez geschrieben?«

»Ja. Sie auch. Ein bißchen zu offen. Leichtsinnig.«

»Glaubst du, daß die bei der Zensur den Brief gelesen haben?«

»Es sah nicht so aus. Der Brief ist nicht geöffnet worden. Ich habe Schwein gehabt.«

»Und willst du wirklich weg?«

»Natürlich will ich weg. Wir haben doch schon so oft darüber gesprochen. Du weißt es genau.«

»Und wenn ich dich anzeige? Das könnte ich doch machen?«

»Das wirst du aber nicht machen. Ich kenne dich zu gut, lieber kleiner Dummkopf.«

»Weißt du, was mein Mann neulich gesagt hat?«

»Woher soll ich das wissen?«

»Daß er dich mag.«

»Wirklich? Dabei kennt er mich kaum. Ich habe ihn bloß zweimal getroffen. Einmal beim Presseball und einmal bei der Party bei euch.«

»Das stimmt. Aber er spricht manchmal von dir.«

»Wahrscheinlich hat ihn mein Bart beeindruckt.«

»Das wird es wohl sein.«

»Weiß er, daß du mit mir schläfst?«

»Natürlich nicht. Er würde mich umbringen.«

»Ist er noch bei der Prawda?«
»Ja. Ein Glück.«
»Warum?«
»Weil er durch seinen Beruf als Pressefotograf oft unterwegs ist.«
»Wo ist er im Augenblick?«
»In Sibirien.«
»Beruflich?«
»Natürlich beruflich.«

»Soll ich jetzt das Licht ausmachen?«
»Nein, kleiner Dummkopf.«
»Warum?«
»Weil ich dich sehen will!«
»Mach es mit mir im Dunkeln!«
»Ich mach' es aber lieber bei Licht, kleiner Dummkopf.«
»Warum, mein kleiner Riese?«
»Damit ich in deinen Armen nicht an Amerika denke. Deshalb!«
»Und an den Kapitalismus?«
»Ja, an den auch.«
Ein zaghaftes Klopfen an der Tür. Sie hörten es nicht. Draußen, im Hausflur, stand der Musiklehrer Wassja Nikolajewitsch Kalinin. Er stand fröstelnd vor der Tür, im Schlafrock und Filzpantoffeln, ein Notenheft unterm Arm.
Wassja Nikolajewitsch Kalinin war nicht nur Musiklehrer, sondern auch ein Komponist, und er war jetzt extra aus seinem Mansardenzimmer heruntergekommen, um Sergej Mandelbaum seine neueste Schöpfung zu zeigen. Mandelbaum hatte ein Klavier, und er wollte ihm seine Komposition vorspielen, um Mandelbaums Meinung zu hören. Denn Mandelbaum war nicht nur Wissenschaftler. Er war auch ein Übersetzer, Kunstmaler und Musiksachverständiger.

Wassja Nikolajewitsch Kalinin klopfte noch einmal zaghaft, lauschte eine Weile und schüttelte dann verwundert den Kopf. »Der hat schon wieder ein Weib bei sich«, murmelte er leise vor sich hin.
Wassja Nikolajewitsch Kalinin kehrte enttäuscht um. Während er schwerfällig mit seinen Filzpantoffeln die Treppe hinaufschlurfte, dachte er ärgerlich: Man hört das Krachen der rostigen Sprungfedern bis in den Hausflur hinaus. Wer weiß, wie alt sein Bett ist! Höchst verdächtig! Wahrscheinlich stammt es noch aus den Zeiten des Zaren, den bösen Zeiten vor der großen Revolution des russischen Volkes.

2.

Am 10. Juni kam der Eunuch Pedro Rodriguez alias Karl Schnitzel in Moskau an. Er kam ohne Hoden, aber mit einem Plan.
Karl Schnitzel stieg im Hotel Sputnik ab. Er nahm gleich ein Bad, zog sich um, trank zwei Gläser Wodka und ein Glas georgischen Wein, nahm dann seinen Regenmantel und trat auf die Straße.
Das Hotel Sputnik lag am Lenin-Prospekt, nicht weit von der U.d.S.S.R. Akademie der Wissenschaften und der Lumumba-Universität, aber leider weit entfernt von Mandelbaums Wohnung in der Bulginskaja Uliza, in der Nähe der Gorki-Straße.
Karl Schnitzel wäre gern zu Fuß gegangen, um nochmals in Ruhe über den Fall Mandelbaum und den Fluchtplan nachzudenken, obwohl der Plan bereits bis in alle Einzelheiten ausgearbeitet war; er wollte sozusagen mit seinen Gedanken machen, was die Kuh mit ihrem Futter macht: Wiederkäuen! Aber der Weg zu Mandelbaums Wohnung war leider zu weit, und so nahm sich Schnitzel

ein Taxi. Schnitzel hatte Glück. Der Taxifahrer sprach fließend Englisch.
»Bringen Sie mich schnellstens in die Bulginskaja Uliza Nummer 16«, sagte Schnitzel, »damit ich meinen Bekannten noch zu Hause erreiche. Jetzt ist es 14 Uhr 33 Moskauer Zeit.«
»Dann wird er sicher nicht zu Hause sein«, sagte der Taxifahrer. »Er ist sicher auf seinem Arbeitsplatz.«
»Der hat keinen festen Arbeitsplatz«, sagte Schnitzel.
»Sind Sie sicher?«
»Ganz sicher«, sagte Schnitzel. »Ich habe alle Informationen.«
»Wahrscheinlich ist er freiberuflich tätig?«
»Das weiß ich nicht genau«, sagte Schnitzel. »Aber das glaube ich nicht. Mein Bekannter ist nämlich ein Playboy und Faulenzer, einer, der Zeit hat bis Mittag zu schlafen oder noch länger – sehr wichtig für eine faltenlose Haut und gute Potenz.«
»Da wundert es mich«, sagte der Taxifahrer, »daß so einer, ich meine so einer wie der... noch auf freiem Fuß ist! Für Playboys, Faulenzer und Langschläfer hat der KGB wenig Verständnis. Sie wissen schon, was ich meine: die Herren von Lubljanka.«
»Ja«, sagte Schnitzel. »Ich versteh', was Sie meinen. Und es wundert mich auch, daß er noch frei herumläuft. So einer gehört hinter Schloß und Riegel oder hinter Stacheldraht.«
»Oder nach Sibirien«, sagte der Taxifahrer.
»Sehr richtig«, sagte Schnitzel. »Sibirien wäre auch nicht schlecht, obwohl es andererseits schade wäre, ich meine: ihn nach Sibirien zu schicken oder einzusperren.«
»Warum wäre das schade?«
Schnitzel zögerte einen Augenblick. Dann sagte er: »Weil er den längsten Schwanz in Moskau hat!«
»Woher wissen Sie das?« fragte der Taxifahrer.
»Das weiß ich nicht«, sagte Schnitzel. »Es handelt sich bloß um Gerüchte.«

Das Taxi raste den Lenin-Prospekt entlang. »Dort drüben liegt die Lumumba-Universität«, sagte der Taxifahrer. »Und auf der anderen Straßenseite ist die U. S. S. R. Akademie der Wissenschaften, das Museum für Mineralogie und das Museum für Paläontologie. Hinter der Lumumba-Universität ist das Don-Kloster und ein Stückchen weiter der alte Moskauer Fernsehturm.«

Schnitzel nickte. Er rauchte eine Camel und bot jetzt auch eine dem Taxifahrer an. Der Taxifahrer nahm die Zigarette dankend, sagte *spassiba,* nahm sich Feuer und sprach wieder Englisch: »Parfümiertes Zeug! Und ohne Mundstück. Da müßten Sie mal eine von unseren Papyrossis versuchen. Die sind nicht parfümiert und haben ein langes Mundstück aus Karton. Da kann man dran kauen.«

Der Taxifahrer grinste Schnitzel im Rückspiegel an. Das Grinsen kam Schnitzel verdächtig vor, und er dachte sich: Warum paßt du nicht auf, was du redest. Vielleicht ist der Taxifahrer ein Spitzel? Und wozu muß er unbedingt wissen, daß dein Bekannter ein Playboy ist und außerdem ein Faulenzer mit dem längsten Schwanz in Moskau.

»Woher können Sie eigentlich so gut Englisch?« fragte Schnitzel.

»Ich war früher mal Fremdenführer bei *Intourist*«, sagte der Taxifahrer.

»Und warum sind Sie jetzt Taxifahrer?«

»Weil ich Wodka getrunken habe.«

»Ist das Wodkatrinken in Moskau verboten?«

»Im Gegenteil«, sagte der Taxifahrer. »Das Wodkatrinken ist nicht verboten. Aber Wodka löst die Zunge. Man redet viel. Manchmal zuviel. Das ist gefährlich.«

»Verstehe«, sagte Schnitzel.

»Falls Ihr Bekannter nicht zu Hause sein sollte«, sagte der Taxifahrer, »dann bin ich gerne bereit, Sie ein bißchen in Moskau herumzufahren. Die Stadt wird Ihnen gefallen. Das kostet natürlich was.«

»Wieviel?« fragte Schnitzel.

»Den auf dem Taxameter angezeigten Fahrpreis«, sagte der Taxifahrer. »Und dann: ein kleines, bescheidenes Trinkgeld für meine außerdienstlichen Erklärungen, Tips und Hinweise.«

»Was ist ein bescheidenes Trinkgeld?« fragte Schnitzel.

»25 Rubel«, sagte der Taxifahrer.

»10 Rubel«, sagte Schnitzel. »Sie sind ein ganz Gerissener. Ich gebe Ihnen 10 Rubel und nicht eine Kopeke mehr.«

»Na schön«, sagte der Taxifahrer. »Also 10 Rubel!«

»Das ist vernünftig«, sagte Schnitzel. »10 Rubel. Warten Sie vor Mandelbaums Wohnung. Wenn Mandelbaum nicht zu Hause ist, dann fahre ich gerne mit Ihnen spazieren.« Er dachte: Verdammt! Warum hast du den Namen Mandelbaum genannt. Vielleicht ist er ein Spitzel? Es war aber schon zu spät.

»Mandelbaum?« fragte der Taxifahrer.

»Ja«, sagte Schnitzel. »Mandelbaum! Haben Sie etwa was gegen diesen Namen?«

»Nein«, sagte der Taxifahrer. »Ich bin zwar Ukrainer. Aber nicht meine Frau. Sie ist eine geborene Mandelstam.«

»Ein ähnlicher Name.«

»Ja. Ein ähnlicher Name.«

Schnitzel nickte. Ein Spitzel, dachte er. Bestimmt ist das ein Spitzel.

»Machen Sie sich keine Sorgen«, sagte der Taxifahrer, als ob er Schnitzels Gedanken erraten hätte. »Ich bin kein Spitzel. Im Gegenteil. Ich stehe als negativer Wodkatrinker seit langem auf der schwarzen Liste des KGB.«

»Was ist ein negativer Wodkatrinker?« fragte Schnitzel.

»Ein Mann, dem der Wodka die falschen Worte entlockt, Worte, die dem KGB nicht gefallen.«

»So«, sagte Schnitzel.
»Ja«, sagte der Taxifahrer.

An der Ecke Lenin-Prospekt und Dimitrow-Straße bog das Taxi in die Krimski-Wallstraße ein, die laut Erklärung des Taxifahrers Krimski-Wall Uliza hieß. Nach einer Weile kamen sie an den Fluß, der Moskwa heißt, ein sehr einfacher Name, den jeder Tourist versteht.
»Wir müssen etwas später über die Kamennij-Brücke fahren«, sagte der Taxifahrer, »aber haben Sie keine Angst. Alle Brücken, die über die Moskwa führen, sind besonders sicher gebaut.«
»Warum?« fragte Schnitzel.
»Wegen der schweren Panzer, aber besonders wegen der neuen Raketen, die an gewissen Feiertagen für Paradezwecke über die Brücken der Moskwa zum Roten Platz gebracht werden. Haben Sie schon mal eine Parade gesehen?«
»Ja«, sagte Schnitzel. »Die schönste, die ich jemals gesehen hab, war damals, als Hitler mit seinen Truppen in Wien einmarschierte, aber damals war ich noch ein kleiner Junge.«
Der Taxifahrer nickte. Er sagte: »Da haben Sie gar nichts gesehen im Vergleich zu unseren Paraden. Schade, daß Sie nicht ein paar Wochen früher nach Moskau gekommen sind. Ich meine am 1. Mai.«
»War da eine Parade?«
»Ja«, sagte der Taxifahrer. »Die Maiparade. Da haben Sie was verpaßt.«
»Ja«, sagte Schnitzel. »Das kann schon sein.« Und er dachte: Scheiße. Gar nichts hast du verpaßt. Du bist schließlich nicht nach Moskau gekommen, um Paraden zu sehen, sondern um den Fall Mandelbaum zu bearbeiten. Sicher haben die Russen bei der Maiparade außer dem üblichen Propagandaquatsch und den bekannten militärischen Spielzeugen nichts weiter gezeigt als ein

Meer von roten Flaggen und einem riesigen Leninbild, das über dem Flaggenmeer schwebt wie ein großer Vogel mit Bart und Glatze, der zufällig wie ein Mensch aussieht. So was hast du mal in der Tagesschau im Fernsehen gesehen. Und das interessiert dich nicht.
Schnitzel dachte: Verflucht. Lenin hat einen Bart. Aber hat nicht auch Mandelbaum einen Bart? Man hat ihn dir schließlich genau beschrieben: Ein roter Bart! Rot! Warum rot? Sicher eine Vorsichtsmaßnahme vom lieben Gott, der nicht nur Mandelbaum erschaffen hat, sondern auch Mandelbaums roten Bart, damit Mandelbaum in Moskau nicht auffällt.

Mandelbaum war nicht zu Hause. Schnitzel schob ihm einen Zettel unter die Tür: »Bin in Moskau!
Pedro Rodriguez alias Karl Schnitzel
P.S. Ich habe Ihre Braut leider nicht gesehen. Aber sie ist, wie mir versichert wurde, im sechsten Monat. Sie müssen sie heiraten, ehe das Kind auf die Welt kommt, weil Nino Pepperoni das so haben will. Nino Pepperoni ist ein sehr moralischer alter Herr, mit dem nicht zu spaßen ist. Er ist vor allem sehr mächtig, und Ihr Leben, das heißt, Ihre Zukunft, ist in seiner Hand.«

Der Taxifahrer wartete, wie versprochen, vor Mandelbaums Haus. Er stand grinsend, in Hemdsärmeln, vor dem alten, verbeulten russki Wolga.
»Leider nicht zu Hause«, sagte Schnitzel. »Wenn Sie wollen, dann können Sie mich ein bißchen herumfahren. Ich möchte aber irgendwo ein Bier trinken.«
»Am besten auf der Straße vor einem Bierkiosk«, sagte der Taxifahrer. »Aber ich schlage vor, nicht hier in der Innenstadt, weil ich nicht lange parken kann.«
Sie fuhren auf Umwegen zum Kalinin-Prospekt, und der Taxifah-

rer zeigte Schnitzel die Lenin-Bibliothek am Straßenrand, auch das *Haus der Freundschaft* und den *Palast des Rates für gegenseitige Wirtschaftshilfe.* Etwas später stießen sie auf den Marx-Prospekt und bogen in der Nähe des *Staatlichen Planungsamts* in die Gorki-Straße ein, die belebteste Straße in Moskau. Schnitzel war beeindruckt, obwohl er schon viele Städte hinter dem Eisernen Vorhang gesehen hatte, Städte mit großen, belebten Straßen. Er kannte die Städte Rumäniens und Ungarns und die Städte sowjetischer Randgebiete bis Kischinew und Odessa. Er kannte sie gut, vielleicht zu gut.

Bis Moskau war er nie gekommen.

Der Taxifahrer fuhr langsam und steuerte den alten Wolga geschickt durch den Verkehr. Die Straße war in Staub und Sonnenlicht gebadet. Es war heiß geworden, und Schnitzel zog sich den Regenmantel aus.

»Die Gorki-Straße ist für die Moskauer, was die 5. Avenue für die New Yorker ist«, sagte der Taxifahrer, »der Haken ist bloß, daß wir hier nicht soviel unnütze Artikel in den Schaufenstern stehen haben. Ich habe schon viel über die 5. Avenue gehört. Aber wie Sie sehen: die Gorki-Straße ist bedeutend breiter. Hier kann man auch nicht an den Kreuzungen über die Straße gehen, sondern man überquert die Straße durch eine Unterführung. Die Gorki-Straße führt auch über eine Menge schöner Plätze. Sie fängt am Roten Platz an, den Sie sehen, wenn Sie nach rückwärts schauen – ich habe dort nicht gehalten –, und sie führt dann über den Sowjet-Platz, den Puschkin-Platz und den Majakowski-Platz. In der Gorki-Straße liegt auch das berühmte Ostrowskij-Museum, das Nikolai Ostrowskij gewidmet ist, dem Autor bedeutender Romane, die noch heute bei unserer Jugend beliebt sind. Sie sehen auch eine Menge Lastautos, sogar Privatautos, die meistens von den Bonzen gefahren werden, und Sie sehen auch eine Menge gut angezogener Leute.«

Schnitzel hatte sich den Redestrom des Fahrers angehört. Er hatte dabei eine Camel geraucht und den Blick nicht von der Straße weggewandt. Die Straße gefiel ihm. Die Straße war in Ordnung. Aber was der Fahrer über die gut angezogenen Leute sagte, das stimmte nicht. Schnitzel schmiß die halbausgerauchte Camel durchs offene Wagenfenster und sagte: »Sie spinnen, Mann! Ich sehe zwar eine Menge angezogener Leute, aber nicht gut angezogene! Da müßten Sie mal auf der 5. Avenue spazierengehen! Mir gefallen auch nicht die Beine der Mädchen auf der Gorki-Straße. Da müßten Sie mal die Mädchen auf der 5. Avenue sehen! Beine, sag ich Ihnen, ganz große Klasse!«

»Sie interessieren sich für Frauenbeine?«

»Nein«, sagte Schnitzel. »Sie irren sich. Ich mache mir nichts aus Frauen. Und noch weniger aus ihren Beinen.«

»Verstehe«, sagte der Taxifahrer. »Sie versuchen, die Beine objektiv zu sehen?«

»Objektiv«, sagte Schnitzel, obwohl er nicht wußte, was das Wort bedeutete. »Sehr richtig. Sie haben es kapiert.«

Der Taxifahrer führte Schnitzel absichtlich im Kreise herum, um Zeit zu gewinnen und die 10 Rubel Trinkgeld zu verdienen. Einmal machte er halt. Sie stiegen aus und tranken Bier an einem Bierkiosk. Etwas weiter, an einem Zeitungskiosk, kaufte sich der Fahrer zwei Zeitungen, eine Prawda und eine Iswestija, die Schnitzel bezahlte, ebenso wie er das Bier bezahlt hatte. Dann fuhren sie weiter. Als sie in eine Gegend kamen, die Schnitzel bekannt schien, sagte er zu dem Fahrer: »Hier waren wir schon mal!«

»Hotel Sputnik«, sagte der Taxifahrer.

»Sputnik?«

»Sputnik«, sagte der Taxifahrer.

»Hier bin ich doch eingestiegen!«

»Hier in der Gegend ist auch die Lumumba-Universität, die

U.d.S.S.R. Akademie der Wissenschaften, das Museum für Mineralogie und das Museum für Paläontologie.«

»Das weiß ich«, sagte Schnitzel. »Das haben Sie mir schon mal gesagt.«

»Ich dachte, Sie wollten die Gegend nochmals sehen?«

»Nein«, sagte Schnitzel. »Den Kreml will ich sehen!«

»Den Kreml?«

»Ja. Den Kreml.«

»Wir sind vorhin vorbeigefahren!«

»Da hab' ich nicht aufgepaßt!«

»Soll ich zurückfahren?«

»Ja. Fahren Sie zurück!«

Sie fuhren zurück. Sie fuhren am Ufer der Moskwa entlang, in Richtung Kreml.

»Sie können Moskau nicht an einem Nachmittag sehen«, sagte der Taxifahrer. »Nicht mal in einer Woche.«

»Ich habe leider wenig Zeit«, sagte Schnitzel.

»Aber ich zeige Ihnen gern den Kreml, und wenn wir noch Zeit haben, auch das Marx-Denkmal am Swerdlow-Platz. Dort ist auch das herrliche Bolschoj-Theater, die berühmteste Opern- und Ballettbühne der Sowjetunion. Interessieren Sie sich für Oper und Ballett?«

»Nein«, sagte Schnitzel.

»Ich habe unlängst Tschaikowskys ›Nußknacker‹ gesehen«, sagte der Taxifahrer. »Ich weiß nicht, was heute gegeben wird, aber wenn Sie wollen, dann mach' ich am Bolschoj-Theater halt und frage, ob es noch Karten gibt.«

»›Nußknacker‹ und ähnliches Zeug interessieren mich nicht«, sagte Schnitzel. »Ich gehe lieber ins Kino. Aber leider hab' ich dafür keine Zeit. Ich habe andere Sorgen, als in Moskau ins Kino zu gehen.«

»Im *Metropol* am Marx-Prospekt gibt es jetzt einen neuen Kriegs-

film. Das Metropol ist nicht weit von der Wohnung Ihres Herrn Mandelbaum.«
»Mandelbaum?«
»Ja«, sagte der Taxifahrer. »Mandelbaum!«

»Der Kreml wird Ihnen sicher gut gefallen«, sagte der Taxifahrer. »Nur muß man leider Schlange stehen, wenn man ins Lenin-Mausoleum will.«
»Ist das im Kreml?«
»Eigentlich nicht«, sagte der Taxifahrer. »Es ist auf dem Roten Platz, aber dicht an der Kremlmauer.«
»Wen sieht man im Lenin-Mausoleum?«
»Lenin«, sagte der Taxifahrer.
»Lenin?«
»Ja. Lenin.«
»Ich denke, Lenin ist tot. Wie kann man ihn da sehen?«
»Lenin ist unsterblich«, sagte der Taxifahrer. »Er liegt in einem Glaskasten, und Sie dürfen ihn anschauen. Er sieht so aus, wie er auf den Bildern und Plakaten ausschaut, nur ein bißchen blasser.«
»Bloß blasser«, sagte Schnitzel. »Das ist ja allerhand.«
»Ja«, sagte der Taxifahrer.
»Und wie ist's mit dem Kreml? Was kann man dort wirklich sehen?«
»Die größte Glocke der Welt«, sagte der Taxifahrer. »So was haben Sie sicher noch nie gesehen. Die Glocke heißt Zar Kolokol. Sie ist mit Ikonen dekoriert und Inschriften und außerdem den Basreliefs vom Zar Alexej Michailowitsch und der Zarin Anna Iwanowna. Die Glocke wiegt 200 Tonnen und ist ungefähr sechs Meter hoch.«
»Wo hängt so eine schwere Glocke?«
»Nirgends«, sagte der Taxifahrer. »Sie steht auf einem Piedestal am Fuße des Glockenturms.«

»Warum hängt sie nicht am Glockenturm?«
»Damit sie niemandem auf den Kopf fällt«, sagte der Taxifahrer. »Vor allem nicht den Touristen, die die Glocke besichtigen.«

»Sie werden besonders von den herrlichen Kirchen und Kathedralen des Kreml beeindruckt sein«, sagte der Taxifahrer. »Viele Leute glauben, daß die Basilius-Kathedrale auf dem Roten Platz die schönste in Moskau ist, auch schöner als die Kathedralen im Kreml. Da bin ich jedoch andrer Meinung. Mir persönlich gefällt die Uspenski-Kathedrale im Kreml am besten. Sie ist aus schlichtem weißen Stein und hat fünf goldene Kuppeln.«
Schnitzel nickte. Er fragte: »Kann man dort noch beten?«
»Das kann man«, sagte der Taxifahrer.
»Und nützt das was?«
»Das nützt nichts«, sagte der Taxifahrer.
»Vielleicht doch«, sagte Schnitzel. »Man kann es ja versuchen. Wer weiß... vielleicht kommt man eines Tages in den Himmel?«
»Bestimmt nicht«, sagte der Taxifahrer.
»Und warum nicht?« fragte Schnitzel.
»Nur die Astronauten kommen in den Himmel«, sagte der Taxifahrer. »Sie waren bereits auf dem Mond. Und eines Tages werden sie von Stern zu Stern fliegen.«

Schnitzel hatte den Kreml besichtigt und den anschließenden Roten Platz, auch das Bolschoj-Theater am Swerdlow-Platz und das Marx-Denkmal. Er hatte sogar die Moskauer Metro gesehen, ein Schaustück sowjetischer Propaganda, eine Metro, die wie ein Schmuckkasten aussah, verglichen mit der Subway in New York, eine Metro ohne Raubmörder, eine Metro mit Rolltreppen und großen Hallen, deren saubergewaschene Wände mit Wandreliefs aus Marmor geschmückt waren und reichen Ornamenten, die jeweils ein historisches Thema darstellten, zuweilen auch – wie die

große Halle im U-Bahnhof Belerusskaja-Ring – das glückliche Leben der Werktätigen in Sowjetrußland sinnvoll veranschaulichten.
Nachdem Schnitzel dem Taxifahrer die versprochenen 10 Rubel gegeben hatte, war er ins *Baku* gegangen, ein bekanntes Lokal in der Gorki-Straße mit kaukasischer Küche und allabendlicher Musik auf aserbeidschanischen Nationalinstrumenten. Vor dem Restaurant standen die Leute Schlange wie vor fast allen Restaurants in Moskau, aber Schnitzel hatte als Ausländer mit seinem Intourist-Speiseticket keine Schwierigkeiten, an dem Türsteher vorbeizukommen. Man wies ihm einen Tisch zu. Schnitzel setzte sich umständlich. Er blickte sich verlegen um, als wollte er sich vergewissern, ob er hier auffiel. Er stellte fest, daß die meisten Leute formell angezogen waren, und Schnitzel dachte sich, daß sie wahrscheinlich zur Abendvorstellung ins Stanislawski-Theater wollten, das – laut Auskunft des Taxifahrers – in allernächster Nähe war.
Schnitzel gefielen die Anzüge der Männer ebensowenig wie die Kleider der Frauen. Er fand sie altmodisch. Offenbar, so dachte sich Schnitzel, konnte die Damen- und Herrenkonfektion in diesem Lande nicht mit der Rüstungsindustrie Schritt halten, für deren moderne Erzeugnisse man die Brücken über die Moskwa so fest und sicher gebaut hatte. Schnitzel trank eine Menge Wodka, mehr als er vertragen konnte, und wußte später, als er das Lokal verließ, nicht mehr genau, was er gegessen hatte. Er hatte viel gegessen – das war ihm klar –, und Schnitzel rülpste heftig, als er später die Gorki-Straße entlangtaumelte in Richtung Bulginskaja Uliza und Mandelbaums Wohnung.

3.

Sergej Mandelbaum hatte gleich gesehen, daß Schnitzel besoffen war. Er gab ihm schwarzen Kaffee zu trinken, und Schnitzel wurde halbwegs nüchtern.
Schnitzel saß auf Mandelbaums Bett, demselben Bett, in dem Mandelbaum noch gestern mit Natascha geschlafen hatte. Aber das wußte Schnitzel nicht. Mandelbaum ging mit verschränkten Armen im Zimmer auf und ab, während Schnitzel weiter Kaffee schlürfte und Mandelbaum grinsend beobachtete.
Ein schmächtiger Kerl, dachte Schnitzel und trank dabei seinen Kaffee. Ja, verflucht. Ein schmächtiger Kerl, der durch den modischen Bart wie ein Mann aussehen will. Was hat die Anna Maria an dem gefressen? Es stimmt also doch. Er muß den längsten Schwanz in Moskau haben. Schnitzel kniff die Augen zusammen. Schade, daß du deine Eier verloren hast. Dem müßte man mal zeigen, was ein richtiger Mann ist!
»Sie wollen mich also aus Rußland herausholen?« sagte Mandelbaum jetzt.
Schnitzel nickte. Er sagte: »Ich komme im Auftrag von Nino Pepperoni. Nino Pepperoni ist der reichste Mann Amerikas. Er hat bei der Heiligen Jungfrau geschworen, daß seine Tochter Anna Maria heiraten muß, ehe das Kind auf die Welt kommt. Er hat mit den Worten geschworen: ›So wahr ich Nino Pepperoni heiße!‹«
»Haben Sie mit Mr. Sliwowitz gesprochen? Ich habe von ihm mehrere Briefe bekommen.«
»Natürlich hab' ich mit Mr. Sliwowitz gesprochen. Er ist der Rechtsanwalt Ihres zukünftigen Schwiegervaters, ein wichtiger Mann, der den Fall Mandelbaum übernommen hat.«
»Ich bin der Fall Mandelbaum«, sagte Mandelbaum.

»Ihr Fall steht in den Akten von Mr. Sliwowitz«, sagte Schnitzel. »Sie sind bloß Mandelbaum, nicht mehr und nicht weniger, und ich bin Karl Schnitzel, einer, der Sie aus Rußland herausholt, damit der Fall so schnell wie möglich gelöst wird.«
»Um Anna Maria zu heiraten, ehe das Kind auf die Welt kommt?«
»So ist es. Damit das Kind legal auf die Welt kommt!«

»Mr. Sliwowitz hat mir gesagt, daß eine Ausreise in den Freien Westen für Mandelbaum unmöglich ist. ›Nicht mal nach Rumänien und Ungarn kann der Mandelbaum fahren‹, hat Mr. Sliwowitz gesagt, ›obwohl das Satellitenstaaten sind. Denn Mandelbaum hat eine Zeitlang in der Rüstungsindustrie in Nowosibirsk gearbeitet... er weiß zuviel; er hat zuviel gesehen... und er steht außerdem auf der schwarzen Liste des KGB.‹«
»Stimmt«, sagte Mandelbaum.
»Wegen Ihrer Kontakte zu zionistisch eingestellten Juden!«
»Stimmt«, sagte Mandelbaum. »Aber auch wegen meiner Hobbies.«
»Was für Hobbies?«
»Musik und Malerei.«
»Was für Musik und was für Malerei?«
»Dekadente Musik und dekadente Malerei.«
»Das versteh' ich nicht«, sagte Schnitzel. »Was ist das – dekadent? Hat das was mit Ihrem Geschlechtsleben zu tun?«
»Indirekt«, sagte Mandelbaum lächelnd. »Es hat etwas mit meinem Geschmack zu tun.«
Schnitzel nickte und kratzte seine Glatze. Er sagte: »Ihr Geschmack interessiert mich nicht. Sie können nicht ins Ausland reisen. Stimmt's?«
»Stimmt.«
»Aber Sie können in der Sowjetunion herumreisen?«

»Das kann ich«, sagte Sergej Mandelbaum.
»Na also«, sagte Schnitzel. »Das wollte ich wissen. Dann ist die Sache nämlich in Ordnung.«

»Sie werden übermorgen nach Tschernowitz fliegen«, sagte Schnitzel. »Tschernowitz ist zirka 40 Kilometer von der rumänischen Grenze entfernt, also nicht zu nah, um Aufsehen zu erregen, aber auch nicht zu weit. Sie verstehen schon, was ich meine.«
»Ja«, sagte Sergej Mandelbaum. »Aber warum schon übermorgen?«
»Weil die Lastautos schon bereitstehen, die Sie durch Rumänien und Ungarn bringen werden. Bis zur österreichischen Grenze! Wenn Sie einmal in Österreich sind, dann sind Sie frei! Von dort nehmen wir ein Flugzeug und fliegen nach New York.«
»Woher haben Sie Lastautos in Rumänien und Ungarn aufgetrieben?«
»Ich bin nicht gleich von New York nach Moskau geflogen. War einige Tage in Ungarn, Rumänien, auch in der sowjetischen Stadt Tschernowitz. Ich habe jahrelang in diesen Gebieten gearbeitet und kenne dort gewisse Leute! Sie verstehen schon, was ich meine.«
»Ja«, sagte Mandelbaum. »Ich fange an zu begreifen.«
»Die Fahrer der Lastautos sind mit ordentlichen Papieren ausgerüstet. Sie haben auch schriftliche Anweisungen mit einem staatlichen Stempel.«
»Was für Anweisungen?«
»Anweisungen, die schwarz auf weiß beschreiben, daß eine bestimmte Fracht im staatlichen Auftrag zu einem bestimmten Ort gebracht werden muß.«
»Was für eine Fracht?«
»In Rumänien Mais. Aus Mais wird *Mamaliga* gemacht, eine Art Maisbrei, die rumänische Nationalspeise. In Ungarn besteht die

Fracht aus sauren Gurken. Die Ungarn sind Sauregurkenfresser!«
»Und wo bin ich?«
»Im geschlossenen Lastauto. In Rumänien hocken Sie zwischen Mais und in Ungarn zwischen sauren Gurken. Ist das so schwer zu verstehen?«
»Nein«, sagte Mandelbaum. »Das ist ziemlich einfach. Aber wie komm' ich über die Grenze?«
»Drei Grenzen«, sagte Schnitzel. »Zuerst über die sowjetisch-rumänische, dann über die rumänisch-ungarische, und zuletzt über die ungarisch-österreichische. Kapiert?«
»Ja«, sagte Mandelbaum. »Aber wer bringt mich über die drei Grenzen?«
»Karl Schnitzel«, sagte Karl Schnitzel. »Ich bin Karl Schnitzel! Und ich bringe Sie über die drei Grenzen!«

Als Mandelbaum anfing sein Nachtmahl vorzubereiten, stellte Schnitzel fest, daß es bereits 9 Uhr abends war, oder, um genauer zu sein, 9 Uhr 10. So wie alle Faulenzer, dachte Schnitzel, die den halben Tag verschlafen, spät frühstücken, spät Mittag essen und logischerweise auch spät ihr Nachtmahl einnehmen. Alles ein bißchen verschoben. Er hatte im Hause Pepperoni genug über Mandelbaum gehört und sagte sich deshalb: Es sollte dich nicht wundern!
»Was wärmen Sie auf?« fragte Schnitzel.
»Hühnerbrühe von gestern«, sagte Mandelbaum. »Sie schmeckt am nächsten Tag immer besser.«
»Bloß Hühnerbrühe?«
»Sie können ja in den Topf gucken«, sagte Mandelbaum. »Es schwimmen auch ein paar Hühnerkeulen in der Brühe herum, auch ein paar Flügelchen und eine Menge Mohrrüben.«
Schnitzel nickte. Er sagte: »Wenn ich das gewußt hätte, dann hätt' ich Sie ins Baku eingeladen. Ein nettes Lokal.«

»Macht nichts«, sagte Mandelbaum. »Ich bin es gewohnt, mein Essen allein zu kochen.«
»Oder aufzuwärmen?«
»Oder aufzuwärmen!«
»Es geht Ihnen also ziemlich dreckig?«
»Ja. Seitdem ich meine Stellung in Nowosibirsk verloren habe.«
»In der Rüstungsindustrie?«
»Ja. In der Rüstungsindustrie. Man traut mir nicht mehr.«
»Sie sind arbeitslos?«
»Das würd' ich nicht sagen. Ich habe bloß umgesattelt. Ich arbeite nicht mehr als Wissenschaftler, sondern als freier Übersetzer.«
»Was übersetzen Sie?«
»Bücher englischer und amerikanischer Autoren, die hier noch nicht verboten sind.«
»Davon versteh' ich nichts«, sagte Schnitzel, »aber ich nehme an, daß das eine Beschäftigung ist, die einen nicht zwingt, früh aufzustehen.«
»Da haben Sie recht«, sagte Mandelbaum. »Ich arbeite zu Hause und kann aufstehen, wann ich will.«
»Das hab' ich mir gedacht«, sagte Schnitzel. Und er dachte: Ein Faulenzer!
»Es ist an sich keine unangenehme Beschäftigung«, sagte Mandelbaum, »auf jeden Fall besser als die Beschäftigung eines gewöhnlichen Fabrikarbeiters.« – »Was wollen Sie damit sagen?«
»Daß die Behörden aus mir einen gewöhnlichen Fabrikarbeiter machen wollten. Um mich zu demütigen! So ist das. Sie wollten mich, einen Wissenschaftler, als gewöhnlichen Arbeiter in eine Fabrik stecken. Aber ich hab' das natürlich abgelehnt.«
»Ist so was nicht gefährlich?«
»Natürlich ist es gefährlich. Wer in der Sowjetunion nicht arbeitet, wird eingesperrt.«
»Und warum hat man Sie nicht eingesperrt?«

»Weil ich nachweisen konnte, daß ich Übersetzungen mache. Und zwar im Auftrag des bedeutendsten sowjetischen Verlags, der bestimmte Bücher herausgibt, die wichtig für Jugenderziehung sind.«

»Das wundert mich«, sagte Schnitzel.

»Was wundert Sie?« fragte Mandelbaum.

»Daß man Ihnen Bücher für Jugenderziehung anvertraut. Da sind Sie gerade der richtige Mann!« Schnitzel lachte.

»Ich hatte Beziehungen«, sagte Mandelbaum.

»Was für Beziehungen?«

»Freunde im sowjetischen Schriftstellerverband.«

»Gibt es so was?«

»Natürlich gibt es einen Schriftstellerverband. Hier in Moskau ist sein Sitz in der Worowski-Straße, auf russisch Vorovskogo Uliza, und zwar Nummer 52.«

»52 ist eine böse Zahl«, sagte Schnitzel. »Denn 5 und 2 sind 7.«

»Da haben Sie recht«, sagte Mandelbaum. »52 ist eine böse Zahl. Deshalb kriege ich in der letzten Zeit auch selten Aufträge. Und sie werden immer seltener.«

»Haben Ihre Freunde Sie im Stich gelassen?«

»Ja«, sagte Mandelbaum. »Meine Freunde im Schriftstellerverband.«

»Warum?«

»Weil man im Schriftstellerverband Gerüchte verbreitet hat, daß ich gewisse Manuskripte lese, die man nicht lesen soll.«

»Was sind das für Manuskripte?«

»Verbotene Literatur. Manuskripte, die aus politischen Gründen nicht gedruckt werden dürfen. Man nennt das Untergrundliteratur oder *Samisdat,* was soviel heißt wie Selbstverlag.«

»Das ist schlimm«, sagte Schnitzel.

»Man hat mir natürlich nichts nachweisen können. Sonst säße ich längst im Gefängnis.«

»Verstehe«, sagte Schnitzel.
»Wie gesagt, die Übersetzungsaufträge werden immer seltener. Wenn sie eines Tages ganz aufhören, muß ich in eine Fabrik.«
Schnitzel grinste. Er sagte: »Da würd' ich mir an Ihrer Stelle keine grauen Haare wachsen lassen, da Sie ja nächste Woche in New York sein werden.«
»Ja«, sagte Mandelbaum. »Bei Anna Maria, die hoffentlich bis dahin aus Pittsburgh zurück ist.«
»Und bei Nino Pepperoni«, sagte Schnitzel. »Und bei Clara Pepperoni, die 400 Pfund wiegt.«
»400 Pfund?«
»400 Pfund.«
»Ein Körpergewicht, typisch für ein kapitalistisches Land!« sagte Mandelbaum.
»Das stimmt«, sagte Schnitzel. »Dort gibt es auch gute Spaghetti.«
»Und was noch?«
»Noch viel mehr«, sagte Schnitzel. »Der Butler im Hause Pepperoni läßt jeden Tag eine neue Speisekarte drucken. Aber ich kann die Speisen im Augenblick nicht alle aufzählen.«
Während Mandelbaum aß, dachte Schnitzel: Der Fraß bleibt dem Kerl im Bart hängen. Eigentlich ist das unappetitlich. Und guck mal, wie der Kerl sich mit dem Handrücken über den nassen Bart wischt. Wozu braucht ein Mensch eigentlich einen Bart? Ein liederlicher Mensch! Ein Langschläfer und Faulenzer und Übersetzer! Außerdem ein Wissenschaftler, der keiner mehr ist, aber viel in Nowosibirsk gesehen hat. Zuviel! Natürlich. Er steht auf der schwarzen Liste des KGB. Und er frißt aufgewärmte Hühnerbrühe mit Fleischresten und zerkochten Mohrrüben. Und seine Wohnung ist eine Rumpelkammer. Das Wort Wohnung ist übertrieben. Eigentlich ist es nur ein großes, dreckiges Zimmer, ein Zimmer mit einem breiten Fenster und Ausblick auf den Scheißkreml,

wo die Zarenglocke steht auf steinernem Sockel, damit sie den Touristen nicht auf den Kopf fällt, und wo du das Lenin-Mausoleum gesehen hast und die vielen Kathedralen mit ihren goldenen Kuppeln. Verflucht, dachte Schnitzel, eine Rumpelkammer ist diese Einzimmerwohnung, eine Rumpelkammer mit einem alten Klavier, einem knarrenden Bett, einem Bücherregal, einem alten, wackligen Kleiderschrank und einer zerkratzten Kommode, einem schiefen Tisch und drei Stühlen. Allerdings hat der Kerl ein Badezimmer mit einem Klo, aber keine Küche. Er kocht auf einem Spirituskocher, und Geschirr und Töpfe stehen auf dem Klavier. Nicht mal einen Kühlschrank hat er. Er hält die Lebensmittel in einer Kiste, links neben dem Fenster.

»Ich habe Mr. Sliwowitz öfter gesprochen«, sagte Schnitzel. »Mr. Sliwowitz war auch so freundlich und besuchte mich täglich im Hause Pepperoni.«

»Das war nett von ihm«, sagte Mandelbaum.

»Mr. Sliwowitz erzählte mir, daß Ihr Vater ein Rabbiner ist.«

»Das stimmt«, sagte Mandelbaum.

»Er erzählte mir auch, daß Ihre Eltern nach Israel ausgewandert sind. Ebenfalls Ihre Tante Lina, genannt Ljuba, Ihr Onkel Herschel und die Kusine Ihrer Mutter Channa-Malke.«

»Stimmt«, sagte Mandelbaum.

»Den übrigen Familienmitgliedern wurde die Ausreise nach Israel verweigert.«

»Stimmt«, sagte Mandelbaum.

»Sie haben eine Schwester in Kiew und zwei Brüder in Leningrad?«

»Sie sind richtig informiert.«

»Alle gutbürgerlich verheiratet?«

»Richtig.«

»Alle Zionisten«

»Richtig.«

»Ihre beiden Brüder sind Ingenieure, die ebenfalls wie Sie in der Rüstungsindustrie gearbeitet haben und deshalb nicht aus Rußland herauskönnen. Was Ihre Schwester in Kiew anbetrifft: Sie ist mit einem Buchhalter verheiratet – Buchhalter in einem Stahlwerk –, das heißt mit einem Mann, der eine Menge weiß, was er nicht ausplaudern soll.«

»Stimmt«, sagte Mandelbaum.

»Ihr könnt alle nicht aus Rußland heraus?«

»Stimmt«, sagte Mandelbaum.

»Obwohl ihr alle Zionisten seid?«

»Bloß meine Familie. Die sind Zionisten. Ich nicht.«

»Was sind Sie denn? Ein Kommunist?«

»Auch nicht.«

»Was denn?«

»Ich weiß nicht«, sagte Sergej Mandelbaum. »Ich bin Sergej Mandelbaum.«

»Ich nehme an«, sagte Schnitzel, »Sie sind sich im klaren, daß Sie jetzt nicht nach Kiew fahren können, um sich von Ihrer Schwester zu verabschieden. Auch nicht nach Leningrad, wo Ihre Brüder sind.»

»Weil dazu keine Zeit mehr ist?«

»Sehr richtig.«

»Ich könnte mich telefonisch von meiner Familie verabschieden.«

»Das ist zu gefährlich.«

»Was soll ich denn machen?«

»Sie werden Ihrer Familie von New York eine Luftpostkarte schicken.«

»Fait accompli!«

»Was heißt das?«

»Das heißt, daß ich meine Familie vor eine vollendete Tatsache stellen soll!«

»Sie haben es richtig erfaßt.«
»Und meine Freunde in Moskau?«
»Sie werden sich auch nicht von Ihren Freunden in Moskau verabschieden. Sie werden Ihren Freunden ebenfalls von New York Luftpostkarten schicken.«
«Bloß Luftpostkarten?«
»Meinetwegen Luftpostbriefe. Das ist mir scheißegal. Die Hauptsache, daß Sie unauffällig verschwinden!«

Als Schnitzel sagte: »daß Sie unauffällig verschwinden!«, war Mandelbaum vor Schreck zusammengezuckt. Er hatte den Suppenlöffel fallen lassen und den Kopf gesenkt. Sein Bart schwamm in der Suppe.
»Ich hab' das nicht so gemeint«, sagte Schnitzel. »Ich bin nicht der KGB. Ich meine, was ich meine. Sie wissen schon, was ich meine?«
Mandelbaum hob wieder den Kopf. Er wischte den nassen Bart von der Suppe ab und sagte: »Natürlich weiß ich, was Sie meinen.«

»Ich habe zwei schwere Reisekoffer«, sagte Sergej Mandelbaum. »Dort auf dem Kleiderschrank. Sie können sie sehen! Ich werde morgen alles Nötige einpacken!«
»Einen Scheißdreck werden Sie packen«, sagte Schnitzel. »Was stellen Sie sich eigentlich vor! Wie wollen Sie mit zwei schweren Reisekoffern über die Grenze schleichen?«
»Schleichen?«
»Jawohl«, sagte Schnitzel. »Schleichen!«
Sergej Mandelbaum nickte. Er aß langsam, knabberte an seiner Hühnerkeule und kratzte zuweilen winzige Knochensplitter aus dem Bart.
»Sie werden überhaupt nichts mitnehmen«, sagte Schnitzel. »Wir

dürfen an der Grenze nicht auffallen. Sie werden nur das tragen, was Sie auf dem Leibe haben!«

»Ich habe Hemden, Strümpfe, Schuhe, Unterwäsche, auch Anzüge, die zwar alt sind, aber die ich sehr geschont habe.«

»Das lassen Sie alles hier«, sagte Schnitzel. »Nino Pepperoni wird Ihnen neue Sachen kaufen.«

»Nino Pepperoni?«

»Jawohl. Nino Pepperoni.«

»Und meine Bücher?«

»Scheißbücher«, sagte Schnitzel. »Bücher gibt's auch in New York.«

»Auch russische Bücher?«

»Das weiß ich nicht«, sagte Schnitzel. »Es gibt eine Menge Bibliotheken in New York mit allen möglichen Büchern.«

»Ich brauche aber Bücher für meine Privatbibliothek. Besonders russische. Das ist ein Stück Heimat.«

»Nino Pepperoni wird Ihnen russische Bücher besorgen. Auch für Ihre Privatbibliothek. Wenn er sie drüben nicht kaufen kann, dann wird er sie drucken lassen.«

»Wie meinen Sie das?«

»Ich meine, daß das bei Nino Pepperoni keine Rolle spielt. Ein Mann, der so reich ist, kann auch zum Spaß einen Buchverlag gründen, um seinem Schwiegersohn eine Privatbibliothek einzurichten.«

»Glauben Sie das?«

»Selbstverständlich!«

»Und meine Bilder?«

»Ich sehe keine Bilder!«

»Ich halte meine Bilder nicht in der Wohnung, weil es zu gefährlich ist. Ich habe sie bei einem Freund versteckt.«

»Die können Sie nicht mitnehmen. Wie stellen Sie sich das vor? Wir können keine Bildergalerie nachts über die Grenze tragen!«

»Da haben Sie eigentlich recht.«
»Sie können drüben in Amerika neue Bilder malen. Nino Pepperoni wird Ihnen alles zur Verfügung stellen. Ein eigenes Atelier. Da können Sie pinseln, soviel Sie wollen.«

»Warum sind Ihre Bilder eigentlich so gefährlich?«
»Ich habe Ihnen das bereits erklärt. Sie sind vom Standpunkt unserer Behörden *dekadent.«*
»Ich hab' das vorhin nicht ganz kapiert. Sie sagten, es hätte etwas mit Ihrem Geschmack zu tun.«
»Sehr richtig.«
»Sie haben mich sicherlich bloß zum Narren gehalten. Ich nehme an, daß Ihre Bilder politisch sind. Malen Sie Karikaturen? Ich hab' das mal irgendwo gesehen. Vor vielen Jahren. In einer Zeitung. Als Stalin noch lebte. In der Zeitung saß er auf einem Pferd mit dem Namen Rußland. Und Stalin schlug das arme Pferd mit einer Peitsche aus Hammer und Sichel. Genau hab' ich's nicht kapiert. Aber so war's. So sah das aus.«
Sergej Mandelbaum schüttelte den Kopf. »Ich male keine politischen Sachen.«
»Was malen Sie denn?«
»Blumen!«
»Bloß Blumen?«
»Ja. Nur Blumen.«

»Was sind das für Blumen?«
»Ganz einfache Blumen. Aber traurige.«
»Können Blumen traurig sein?«
»Natürlich«, sagte Sergej Mandelbaum.
»Und ist das verboten?«
»Traurig zu sein?«
»Ja«, sagte Schnitzel.

»Das ist streng verboten«, sagte Sergej Mandelbaum. »In Sowjetrußland gibt es nichts Trauriges. Hier sind alle Menschen glücklich. Auch die Pflanzen und die Tiere.«
»Auch das Schlachtvieh?« fragte Schnitzel.
»Auch das Schlachtvieh«, sagte Sergej Mandelbaum.
Sergej Mandelbaum hatte den letzten Hühnerknochen abgeschleckt. Er stellte das Geschirr achtlos ins Waschbecken, wischte sich die Hände am Bart ab und sagte zu Schnitzel: »Kommen Sie. Mir ist's hier zu eng. Wir gehen ein bißchen spazieren.«

Sie gingen auf der Gorki-Straße spazieren. Da es in Moskau kein Nachtleben nach westlichem Muster gab und Schnitzel vergeblich nach einem Schwulenlokal Ausschau hielt, auch keine Stripteaselokale, keine Studentenkneipen, nicht mal Straßencafés sehen konnte, war er froh, als Mandelbaum ihn schließlich in ein kleines Restaurant führte. Sie brauchten nicht Schlange zu stehen, da Mandelbaum hier offenbar bekannt war. Die Kellnerin, eine kleine Tartarin mit krummen Beinen und hübschem Gesicht, lachte, als sie Mandelbaum sah, und sagte etwas auf russisch, was Schnitzel nicht verstand.
Mandelbaum bestellte Tee.
»Tee?« fragte Schnitzel.
»Tee«, sagte Mandelbaum.

Es fiel Schnitzel auf, daß Mandelbaum den Würfelzucker nicht in sein Teeglas warf, sondern in den Mund nahm, auf russische Art. Schnitzel machte es ebenso, um nicht unnötig aufzufallen. Er schlürfte den Tee wie Mandelbaum und ließ den Zucker auf der Zunge zergehen.
»Sie werden morgen früh ein Telegramm aus Tschernowitz bekommen«, flüsterte Schnitzel.
»Von wem?«

»Von den Verwandten eines hohen sowjetischen Funktionärs, der in Tschernowitz im Sterben liegt.«

»Ich kenne keinen hohen sowjetischen Funktionär in Tschernowitz. Auch keinen, der im Sterben liegt. Und ich kenne folglich auch nicht seine Verwandten.«

»Mein Verbindungsmann in Tschernowitz schickt das Telegramm.«

»Ach so«, sagte Mandelbaum.

»Damit Sie rechtzeitig und ohne Schwierigkeiten ein Ticket für den Flug nach Tschernowitz bekommen.«

»Sie haben an alles gedacht.«

»Schnitzel denkt an alles«, sagte Schnitzel.

»Und woher wissen Sie, ob ein hoher sowjetischer Funktionär in Tschernowitz im Sterben liegt?«

»Ich war im Städtischen Krankenhaus. In Tschernowitz. Und ich habe mir die Sterbeliste angeschaut.«

»Sie sind ein ganz Gerissener«, sagte Mandelbaum.

»Ein Mensch denkt nicht mit den Eiern«, sagte Schnitzel, »sondern mit dem Kopf. Und den hab' ich noch.«

»Den Kopf?« fragte Mandelbaum.

»Den Kopf«, sagte Schnitzel und schlürfte nachdenklich seinen Tee.

4.

Am nächsten Morgen kam das Telegramm aus Tschernowitz. Schnitzel hatte sich nicht verrechnet. Wenn ein hoher sowjetischer Funktionär im Sterben liegt und es sein letzter Wunsch ist, einen Mann wie Sergej Mandelbaum noch einmal zu sehen, dann

wird so was respektiert, auch von *Aeroflot,* der sowjetischen Fluggesellschaft, die dem Staat gehört und deren natürliche Funktion es ist, dem Staat und seinen Würdenträgern zu dienen.
Mandelbaum hatte keine Schwierigkeiten mit seinem Ticket. Er bekam es nicht nur rechtzeitig, sondern außerdem noch einen vorzüglichen Platz im Jumbo-Jet Tupolew 154.
Auch Schnitzel hatte sich ein Ticket für denselben Flug nach Tschernowitz besorgt, allerdings als Tourist laut Vorschrift mit Hilfe des äußerst verläßlichen UdSSR-Reisebüros für Touristen, genannt Intourist, dessen Hauptquartier zentral gelegen war: Marx-Prospekt Nummer 16.
»Leider fliegt die Tupolew 154 nicht nach Tschernowitz«, hatte Schnitzel kurz vor dem Abflug zu Mandelbaum gesagt. »Weil es nämlich von Moskau nach Tschernowitz keine Direktflüge gibt.«
»Das weiß ich«, hatte Mandelbaum gesagt.
»Wir müssen in Kiew umsteigen und dann mit einer kleinen, veralteten Turbo-Prop-Maschine über Kischinew nach Tschernowitz fliegen. Das ist kein Spaß. In so'ner kleinen Turbo-Prop-Maschine könnten Sie Kopfschmerzen kriegen. Ihr Magen könnte revoltieren, und Sie könnten sich erbrechen.«
»Das macht nichts«, hatte Mandelbaum gesagt.

Mandelbaum und Schnitzel hatten einen angenehmen Flug in der bequemen Tupolew 154. Schnitzel hatte vorsichtshalber eine Flasche Wodka, Brot und Speck mitgenommen, denn auf Kurzstreckeninlandflügen wurden weder Speisen noch Getränke serviert. Es gab hier nur die üblichen Bonbons, die von mürrischen Stewardessen herumgereicht wurden. Schnitzel stellte fest, daß die Stewardessen etwas plump waren, sie zeigten auch nicht ihre Beine bis an die Oberschenkel, wie Schnitzel das im Freien Westen gewohnt war, aber das störte Schnitzel nicht. Was Mandelbaum betraf: er merkte den Unterschied nicht, denn Mandelbaum kannte den Freien Westen nicht und konnte aus diesem Grunde nicht feststellen, ob die sowjetischen Stewardessen im Vergleich zu ihren Kolleginnen im Freien Westen gut oder schlecht abschnitten. Nachdem Schnitzel gegessen und getrunken hatte, reichte er Mandelbaum die Wodkaflasche, auch das Brot und den Speck. Aber Mandelbaum hatte keinen Hunger. Bloß Durst. Mandelbaum trank eine Menge Wodka und wurde schläfrig. Um wach zu bleiben, versuchte er sich vorzustellen, wie das wohl sein würde, wenn er jetzt einfach über den Eisernen Vorhang fliegen könnte, anstatt in Kiew umzusteigen, mit einer alten, wackligen Turbo-Prop-Maschine über Kischinew nach Tschernowitz zu schaukeln, um später mit Schnitzel über drei Grenzen zu schleichen. Nach einer Weile und bereits über ukrainischem Gebiet schlief Mandelbaum ein, und er wachte erst auf, als die Tupolew 154 in Kiew landete.

Schnitzel und Mandelbaum stiegen in Kiew um. Beide trugen einen kleinen Handkoffer, um wie Reisende auszusehen. Die Handkoffer würden sie später, am Abend, irgendwo liegenlassen, irgendwo an der Grenze in einem Gebüsch, denn Schnitzel hatte befohlen: »Wir werden nur das über die Grenze schleppen, was wir auf dem Leibe tragen!«

Die alte Aeroflot-Turbo-Prop-Maschine landete mit einstündiger Verspätung um 3 Uhr nachmittags auf dem Flugplatz in Tschernowitz. Schnitzel und Mandelbaum nahmen ein Taxi und fuhren, ohne Zeit zu verlieren, zum Bahnhof, lösten zwei Karten am Schalter und bestiegen um 15 Uhr 50 den Zug Tschernowitz-Kerovsky, leider ein Bummelzug, da der Schnellzug aus Kischinew, der laut Fahrplan um 16 Uhr 10 auf dem Bahnhof in Tschernowitz einfahren würde, nicht bis zur Grenze fuhr.
Der Bummelzug war zum Glück nicht voll. Schnitzel und Man-

delbaum fanden ein leeres Wagenabteil, schlossen die Tür, auch das Fenster, legten ihre Handkoffer ins Gepäcknetz und nahmen Platz. Das Abteil war schmutzig, die harten gelben Bänke fleckig. Auf dem Fußboden lagen Zigarettenstummel und Papierfetzen herum. Durch das geschlossene Fenster drang der Bahnhofslärm, gedämpft, erträglich.

Schnitzel zündete sich grinsend eine Camel an, eine der letzten amerikanischen Zigaretten, die er noch in dem zerknitterten Päckchen hatte.

»Kerovsky ist die Endstation«, sagte Schnitzel leise, »ein kleines Städtchen, genau zweieinhalb Kilometer von der Grenze entfernt. In Kerovsky ist heute Markttag. Das ist gut. Wir werden aus diesem Grunde nicht auffallen.«

Mandelbaum nickte. Schnitzel holte ein rotes Armband aus seiner Westentasche und reichte es ihm:

»Da! Ziehen Sie sich das an!«

Mandelbaum nahm das rote Armband, auf dem das Wort *Druschnik* stand. Er zog es an.

»Woher haben Sie das?«

»Von einem Verbindungsmann aus Tschernowitz. Er besorgte es für mich, ehe ich nach Moskau kam. Ich erzählte Ihnen bereits, daß ich vor meiner Moskaureise einige Tage in Ungarn und Rumänien verbracht habe und auch in Tschernowitz war. Es ist übrigens derselbe Verbindungsmann, der Ihnen das Telegramm geschickt hat.«

»Ich bin aber kein Druschnik!«

»Doch, Sie sind einer!«

»Ein Druschnik ist ein Mitglied der freiwilligen Volksmiliz, ein Mann in Zivil mit dem Druschnik-Armband!«

»Sehr richtig«, sagte Schnitzel. »Sie sind der Druschnik Mandelbaum, ein Freiwilliger und Idealist, ein Mann aus Moskau, der nach Tschernowitz kam, weil einer im Sterben lag, ein hoher Parteifunktionär, der ihm ein Telegramm schickte... und jetzt müssen Sie weiterreisen, weil Sie gebraucht werden, und zwar im Kolchos Puschkin, einem Kollektivdorf an der Grenze, nicht weit von dem Städtchen Kerovsky.«

»Das muß ich beweisen können... das mit dem Kolchos Puschkin.«

»Einen Dreck müssen Sie beweisen«, sagte Schnitzel. »Jeder Milizionär und jeder Spitzel respektiert das rote Armband mit der Aufschrift Druschnik. Kein Mensch wird Fragen stellen.«

»Und was ist mit dem Markttag in der Grenzstadt?«

»Ein Druschnik muß am Markttag auf dem Marktplatz sein. In unserem Fall auf dem Marktplatz in dem Grenzstädtchen Kerovsky.«

»Damit die Bauern keine Waren verkaufen, die dem Kollektiv gehören?«

»Sehr richtig«, sagte Schnitzel. »Sie sind gar nicht so dumm, wie Sie aussehen. In Sowjetrußland sind die Bauern nicht selbständig, aber es ist erlaubt, am Markttag sogenannte Eigenerzeugnisse zu verkaufen, Waren, die der Bauer in seinem Gärtchen züchtet, sozusagen in seiner Freizeit. Dieses großzügige Gesetz ist von den Sowjets erfunden worden, damit die Bauern die Schnauze halten.«

»Sehr richtig«, sagte Mandelbaum. »Wir werden uns also auf dem Marktplatz in Kerovsky herumtreiben.«

»Stimmt«, sagte Schnitzel.

»Auch Sie als Tourist.«

»Ich auch«, sagte Schnitzel. »Machen Sie sich um mich keine Sorgen. Ich habe einen Brief von einem Bekannten in der Tasche, einen Brief mit einer Einladung.«

»Wohnt Ihr Bekannter in dem Grenzstädtchen Kerovsky?«

»Natürlich wohnt er in Kerovsky.«

»Wer ist das?«

»Der Bürgermeister«, sagte Schnitzel. »Ein alter Freund von mir, dem ich bei jedem Besuch schöne Sachen aus dem Freien Westen mitbringe, Sachen, die es in Rußland nicht gibt.«
»Sie haben das richtig organisiert«, sagte Mandelbaum.
»Was hab' ich Ihnen in Moskau gesagt! Ein Mann denkt nicht mit den Eiern, sondern mit dem Kopf. Und den hab' ich noch!«
»Stimmt«, sagte Mandelbaum. »Das haben Sie mir in Moskau gesagt.«

»Und dann?« fragte Mandelbaum.
»Was dann?«
»Wie lange werden wir uns auf dem Marktplatz herumtreiben?«
»Bis wir hungrig werden!«
»Und wenn wir hungrig werden?«
»Dann gehen wir in Koljas Kaschemme. Ich kenne den Wirt. Und dort fressen wir uns den Bauch voll.«
»Und dann?«
»Dann warten wir, bis es dunkel wird.«
»Und wenn es dunkel wird?«
»Dann verlassen wir das Restaurant durch den Hinterausgang. Und der führt in eine kleine Gasse. Und die Gasse führt ins offene Feld.«
»Und dann?« fragte Mandelbaum.
»Dann bringe ich Sie über die Grenze.«
»Noch heute nacht?«
»Das werden Sie schon sehen«, sagte Schnitzel.

Als der Zug abfuhr, öffnete Mandelbaum das Abteilfenster und lehnte sich weit hinaus. Nach einer Weile drehte er sich um und sagte zu Schnitzel: »Ist Ihnen nichts aufgefallen, als wir vorhin mit dem Taxi durch die Stadt fuhren?«
»Mir ist nichts aufgefallen«, sagte Schnitzel.

»Die Stadt sieht anders aus als die üblichen russischen Städte, obwohl die Straßenschilder in kyrillischer Schrift sind.«
»Ach so«, sagte Schnitzel. »Das interessiert mich nicht. Ich habe andere Sorgen, als mir darüber Gedanken zu machen, ob eine Stadt so oder so aussieht. Eine Stadt ist eine Stadt. Mit Häusern und Straßen. Und Straßenschildern. Mir ist das scheißegal.«
»Tschernowitz hat mal zu Österreich gehört«, sagte Mandelbaum. »Das sollten Sie als alter Österreicher eigentlich wissen.«
»Woher wissen Sie, daß ich Österreicher bin?«
»Von Mr. Sliwowitz. Er schrieb es in einem seiner verschlüsselten Briefe. Außerdem haben Sie einen Akzent.«
»Ach so«, sagte Schnitzel.
»Tschernowitz hat mal dem Kaiser gehört.«
»Welchem Kaiser?«
»Franz Joseph.«
»Wann war das?«
»Vor dem Ersten Weltkrieg.«
»Sind Sie sicher?«
»Ganz sicher«, sagte Mandelbaum.
»Von Kaiser Franz Joseph hab' ich mal was gehört«, sagte Schnitzel. »Er war ein mächtiger Kaiser.«
»Das stimmt«, sagte Mandelbaum.
Schnitzel kratzte sich.
Er sagte: »Wenn der Kaiser wüßte, daß die Straßenschilder seiner Stadt in kyrillischer Schrift sind, dann würde er sich im Grabe umdrehen.«
»Vielleicht weiß er es«, sagte Mandelbaum. »Und vielleicht hat er sich schon umgedreht?«
»Das kann sein«, sagte Schnitzel.
»Die Stadt hat auch mal zu Rumänien gehört«, sagte Mandelbaum.
»Das weiß ich«, sagte Schnitzel. »Das ist noch nicht so lange her.«

»Die Stadt wechselte mehrmals von einer Hand in die andere, aber jetzt ist sie endgültig russisch!«
»Woher wissen Sie das?«
»Es sieht im Augenblick so aus.«
»Im Augenblick?«
»Ja. Im Augenblick.«
»Vielleicht werden die Österreicher eines Tages in Tschernowitz einmarschieren, um die alte Kaiserstadt zurückzuerobern?«
»Das ist nicht anzunehmen«, sagte Mandelbaum.
»Oder die Rumänen marschieren eines Tages ein. Die haben doch auch Ansprüche!«
»Das glaube ich kaum«, sagte Mandelbaum.

Der Bummelzug machte öfter halt. Es stiegen mehr Leute ein als aus. Der Zug füllte sich. Auch die Gänge und Abteile. Einige Bauern drängten in das Abteil, in dem Schnitzel und Mandelbaum saßen. Die Bauern trugen gestickte Gewänder und stanken nach Kuhmist und ranziger Butter.
Die Bauern hatten große geflochtene Körbe mitgebracht und packten den Inhalt aus: Würste, Brot und Salzheringe. Sie begannen zu essen und zu schmatzen. Kurz vor der nächsten Station kam ein Schaffner ins Abteil und verlangte die Fahrkarten. Als Mandelbaum ihm die Fahrkarte zum Knipsen reichte, wehrte der Schaffner verlegen ab, da Mandelbaum das rote Band trug, aber er knipste die Karte doch. Es war seine Pflicht.
Die Bauern boten Schnitzel und Mandelbaum von ihren Lebensmitteln an, und Schnitzel verteilte die letzten Camels.

Vor dem Grenzort Kerovsky kam der Zug plötzlich zum Stehen. Schnitzel trat ans Abteilfenster und blickte hinaus, um zu sehen, warum der Zug mitten auf offenem Feld angehalten hatte. Nach einer Weile drehte Schnitzel sich um und sagte zu Mandelbaum:

»Militär! Lange Kolonnen! Panzer! Jeeps! Lastwagen! Auch Schnellfeuerkanonen! Die haben wir Stalinorgeln genannt! Ihr nennt sie Katjuschas!« Schnitzel hatte englisch gesprochen, und die Bauern hatten kein Wort verstanden. Aber einer von ihnen trat jetzt ans Fenster, blickte hinaus und drehte sich dann entsetzt um.

Schnitzel und Mandelbaum waren hinaus auf den Gang getreten. Dort rannten die Leute aufgeregt hin und her, stolperten über fremde Füße, stießen einander, fluchten. Die Fenster des langen Gangs wurden aufgerissen. Jeder wollte sehen, was los war.
Schnitzel sagte zu Mandelbaum: »Es sieht nach Krieg aus! Die sowjetischen Kolonnen ziehen zur rumänischen Grenze!«

Der Zug kam mit Verspätung in der Grenzstadt an. Als sie ausstiegen und dem Ausgang des kleinen Bahnhofs zustrebten, sagte Mandelbaum: »Die Rumänen werden in der letzten Zeit immer unabhängiger, obwohl Rumänien ein Satellitenstaat ist. Es ist möglich, daß sowjetische Truppen in Rumänien einmarschieren, um die Rumänen zur Vernunft zu bringen.«
»Und wenn die Rumänen sich wehren?«
»Das werden sie nicht tun. Haben sich etwa die Tschechen gewehrt?«
»Nein«, sagte Schnitzel.
»Na also«, sagte Mandelbaum.
Am Bahnhofsausgang war ein Zeitungsstand. Mandelbaum kaufte eine Zeitung. Er zeigte Schnitzel die Schlagzeilen.
»Ich kann kein Russisch«, sagte Schnitzel.
»Was können Sie denn?« fragte Mandelbaum.
»Deutsch«, sagte Schnitzel. »Auch Englisch, weil ich in New York gelebt habe. Und etwas Ungarisch und etwas Rumänisch. Aber Russisch hab' ich nie erlernt. Was sagen die Schlagzeilen?«

»Ein Manöver«, sagte Mandelbaum. »Morgen bei Tagesanbruch an der rumänischen Grenze.«
»Was hat das zu bedeuten?«
»Nicht viel«, sagte Mandelbaum. »Die Sowjets wollen den Rumänen einen kleinen Schreck einjagen. Eine harmlose Sache.«

5.

Das Städtchen wirkte verschlafen. Es war jetzt 17 Uhr 10, und die Junisonne stand schief am Himmel, jenseits der Grenze. Die Straßen des Städtchens waren nicht gepflastert; sie waren noch verschlammt vom gestrigen Regen, als ob die Junisonne viele Tage brauchte, um sie gründlich zu trocknen. Mandelbaum gefiel das Städtchen, trotz des Straßenschlamms. Die kleinen Häuser waren weiß gekalkt, manche hatten rote Ziegeldächer, andere hatten Dächer aus Stroh, das so gelb war wie die Sonne jenseits der Grenze. Vor manchen Häusern standen Bänke aus rohen Baumstämmen. Und auf den Bänken saßen schwatzende alte Männer und Weiber in gestickten bunten, schmutzigen Trachten. Mandelbaum fand nichts Besonderes an den alten Leuten. Wer alt war, konnte auch in der Sowjetunion an einem Arbeitstag zu Hause sitzen oder auf einer Bank vor dem Haus. Die Alten durften auch wochentags schwatzen, soviel sie wollten. Das war in Ordnung. Mandelbaum sah keine Geschäfte. Er fragte Schnitzel, und Schnitzel sagte: »Die sind im Zentrum. Und dort ist auch der Basar.«
Sie gingen mit ihren Handkoffern die schlammige Straße entlang, verfolgt von den neugierigen Blicken der alten Männer und Frauen auf den Bänken. Mandelbaum sah keine Autos, aber eine Reihe Pferdewagen, die offenbar in Richtung Basar und Stadtzentrum fuhren.

Sie hatten sich den Rest des Nachmittags auf dem Basar herumgetrieben. Später, als der breite, schlammige Marktplatz von der untergehenden Sonne in rotes Licht getaucht wurde und die Bauern anfingen, ihre Stände abzubrechen, waren sie in Koljas Kaschemme gegangen.

Schnitzel hatte nicht gelogen. Er kannte den Wirt. Kolja, Sohn einer Wolgadeutschen und eines Russen, unterhielt sich mit Schnitzel deutsch. Mit Mandelbaum sprach Kolja russisch. Kolja war während des Zweiten Weltkrieges in diese Gegend verschlagen worden. Das hatte er nie bereut. Die Kaschemme gehörte zwar offiziell dem Staat, aber Kolja, der sie führte, verdiente gut, vor allem mit Schwarzgeschäften. Bei Kolja verkehrten alle möglichen Leute; hier wurden viele Sprachen gesprochen, und Kolja, ein echter Grenzer, sprach die meisten davon, wenn auch nicht immer korrekt.

»Wir müssen heute anständig essen«, sagte Schnitzel zu Kolja, »weil wir heute nacht ein bißchen spazierengehen.«

»Hast du die Flasche Chanel Nr. 5 mitgebracht?« fragte Kolja.

»Die hab' ich«, sagte Schnitzel. »Sogar zwei. Die eine schulde ich dir. Die andere ist ein Geschenk.«

»Das ist nett von dir.«

»Damit wir weiter Freunde bleiben«, sagte Schnitzel.

»Du willst was von mir?«

»Nicht heute«, sagte Schnitzel. »Diesmal brauch' ich dich nicht. Aber ich komme ja wieder zurück.«

»Wann?« fragte Kolja.

»Das weiß ich noch nicht«, sagte Schnitzel. »Aber ich komme zurück. Beim nächsten Auftrag.«

»Es fehlt nicht an Aufträgen, wie?«

»Es geht mir gut«, sagte Schnitzel. »Die großen internationalen Gauner schätzen meine Dienste. Ich bin bekannt. Sie wissen, wer ich bin.«

»Ein Spezialist für Menschenschmuggel!«
»Sehr richtig«, sagte Schnitzel.
»Einer, der das Loch im Eisernen Vorhang kennt!«
»Sehr richtig«, sagte Schnitzel. »Ich kenne das Loch im Eisernen Vorhang wie das Loch in meinem Arsch.«
»Das weiß ich«, sagte Kolja.
»Ich mache jetzt große Geschäfte«, sagte Schnitzel. »Ganz große!«
»Ganz große?«
»Ganz große!«
Kolja nickte. Er sagte: »Hoffentlich vergißt du den Kolja nicht, ich meine bei den ganz großen Geschäften. Der Kolja hat dir schon oft aus der Patsche geholfen!«
»Das weiß ich«, sagte Schnitzel. »Den Kolja vergeß ich nicht.«
»Dann ist es gut«, sagte Kolja.

Sie standen an der Theke. Erst als der alte, bucklige Zigeuner, der am Markttag hier aushalf, durch den Hintereingang in die Kaschemme schlurfte, setzten sie sich an einen der roh gezimmerten Tische. Auch Kolja. Er war ein großer, breitschultriger Mann mit einem schwammigen Gesicht und kleinen, listigen, blauen Augen. Er sah Schnitzel irgendwie ähnlich, obwohl er mehr Haare hatte und keine Goldzähne.
»Ihr müßt heute nacht aufpassen«, sagte Kolja und wischte seine großen Hände an seiner fleckigen Schürze ab. »Morgen in aller Früh ist ein Manöver an der rumänischen Grenze.«
»Weiß ich«, sagte Schnitzel.
»Die sowjetischen Truppen liegen südlich von Kerovsky.«
»Dann werden wir nördlich spazierengehen. Nördlich von Kerovsky.«
»Kennst du dich oben im Norden aus?«
»Natürlich kenn' ich mich oben im Norden aus.«

»Paß auf«, sagte Kolja. »Verlier nicht die Richtung. Es ist kein Vergnügen, zwischen den Katjuscha-Geschützen spazierenzugehen.«
»Keine Angst«, sagte Schnitzel. »Ich weiß, was ich mache.«
»Wohin bringst du den Kunden?«
»Du meinst... den Herrn, der neben mir sitzt?«
»Den Herrn«, grinste Kolja.
»Ich bring' ihn nach Amerika«, sagte Schnitzel. »Jawohl, Kolja. Nach Amerika!«

Als Schnitzel auf die Toilette ging, um eine Zeitlang ungestört über den Grenzübertritt nachzudenken, unterhielt sich Kolja lange und angeregt mit Mandelbaum. Einmal, im Laufe des Gesprächs, sagte Kolja: »Herr Schnitzel hat mal einen Mann in einem Sarg über die Grenze geschmuggelt!«
»In einem Sarg?«
»In einem schwarzen Sarg!«
»Warum in einem Sarg?« fragte Mandelbaum.
»Das hängt mit dem rumänisch-sowjetischen Beerdigungsabkommen zusammen.«
»Ein merkwürdiges Abkommen«, sagte Mandelbaum.
Kolja nickte. Mandelbaum bemerkte den veränderten Ausdruck in Koljas kleinen, listigen Augen. Die Augen wirkten auf einmal verschwommen und nachdenklich. Kolja wischte eine Weile umständlich mit dem Zipfel seiner schmutzigen Schürze über den Tischrand. »Sehen Sie«, sagte er dann langsam. »Seitdem die Sowjets 1945 dieses Gebiet hier annektiert haben und die neue Grenze hinter Kerovsky gezogen wurde mit dem Pruth-Fluß im Süden, sind viele Familien getrennt worden. Leute auf der rumänischen Seite haben Angehörige auf der sowjetischen Seite und umgekehrt. Sie verstehen?«
»Natürlich versteh' ich das«, sagte Mandelbaum.

»Viele Familien wollen im Tode wieder vereint werden. Es ist deshalb erlaubt, auf Wunsch, insofern dieser schriftlich, also im Testament, ausgedrückt wurde, auf der anderen Seite der Grenze begraben zu werden.«

»Das sowjetisch-rumänische Abkommen?«

»Sehr richtig«, sagte Kolja.

»Und wie ist es mit dem Mann im Sarg, den Herr Schnitzel über die Grenze geschmuggelt hat? War das ein Toter?«

»Im Gegenteil. Der war quicklebendig. Bei dem stimmte alles. Nur die Papiere stimmten nicht.«

»Er wurde sicher mit einem Toten ausgetauscht?«

»Sie irren sich«, sagte Kolja. »So was geht nicht, da die Särge an der Grenze kontrolliert werden.«

»Dann versteh' ich nicht, wie Herr Schnitzel das gemacht hat.«

»Es war ein Sarg mit einem doppelten Boden«, sagte Kolja. »Oben, sichtbar, lag der Tote und unten der Lebendige!«

»Herr Schnitzel hat gute Ideen«, sagte Mandelbaum.

»Die Sache hatte ich damals vermittelt«, sagte Kolja. »Ich meine den Sarg mit dem doppelten Boden.«

»Wie haben Sie das gemacht?«

»Durch meine Verbindung zur Tischlergewerkschaft einerseits und zum staatlichen Beerdigungsinstitut andererseits.«

Kolja spuckte grinsend in seine großen Hände, drehte zwei Zigaretten, nahm sich eine und bot die andere Mandelbaum an. Er hatte längst bemerkt, daß Mandelbaum Angst hatte und Schnitzel nicht traute.

»Herr Schnitzel hat mir gesagt, daß er mich über drei Grenzen bringt«, sagte Mandelbaum. »Aber er hat nicht gesagt, wie er das macht. Einmal gebrauchte Herr Schnitzel das Wort ›schleichen‹!«

»Über die Grenzen in dieser Gegend kann man nicht schleichen«,- sagte Kolja, »das heißt, falls man die Absicht hat, lebendig auf der anderen Seite anzukommen.«

»Was hat er dann mit schleichen gemeint?«
»Gar nichts«, sagte Kolja. »Das ist nur so ein Ausdruck, nicht wortwörtlich gemeint. Ich bin überzeugt, daß Herr Schnitzel einen Plan hat, einen richtigen Plan, um Sie sicher über die Grenze zu bringen... beziehungsweise über drei Grenzen.«
»Wissen Sie etwas Genaues?«
»Nein«, sagte Kolja. »Diesmal bin ich nicht beteiligt. Und deshalb stell' ich keine Fragen.«
»Könnte es sein, daß Herr Schnitzel es diesmal wieder mit dem schwarzen Sarg macht? Ich spreche von der ersten Grenze... der rumänischen!«
»Bestimmt nicht«, sagte Kolja. »Ich bin diesmal nicht beteiligt. Das habe ich Ihnen bereits gesagt. Den Trick mit dem Sarg kann er nicht ohne mich machen. Und ich habe diesmal keinen Sarg mit doppeltem Boden bestellt!«
»Sind Sie auch sicher?«
»Ganz sicher!«

Sie waren die einzigen Gäste in der Kaschemme, aber jetzt kamen die ersten Bauern vom Basar, die auf dem Heimweg einen billigen Wein trinken wollten oder Wodka, manche auch ein Gläschen rumänischen Zuika zum Andenken an die Zeit, als es in dieser Gegend noch keine Grenze gab. Viele hatten auch Hunger und wollten etwas essen. Sie wußten, daß man bei Kolja stets frisches, knuspriges Brot bekam, Brot wie es die Babuschkas backen im Ofen über der Ofenbank; auch rohen Speck bekam man bei Kolja, frischen Ziegenkäse, eingelegte Tomaten, Salzheringe und Würste. Für besondere Gäste gab es auch warme Speisen.
Koljas Frau hatte sich nicht blicken lassen. Sie verließ nur selten die Küche. Als Kolja sah, daß die Kaschemme allmählich voll wurde, stand er auf, um dem buckligen, alten Zigeuner hinter der Theke zu helfen.

»Wir haben Kohldampf«, sagte Schnitzel. »Und wir haben auch Durst. Verdammten Durst.«
»Wie ist's mit einer Flasche Wein?« fragte Kolja. »Den besten Wein, den es bei Kolja gibt.«
»Den nehmen wir«, sagte Schnitzel.
»Weißen oder roten?«
»Das ist mir scheißegal«, sagte Schnitzel.
»Und warmes Essen natürlich?«
»Selbstverständlich«, sagte Schnitzel.
»Ich habe leider keine Speisekarte. Aber ich sag' euch, was ich habe.«
»Was hast du?«
»Dir zu Ehren Wiener Schnitzel.«
»Bring uns zwei Schnitzel«, sagte Schnitzel.

Nach Einbruch der Dunkelheit ließ Kolja Schnitzel und Mandelbaum durch den Hinterausgang auf die schmale Gasse hinaus, die zu den offenen Feldern führte. Mandelbaum trottete hinter Schnitzel her. Ihm fiel plötzlich etwas ein. Er ging schneller und packte Schnitzel am Arm. »Wir haben unsere Handkoffer vergessen!«
»Das macht nichts«, sagte Schnitzel. »Ich habe die Koffer absichtlich vergessen. Die waren nämlich nur für die Inlandreise bestimmt, damit wir nicht auffallen. Wir können nichts über die Grenze schleppen. Das habe ich Ihnen schon mal gesagt! Kolja wird die Koffer und ihren Inhalt verkaufen. In meinem waren bloß ein paar alte Klamotten und andere unnütze Dinge.«
»Ich hatte Wäsche in meinem Koffer. Ich muß doch mal die Wäsche wechseln.«
»In New York«, sagte Schnitzel. »Sie haben Zeit, sich in New York umzuziehen. Nino Pepperoni hat genug gute Wäsche.«
»Und meine Zahnbürste?« keuchte Mandelbaum.

»Sie brauchen keine Zahnbürste«, sagte Schnitzel.
»Und mein Kamm?«
»Sie brauchen keinen Kamm. Ich brauche auch keinen!«
»Sie haben eine Glatze. Ich nicht!«
»Halten Sie das Maul!« sagte Schnitzel. »Wir dürfen jetzt nicht reden. Vor allem nicht englisch. Das könnte auffallen. Und halten Sie sich an mir fest, wenn wir die Felder erreichen, damit wir uns im Dunkeln nicht verlieren.«
Als sie das erste Feld hinter der schmalen Gasse erreichten, nahm Schnitzel Mandelbaums Hand. Er sagte wieder: »Damit wir uns im Dunkeln nicht verlieren!«

Schnitzel und Mandelbaum gingen händchenhaltend durch die Dunkelheit. Auf dem offenen Feld herrschte Stille wie auf einem Friedhof. Mandelbaum drehte sich einmal um und sah die erleuchteten Fenster der Stadt. Als er wieder den Kopf in die Richtung wandte, in der sie gingen, traf ihn die Finsternis vor ihm wie ein Faustschlag. Mandelbaum hatte Angst. Die Angst kam aus der Magengegend und kroch ihm in die Kehle. Mandelbaum hatte das Gefühl zu ersticken. Schnitzel ließ Mandelbaums Hand nicht los. Schnitzels Hand war feucht und erregte in Mandelbaum Ekel, und auch der Ekel stieg ihm in die Magengegend und von dort hinauf zum Hals. Mandelbaum hustete. Er stolperte und wurde von Schnitzel hochgezogen. Mandelbaums Knie wurden weich. Und plötzlich spürte er nicht nur Angst und Ekel, sondern auch lähmendes Entsetzen. Schnitzel wird dich umbringen, dachte Mandelbaum. Es kann nicht anders sein. Das Ganze ist ein ausgekochter Schwindel. Nino Pepperoni hat ihn hergeschickt, um dich zu beseitigen. Weil du seine Tochter geschwängert hast! Das ist der Grund. Du hast schon genug über die Mafia gehört. Wie konntest du dich auf so eine Sache einlassen?

Dritter Teil

1.

Der Butler klopfte mehrere Mal zaghaft an der Tür des Privatbadezimmers von Mrs. Clara Pepperoni. Da keine Antwort kam, lugte er vorsichtig durch das Schlüsselloch. Mrs. Pepperoni saß friedlich in ihrem Schaumbad, allerdings etwas schief, so daß die eine Brust, die linke, über den weißen Rand der Riesenbadewanne hing, die Nino Pepperoni extra für ihre 400 Pfund hatte bauen lassen. Von der fetten, großen linken Brust tropfte Badewasser auf den kostbaren Fußboden.
Der Butler klopfte jetzt stärker. Mrs. Pepperoni zuckte zusammen. Sie drehte sich in der Badewanne um, allerdings nur mit dem schweren Oberkörper, eine Bewegung, die zur Folge hatte, daß nun beide Brüste majestätisch über den Rand der Badewanne hingen. Mrs. Pepperoni prustete und wischte Seifenschaum aus ihrem Gesicht. »Was ist los?«
»Mr. Sliwowitz hat soeben angerufen!«
»Holen Sie meinen Mann ans Telefon! Mr. Sliwowitz ist nicht mein Rechtsanwalt. Auch nicht mein consigliere!«
»Ihr Mann hat seit drei Tagen eine Grippe!«
»Das weiß ich!«
»Er schläft im Augenblick. Die Tür ist abgesperrt.«
»Woher wissen Sie, daß er schläft? Haben Sie an der Tür gehorcht?«
»Er schläft!« sagte der Butler.
»Was will Mr. Sliwowitz?«
»Er hat gesagt: Ein Herr Rodriguez hat soeben aus Wien angerufen!«
»Ein Herr Rodriguez?«

»Jawohl. Ein Herr Rodriguez.«
»Das ist Karl Schnitzel!«
»Jawohl. Das ist Karl Schnitzel!«

Mrs. Clara Pepperoni stieg aufgeregt aus der Badewanne. Sie trocknete sich eilig ab, mit einer Behendigkeit, die man einer Dame mit ihrem Gewicht nicht zugetraut hätte, zog sich den kostbaren maßgeschneiderten Bademantel an, schlüpfte in die importierten siamesischen diamantenbesetzten Slipper, schloß die Badezimmertür auf, stieß den Butler ärgerlich zur Seite und rauschte durch die Gemächer des Pepperoni-Palastes, durchquerte elf Zimmer und langte schließlich an der Schlafzimmertür des amerikanischen Mafiakönigs an.
Dort hämmerte sie mit dicken Fäusten an die Tür, bis Nino Pepperoni aufwachte.
Nino Pepperoni rief vor Schreck alle Heiligen beim Namen, bis er endlich merkte, daß es bloß seine Frau war, die versuchte, die Tür einzubrechen.
»Hör schon mit dem Gehämmere auf! Ich komme! Was ist los? Du hämmerst gegen die Tür wie damals die Leute von Al Capone. Aber sie haben mich nicht erwischt!«
»Das stimmt!« schrie Clara Pepperoni.
»Ich war schneller!« brüllte Nino Pepperoni. »Ich hab' vom Bett aus durch die Tür geschossen! Durch die verschlossene Tür!«
»Ich bin's!« schrie Clara Pepperoni. »Deine eigene Frau!«
»Weiß ich!« schrie Nino Pepperoni. »Ich hab' die Maschinenpistole schon wieder weggeräumt!«
»Mach schon die Tür auf!«
»Ich komme ja schon. Was ist los? Ich habe die Grippe. Hab' ich nicht mal das Recht krank zu sein!«
Nino Pepperoni machte die Tür auf. Er stand barfuß, im Seidenpyjama, vor seiner Frau. Er hatte die schwarze Augenbinde im

Bett verloren und starrte seine Frau an: mit dem einen Auge, und wie es seiner Frau schien, auch mit dem leeren häßlichen Loch.

»Mr. Sliwowitz hat angerufen«, sagte Clara Pepperoni. »Karl Schnitzel ist in Wien!«

»Karl Schnitzel?«

»Ja. Karl Schnitzel!«

Nino Pepperoni ließ sich unverzüglich mit seinem Rechtsanwalt und *consigliere* Archibald Seymor Sliwowitz verbinden. Der Butler wählte die gewünschte Nummer, die er längst auswendig kannte, und reichte seinem Herrn dann den Hörer. Nino Pepperoni sprach eine Zeitlang mit Mr. Sliwowitz, während Clara Pepperoni und der grauhaarige, ehrwürdig aussehende Butler hinter ihm standen – Clara Pepperoni schweratmend und aufs äußerste gespannt, der Butler ruhig, aber mit gespitzten Ohren. Als Nino Pepperoni nach einer Weile dem Butler den Hörer gab, damit der Butler auflegte – ein Handgriff, den Nino Pepperoni, ebenso wie das Zuknöpfen seiner Jacke oder das Binden seiner Schnürsenkel, nicht selber zu verrichten pflegte –, sah Clara Pepperoni, daß ihr Gatte aschfahl im Gesicht war.

»Was hat Mr. Sliwowitz gesagt?«

»Karl Schnitzel hat vor ungefähr zwanzig Minuten aus Wien angerufen.«

»Was noch?«

»Schnitzel ist allein in Wien. Ohne Mandelbaum!«

»Ohne Mandelbaum?«

»Ohne Mandelbaum!«

»Das versteh' ich nicht!«

»Schnitzel hat Mandelbaum über die rumänische und dann über die ungarische Grenze gebracht. Aber nicht über die letzte Grenze!«

»Die österreichische?«

»Jawohl. Die österreichische!«

»Warum?«

»Mandelbaum hat sich geweigert, über die letzte Grenze zu gehen!«

»Das glaub' ich nicht!«

»Ich auch nicht!«

»Ich nehme an, daß Mandelbaum tot ist«, sagte Nino Pepperoni. »Ich nehme an, daß Mandelbaum von Schnitzel umgebracht wurde.«

»Es sieht ganz danach aus!«

»Mr. Sliwowitz konnte nicht lange mit Schnitzel reden, weil sein Telefon vom FBI überwacht wird. Er konnte aus diesem Grunde auch keine Einzelheiten von Schnitzel erfahren.«

»Kommt Schnitzel her?«

»Natürlich kommt Schnitzel her. Er will seine 200 000 Dollar kassieren.«

»Wann kommt Schnitzel?«

»Er nimmt heute noch einen Jet. Er wird morgen früh bei Mr. Sliwowitz im Büro sein.«

»Schnitzel muß umgelegt werden!«

»Nicht so eilig, Darling. Wir müssen erst genau erfahren, was los ist. Archie wird ihn aushorchen.«

»Du meinst... Mr. Sliwowitz?«

»Natürlich mein' ich Mr. Sliwowitz!«

»Die arme Anna Maria! Gestern kam sie aus Pittsburgh zurück. Aber sie kann das Klima in New York nicht vertragen. Diese fürchterliche Hitze! Und du weißt doch, wie das mit der Klimaanlage ist. Sie erkältet sich so leicht.«

»Ist sie wieder weggefahren?«

»Ja. In die Berge. Sie braucht die frische Luft.«

»Sie hat mir nicht mal ›Hallo‹ gesagt. Und sie hat sich auch nicht verabschiedet.«

»Du hattest gestern hohes Fieber. Und du warst schlecht gelaunt. Keiner konnte in dein Schlafzimmer. Außer Charlie!«
Clara Pepperoni wandte sich zu dem Butler um und sagte: »Stimmt's, Charlie?«
»Es stimmt«, sagte der Butler. Er fügte hinzu: »Die arme Anna Maria. Sie wird zusammenbrechen, wenn sie erfährt, daß der Herr Mandelbaum tot ist!«

Im Laufe der nächsten Stunden wurden wilde Gerüchte im Hause Pepperoni verbreitet. Es hieß, daß Mandelbaum von Schnitzel kaltblütig an der Grenze ermordet worden war. Man sagte, daß ein Mensch wie Karl Schnitzel sich nicht änderte, mit oder ohne Hoden. Es hieß, daß Karl Schnitzel sich in Wien unter dem Namen Pedro Rodriguez eine neue Wohnung gemietet hatte. Und selbstverständlich eine Wohnung mit Kühlschrank, obwohl in Wien nicht alle Wohnungen modern waren und Kühlschränke hatten. In Karl Schnitzels Wiener Kühlschrank, so hieß es, lagen Mandelbaums Geschlechtsteile. Im Gefrierfach. Für alle Ewigkeit eingefroren oder wenigstens für eine lange Zeit, das heißt solange der Kühlschrank, und dementsprechend das Gefrierfach, funktionierte.
Das Gerücht wurde zuerst vom Butler verbreitet, der einige fahrlässige Worte in der Küche fallenließ, denn der Butler kostete alle Speisen, ehe sie den Herrschaften serviert wurden – eine reine Vorsichtsmaßnahme. Die Köchin erzählte es dem Gärtner, und der Gärtner erzählte es dem Chauffeur Swifty, und Swifty erzählte es den beiden Leibwächtern Jim, dem Schweiger, und Giovanni, dem Löwen.

Der Chauffeur Swifty holte Karl Schnitzel am nächsten Morgen vom Kennedy-Flughafen ab. Er traf ihn diesmal nicht auf der Herrentoilette, sondern draußen, vor dem Taxistand. Swifty scherzte nicht mit Schnitzel wie bei ihrer ersten Begegnung. Auch nicht während der Fahrt im gelben Cadillac vom Flughafen zur Stadt. Swifty würdigte Schnitzel keines Wortes. Er fuhr schweigend zur Madison Avenue und lieferte ihn bei Mr. Sliwowitz ab.

2.

Mr. Sliwowitz hatte seine Sekretärin vor einigen Tagen fristlos entlassen, mit der Begründung: »Gloria. Zwei Nummern während der Mittagszeit, das ist zuviel!«

»Versuch nur eine mit mir zu schieben«, hatte Gloria gesagt.

»Das ist auch zuviel.«

»Oder gar keine?«

»Das geht nicht, Gloria. Du bist unwiderstehlich.«

»Wirklich?«

»Vergiß nicht, daß du erst zwanzig bist. Da kann ein Mann in meinem Alter nicht widerstehen!«

»Du bist doch gar nicht so alt, Archie?«

Er hatte geantwortet: »53, obwohl ich wie 33 aussehe!«

Seine neue Sekretärin war das krasse Gegenteil: eine Frau in fortgeschrittenem Alter mit einem kleinen Ziegenbärtchen – das sie allerdings täglich rasierte –, mit kurzen Beinen und langen blauen Krampfadern und einem Hintern, der ihn entfernt an Clara Pepperoni erinnerte. Er war mit dieser Sekretärin zufrieden, denn nach der Erfahrung mit Gloria wirkte diese neue Sekretärin auf ihn wie ein Wundermittel: seine schwindenden Kräfte kehrten zurück, die tiefen blauen Schatten unter den Augen verschwanden, und er fühlte sich tatsächlich wie neugeboren.

Mr. Sliwowitz hatte seine neue Sekretärin heute in aller Frühe angerufen und sie gebeten, erst nachmittags ins Büro zu kommen, da er mit Schnitzel allein sein wollte.

Als Schnitzel, gefolgt von Swifty, ins Büro trat, stellte Mr. Sliwowitz das Tonbandgerät an, das unter dem Schreibtisch versteckt war. Es war wichtig, daß das Gespräch mit Schnitzel wortwörtlich aufgenommen wurde, da Nino Pepperoni einen genauen Bericht verlangt hatte.

Schnitzel schüttelte Mr. Sliwowitz grinsend die Hand. Mr. Sliwowitz forderte ihn höflich auf, Platz zu nehmen. Der Chauffeur Swifty war in der Tür stehengeblieben, die grüne Mütze in der Hand.

»Sie können gehen«, sagte Mr. Sliwowitz zu Swifty. »Herr Schnitzel und ich haben etwas zu besprechen.«

»Soll ich ins Waldorf fahren, um irgendwas zum Essen zu holen?«

»Nein, danke, Herr Schnitzel und ich werden später im Plaza essen.«

»Vielleicht möchten Sie etwas zu trinken?«

»Nicht nötig. Ich habe eine Flasche auf dem Schreibtisch... eine ganze Flasche.« Er wandte sich lächelnd zu Schnitzel um: »Keine Angst. In der Flasche ist kein Whisky. Ich nehme an, daß Sie sich aus Whisky nichts machen, seit der bedauerlichen Sache mit den Einbrechern?«

Schnitzel nickte. Er sagte: »Da haben Sie recht.«

Der Chauffeur war wieder fortgegangen. Karl Schnitzel und Archibald Seymor Sliwowitz waren allein im Büro. Mr. Sliwowitz hatte das Fenster geschlossen, um nicht durch den Lärm auf der Madison Avenue gestört zu werden, auch wegen der Hitze, denn Mr. Sliwowitz hatte die Klimaanlage angestellt, ein neues, fast lautloses Modell.

»Darf ich Ihnen ein Gläschen anbieten, Herr Schnitzel?«

»Ja, danke. Was ist es?«
»Sliwowitz«, sagte Mr. Sliwowitz.
»Echter?«
»Ja«, sagte Mr. Sliwowitz. »Aus Jugoslawien importiert. Sliwowitz wird aus Pflaumen hergestellt.«
»Weiß ich«, sagte Schnitzel. »Ich hab' dort in der Gegend gearbeitet, und ich hab' oft Sliwowitz getrunken.«
Mr. Sliwowitz nickte. Er schenkte zwei Gläser ein. »Stoßen wir an! Auf Mandelbaum!«
»Auf Mandelbaum«, sagte Schnitzel.

»Nino Pepperoni ist überzeugt, daß Mandelbaum tot ist.«
»Mandelbaum ist nicht tot. Mandelbaum lebt.«
»Das hab' ich gestern auch zu Mr. Pepperoni gesagt, nachdem Sie aus Wien angerufen hatten. Ich sagte zu ihm: ›Karl Schnitzel behauptet, daß er Mandelbaum über die sowjetisch-rumänische Grenze gebracht hätte. Und später über die rumänisch-ungarische Grenze.‹«
»Stimmt«, sagte Schnitzel.
»Ich sagte zu Mr. Pepperoni: ›Mandelbaum ist in Ungarn, aber weigert sich über die letzte Grenze zu gehen! Nach Österreich!‹«
»Stimmt«, sagte Schnitzel.
»Das ist sonderbar«, sagte Mr. Sliwowitz.
»Das stimmt«, sagte Schnitzel. »Da haben Sie vollkommen recht.«

»Sie wissen, was Ihnen blüht, wenn Mandelbaum tot ist?«
»Ja«, sagte Schnitzel.
»Nino Pepperonis Rache ist fürchterlich.«
»Ja«, sagte Schnitzel. »Das weiß ich.«
»Er wird Sie umlegen lassen. Sie können mir das ruhig glauben. Sie können sich auch nirgends verstecken, denn es gibt kein Loch

auf diesem Planeten, in das Sie sich verkriechen könnten, um seiner Rache zu entgehen. Nino Pepperoni findet Sie überall.«
»Ja«, sagte Schnitzel.
»Wir sind uns also darüber im klaren?«
»Ja«, sagte Schnitzel.

Mr. Sliwowitz trank seinen Sliwowitz aus. Auch Schnitzel. Mr. Sliwowitz füllte wieder die leeren Gläser.
»Sie haben ein Tonbandgerät unter dem Schreibtisch?«
»Woher wissen Sie das?«
»Ich hab' das Ding zufällig gesehen.«
»Na schön«, sagte Mr. Sliwowitz. »Sie haben das Tonbandgerät gesehen.«
»Ja«, sagte Schnitzel.
»Nino Pepperoni will einen genauen Bericht. Wortwörtlich. Er wird sich das Tonband noch heute abend anhören. Er konnte leider nicht kommen, weil er die Grippe hat.«
»Den Bericht können Sie haben«, sagte Schnitzel. »Auch Mr. Pepperoni. Wortwörtlich!«

»Es hat keinen Zweck zu lügen«, sagte Mr. Sliwowitz lächelnd. »Denn wenn Mandelbaum tot ist, dann bringen wir Sie um. Und wenn er lebt und wirklich in Ungarn ist, dann werde ich nach Ungarn fliegen, und zwar mit dem Tonband, um Ihren Bericht von Mandelbaum persönlich bestätigen zu lassen.«
»Ich werde die Wahrheit sagen«, sagte Schnitzel. »Ich habe nichts zu verheimlichen«
»Das freut mich«, sagte Mr. Sliwowitz.
»Was ist mit meinen 200 000 Dollar?«
»Die kriegen Sie«, sagte Mr. Sliwowitz. »Sie kriegen das Geld, wenn Mandelbaum lebt, in Ungarn ist und sich wirklich gewei-

gert hat, über die letzte Grenze zu gehen. Denn in diesem Fall ist es Mandelbaums Schuld, daß er jetzt nicht hier ist. Also nicht Ihre Schuld.«

»Es ist nicht meine Schuld«, sagte Schnitzel.

»Sie müssen natürlich begreifen«, sagte Mr. Sliwowitz, »daß Nino Pepperoni sehr verärgert ist.«

»Das begreife ich«, sagte Schnitzel.

»Und deshalb rate ich Ihnen, Ihren Bericht so klar wie möglich abzufassen. Vor allem lückenlos und wahrheitsgetreu.«

»Ohne irgend etwas zu verschweigen?«

»Ohne irgend etwas zu verschweigen.«

»Ich schwöre beim Kopf meiner armen Mutter«, sagte Karl Schnitzel,»daß ich keine Absicht habe, Nino Pepperoni zu belügen. Denn ich, Karl Schnitzel, weiß, daß unter diesem Schreibtisch ein Tonbandgerät steht, das Nino Pepperoni alles erzählen wird. Und Nino Pepperoni ist verärgert, und ich, Karl Schnitzel, habe keine Absicht, irgend etwas zu verheimlichen oder zu verschweigen oder zu verdrehen, denn dadurch würde ich Nino Pepperoni nur noch mehr verärgern.«

»Gut«, sagte Mr. Sliwowitz.

»Ich hoffe auch«, sagte Karl Schnitzel, »daß Nino Pepperoni meine Wahrheitsliebe zu schätzen weiß und einem Mann, der offen zu ihm ist, seine 200000 Dollar bezahlt, die er sich ehrlich verdient hat.«

»Gut«, sagte Mr. Sliwowitz.

»Ich schwöre nochmals beim Kopf meiner armen Mutter, daß mein Bericht wahr ist.«

»Lebt Ihre Mutter noch?«

»Ja«, sagte Schnitzel.

»Wo?«

»In Wien.«

»Wo in Wien?«
»Im Wiener Irrenhaus.«
»Das macht nichts«, sagte Mr. Sliwowitz. »Eine Mutter ist eine Mutter.«
»Ja«, sagte Karl Schnitzel. »Eine Mutter ist eine Mutter.«
»Gut«, sagte Mr. Sliwowitz.

3.

»Wo soll ich anfangen?« fragte Schnitzel. »Mit dem Hotel Sputnik? Dem Lenin-Prospekt? Oder dem Taxifahrer, der ein negativer Wodkatrinker ist und deshalb auf der schwarzen Liste des KGB steht? Ich könnte auch mit der Gorki-Straße anfangen? Oder dem Kreml? Oder Mandelbaums Rumpelkammer?«
»Ich nehme an, daß Nino Pepperoni das Ihnen überläßt«, sagte Mr. Sliwowitz.
»Oder soll ich mit dem Telegramm aus Tschernowitz anfangen? Und dem hohen sowjetischen Funktionär, dessen letzter Wunsch es war, Mandelbaum noch einmal zu sehen?«
»Das steht Ihnen frei«, sagte Mr. Sliwowitz.
»Oder mit dem Jumbo-Jet Tupolew 154? Oder der Aeroflot-Turbo-Prop-Maschine? Oder Koljas Kaschemme? Oder den zwei Schnitzeln?
»Fangen Sie mit den Schnitzeln an«, sagte Mr. Sliwowitz. »Was war mit den Schnitzeln?«

»Wir hatten zwei Schnitzel verdrückt«, sagte Schnitzel. »Natürlich auch Bratkartoffeln und Rotkraut. Wir haben auch Wein getrunken. Und dann gingen wir los. Wir hatten die Handkoffer vergessen. Unter dem Tisch. Aber das machte nichts. Denn ich hatte nur alte Klamotten in dem Koffer, ich meine in meinem, und Mandelbaum hatte in seinem bloß Wäsche und einen Kamm und eine Zahnbürste...«

»Können Sie nicht klarer reden«, sagte Mr. Sliwowitz. »Denken Sie an Mr. Pepperoni. Denken Sie an seine Güte. Und an die 200000 Dollar, die er Ihnen geben wird, wenn alles stimmt. Sprechen Sie bitte klar und deutlich, damit Mr. Pepperoni sich nicht anzustrengen braucht, um Sie zu verstehen.«

Schnitzel nickte. Er leerte sein Glas Sliwowitz und ließ sich von Mr. Sliwowitz ein drittes einschenken.

»Wir gingen also los«, sagte Schnitzel. »Kolja hatte uns durch den Hinterausgang der Kaschemme auf die Straße herausgelassen. Kolja, das ist der Wirt der Kaschemme, und die Straße war in Wirklichkeit eine Gasse, eine schmale Gasse. Sie verstehen schon, was ich meine?«

»Drücken Sie sich bitte klarer aus«, sagte Mr. Sliwowitz.

»Wir gingen also los«, sagte Schnitzel. »Und hinter der Gasse fingen die Felder an. Und es war verdammt dunkel. Ich meine auf den Feldern. Und Mandelbaum hatte Angst. Und schlotterte mit den Knien und klapperte mit den Zähnen. Und er gab mir seine Hand. Und wir hielten Händchen. Und wir gingen über die Felder.«

»Bitte, reden Sie deutlicher«, sagte Mr. Sliwowitz. »Was heißt: Sie hielten Händchen? Was soll das bedeuten?«

»Damit wir uns im Dunkeln nicht verlieren«, sagte Schnitzel. »Denn der Mond hatte sich versteckt. Irgendwo über der Grenze. Die war schwarz, sag' ich Ihnen, verdammt schwarz.«

»Bitte, reden Sie deutlicher«, sagte Mr. Sliwowitz.

»Wir gingen aber nicht direkt zur Grenze, sondern bogen nach Norden ab, weil die Russen mit ihren verdammten Katjuschageschützen im Süden standen. Sie verstehen schon. Mit den Russen ist nicht zu spaßen. Und auch nicht mit den Katjuschas.«

»Was heißt: Die Russen standen im Süden? Und was für Katjuschas? Was reden Sie da, Mann!«
»Ein Manöver«, sagte Schnitzel. »Das sollte am nächsten Morgen anfangen. In der Dämmerung. Aber die Russen hatten bereits ihre Stellungen an der Grenze bezogen. Und sie hatten nicht nur Katjuschas. Das können Sie mir ruhig glauben. Sie hatten auch schwere Panzer und andere Geschütze, die ich nicht alle aufzählen kann.«
»Ein Manöver also?« sagte Mr. Sliwowitz. »An der rumänischen Grenze?«
»Sehr richtig«, sagte Schnitzel. »Ich hoffe, daß Mr. Pepperoni das richtig begreift. Ein Manöver, um den Rumänen einen Schreck einzujagen.«
»Wer hat Ihnen gesagt, daß die Russen den Rumänen einen Schreck einjagen wollten?«
»Mandelbaum!«
»Mandelbaum?«
»Ja. Mandelbaum.«
»Erzählen Sie weiter«, sagte Mr. Sliwowitz.
»Wir bogen also nach Norden ab«, sagte Schnitzel, »gingen an den Vorstadtgärten von Kerovsky vorbei, dann wieder über ein Feld, dann einen Feldweg entlang, dann über einige kleine Hügel und schließlich bis zum Wald.«
»Was für ein Wald?«
»Ein Wald«, sagte Schnitzel. »Ein Wald ist ein Wald.«
»Na schön«, sagte Mr. Sliwowitz.
»In der Gegend sind Wölfe«, sagte Schnitzel. »Im Winter kommen die Wölfe bis in die Dörfer, auch nach Kerovsky, obwohl Kerovsky ein bißchen länger und größer ist als ein Dorf. Sie verstehen schon, was ich meine?«
»Halten Sie Mr. Pepperoni nicht auf«, sagte Mr. Sliwowitz.
»Im Winter kommen die Wölfe bis an die Häuser und fressen die

Wände an und lecken die Fensterscheiben vor Hunger. Aber im Sommer ist das was anderes.«

»Was ist im Sommer anders?«

»Im Sommer bleiben die Wölfe im Wald!«

»Ach so«, sagte Mr. Sliwowitz.

»So ist es«, sagte Schnitzel und blinzelte Mr. Sliwowitz schlau an.

»Was ist so?« fragte Mr. Sliwowitz.

»Wir umgingen den Wald«, sagte Schnitzel. »Denn so blöd ist Karl Schnitzel nicht, um nachts im Wald spazierenzugehen.«

»Wegen der Wölfe?«

»Richtig«, sagte Schnitzel. »Die Wölfe hätten uns beide aufgefressen. Mich und Mandelbaum.«

»Es geht um Mandelbaum«, sagte Mr. Sliwowitz.

»Sehr richtig«, sagte Schnitzel. »Ich war vor allem um Mandelbaum besorgt. Aber Sie müssen begreifen... oder... wenn ich mich anders ausdrücken darf... Mr. Pepperoni muß begreifen, daß Mandelbaum ohne Karl Schnitzel nie über die Grenze gekommen wäre. Es ging also auch um Karl Schnitzel.«

»Na schön«, sagte Mr. Sliwowitz.

»Erzählen Sie weiter.«

»Wir umgingen also den Wald«, sagte Schnitzel. »Es war stockfinster, und ich hielt Mandelbaum an der Hand.«

»Welche Hand?«

»Die linke Hand.«

»Hatte Mandelbaum Angst?«

»Ja. Er hatte volle Hosen.«

»Wortwörtlich?«

»Nein.«

»Also nur eine Redewendung?«

»Ja.«

»Gut. Sie sprechen die Wahrheit.«

»Die Wahrheit. Die volle Wahrheit. Ich schwöre beim Kopf mei-

ner armen Mutter, daß Mandelbaum Angst hatte, aber keine vollen Hosen, und daß das nur eine Redewendung ist.«
»Erzählen Sie weiter!«
»Mandelbaum«, sagte ich. »Keine Angst! Ich bringe Sie nach Amerika, so wahr ich Karl Schnitzel heiße!«
»Haben Sie das gesagt oder geflüstert?«
»Geflüstert.«
»Ist das die Wahrheit?«
»Ja. Die volle Wahrheit. Ich flüsterte: ›Mandelbaum! Denken Sie an Amerika! Denken Sie an das Land der Dollars! Denken Sie an die Multimillionärin Anna Maria Pepperoni und an das Kind in ihrem Bauch! Oder denken Sie meinetwegen an die Heilige Jungfrau! Aber hören Sie endlich auf, mit den Beinen zu schlottern! Und mit den Händen! Reißen Sie sich doch zusammen!‹ Ich flüsterte: ›Mann! Reißen Sie sich doch zusammen!‹«

»Ich hatte Mandelbaum nicht erzählt, wie ich ihn über die Grenze bringe. Ich hatte nämlich zu mir gesagt: Wenn Mandelbaum zuviel weiß, dann wird er zu selbständig. Je weniger er weiß, desto besser. Er muß ganz von dir abhängig werden, damit er gehorcht. Sonst könnte er Dummheiten machen. Und Dummheiten sind gefährlich, besonders wenn man über 'ne Grenze schleicht.«
»Seid ihr über die Grenze geschlichen?«
»Nein«, sagte Schnitzel. »Wir sind mit dem Auto gefahren!«
»Sie machen Witze, Herr Schnitzel! Passen Sie auf! Mit Nino Pepperoni ist nicht zu spaßen!«
»Keine Witze«, sagte Schnitzel. »Wir sind tatsächlich mit dem Auto gefahren, und das ist die volle Wahrheit!«
»Wie war das?« fragte Mr. Sliwowitz lauernd.
»Das war so«, sagte Schnitzel. »Hinter dem Städtchen Kerovsky ist nämlich ein Fluß. Der Grenzfluß!«
»Der hat doch sicher einen Namen?«

»Jawohl«, sagte Schnitzel. »Alles was wichtig ist hat einen Namen.«
»Wie heißt der Fluß?«
»Er heißt Pruth, entspringt in den Waldkarpaten und mündet in die Donau. Das weiß ich zufällig. Ein kleiner Scheißfluß.«
»Ich nehme an, daß man dort nicht mit amerikanischen Maßstäben mißt. Kein Vergleich mit dem Hudson River oder dem Mississippi?«
»Kein Vergleich«, sagte Schnitzel. »Im Vergleich mit dem Hudson oder dem Mississippi ist der Pruth bloß ein Bach.«
»Also ein Bach?«
»Nein. Ein Fluß.«
»Erzählen Sie weiter!«
»Drei Kilometer von Kerovsky entfernt wird eine neue Brücke gebaut. Eine Brücke über den Pruth. Und etwas weiter im Norden ein Wasserkraftwerk. Die Ingenieure sind meistens Russen, obwohl auch einige Rumänen dabei sind. Ich hatte mich vorher – bevor ich nach Moskau kam – bei meinen Verbindungsleuten erkundigt. Mir wurde gesagt: ›Schnitzel! Es handelt sich hier um eine rumänisch-sowjetische Gemeinschaftsarbeit im Sinne des Friedens und der Freundschaft!‹«
»Ich denke, die Russen wollen den Rumänen einen Schreck einjagen!«
»Das stimmt«, sagte Schnitzel. »Der Iwan hat zwei Gesichter. Das eine ist freundlich. Das andere böse.«
»Erzählen Sie weiter«, sagte Mr. Sliwowitz.
»Der Chefingenieur des Wasserkraftwerks ist ein gewisser Puschkin.«
»Puschkin war ein Dichter!«
»Das weiß ich nicht«, sagte Schnitzel. »Es gibt viele Puschkins!«
»Das stimmt«, sagte Mr. Sliwowitz.
»Dieser Puschkin hat eine Frau«, sagte Schnitzel. »Und die Frau

hat eine Schwester. Und die Schwester hat einen Sohn. Und der Sohn hat viele Freunde. Und einer seiner Freunde ist der Sohn des Bürgermeisters von Kerovsky.«

»Drücken Sie sich bitte deutlicher aus«, sagte Mr. Sliwowitz.

»Der Bürgermeister von Kerovsky ist ein alter Bekannter von mir«, sagte Schnitzel. »Ich bringe ihm öfter Geschenke aus dem Westen. Manchmal braucht er auch Geld.«

»Jeder braucht Geld«, sagte Mr. Sliwowitz.

»Der Bürgermeister von Kerovsky stellte die Verbindung zu Puschkin her, dem Chefingenieur vom Wasserkraftwerk, das am Grenzfluß gebaut wird.«

»Jetzt fang' ich langsam an zu begreifen«, sagte Mr. Sliwowitz.

»Puschkin fährt jeden Tag über die Grenze... mehrere Mal am Tage... in seinem Dienstwagen natürlich, um den Bau des Wasserkraftwerks zu inspizieren. Sein Wagen wird nie kontrolliert, eine Vertrauenssache. Puschkin ist Puschkin.«

»Sehr richtig«, sagte Mr. Sliwowitz.

»Puschkin wollte 10000 Dollar für den Job. Aber ich habe ihm nur 5000 gegeben. Das ist genug.«

»Genug«, sagte Mr. Sliwowitz.

»Mandelbaum hatte Angst. Aber wir mußten über die dunklen Felder gehen.«

»Warum?«

»Weil Puschkin versprochen hatte, in der Datscha des Bürgermeisters auf uns zu warten. Die Datscha lag nicht im Wald, wo die verdammten Wölfe sind, sondern hinter den Feldern von Kerovsky, oben im Norden, nicht weit von der neuen Brücke. Niemand durfte sehen, wohin wir gingen. Das hatte ich dem Bürgermeister versprochen. Auch Puschkin.«

»Ich nehme an, daß ihr im Kofferraum des Dienstwagens versteckt wart?«

»Sehr richtig«, sagte Schnitzel. »Im Kofferraum.«
»Seid ihr noch in der Nacht über die Grenze gefahren?«
»Nein. Das wäre zu auffällig gewesen. Erst bei Tagesanbruch, wenn die ersten Ingenieure über die alte Brücke fahren.«
»Die alte Brücke?«
»Ja. Die neue ist noch nicht fertig.«

»Es ging alles wie am Schnürchen«, sagte Schnitzel. »Keine Kontrolle. Nichts. Bloß die Luft war schlecht im Kofferraum. Es war auch nicht bequem. Aber die Fahrt über die alte Brücke hat nicht lange gedauert.«
»Wo hat euch Puschkin abgesetzt?«
»Dort wo die Maisfelder anfangen, gleich hinter der Brücke am anderen Ufer.«
»Hat euch niemand gesehen?«
»Niemand!«
»Was habt ihr dann gemacht?«
»Wir haben uns von der Grenze entfernt. Wir gingen durch die Maisfelder, ungefähr eine halbe Stunde, bis zu der Kreuzung.«
»Welche Kreuzung?«
»Die Kreuzung zweier Landstraßen. Die eine führt südlich zur Walachei in Richtung der bulgarischen Grenze. Die andere führt westlich nach Siebenbürgen, eine Provinz, die auch Transsylvanien genannt wird, und folglich zur ungarischen Grenze.«
»Ich bin kein Geographieprofessor. Aber wie ich sehe, Sie wissen Bescheid.«
»Geographie gehört zu meinem Beruf«, sagte Schnitzel.
»Und warum haben Sie gerade diesen Kreuzweg gewählt?«
»Das hatte seinen Grund«, sagte Schnitzel.
»Na schön«, sagte Mr. Sliwowitz.

»Als wir am Kreuzweg anlangten, sagte Mandelbaum zu mir:

›Das Manöver hat noch nicht begonnen. Was ist mit dem Morgengrauen? Das Morgengrauen ist vorbei und die Sonne aufgegangen. Fängt so was nicht im Morgengrauen an?‹ – ›Vielleicht haben die Russen das Manöver abgeblasen‹, sagte ich zu Mandelbaum. ›Oder sie haben das Manöver kurz verschoben, um die Rumänen irrezuführen!‹«

»Und was hat Mandelbaum gesagt?« fragte Mr. Sliwowitz.

»Er sagte bloß: ›Ich muß pinkeln!‹«

»Hat er gepinkelt?«

»Ja«, sagte Schnitzel. »Er pinkelte sehr lange, um die Angst loszuwerden.«

»Ich nehme an, daß Sie bei dieser Gelegenheit nicht versäumt haben, sich Mandelbaums Schwanz anzusehen«, sagte Mr. Sliwowitz vorsichtig.

»Das stimmt«, sagte Schnitzel. »Es war nicht zu vermeiden, denn Mandelbaum pinkelte gegen die aufgehende Sonne.«

Mr. Sliwowitz nickte. Er blickte Schnitzel lauernd an.

Schnitzel grinste. »Der Chauffeur Swifty hat mir mal erzählt, daß Mandelbaum den längsten Schwanz in Moskau hätte«, sagte Schnitzel dann langsam. »So lang, hatte Swifty gesagt, daß Mandelbaum nichts andres übrigbleibt, als den langen Schwanz um den Bauch zu wickeln und zu einem Knoten zu verknüpfen. Wenn ich nicht irre, so behauptete Swifty, daß es sich um einen ganz besonderen Knoten handelt: einen Gordischen Knoten!«

»So was gibt es nicht«, sagte Mr. Sliwowitz. »Ich meine: so einen langen Schwanz!«

»Natürlich nicht«, sagte Schnitzel.

»Swifty hat bloß Spaß gemacht.«

»Natürlich«, sagte Schnitzel. »Swifty ist ein Spaßmacher und ein Lügner.«

»So ist das«, sagte Mr. Sliwowitz. »Sehen Sie, Herr Schnitzel. Keiner kann begreifen, warum unsere Anna Maria so scharf auf diesen Mandelbaum ist. Und weil es niemand begreifen kann, werden Gerüchte verbreitet, Lügen erzählt, Witze gerissen. So sind die Leute. Sie sind natürlich auch neidisch.«

»Das kann ich vollkommen verstehen«, sagte Schnitzel.

»Wie lang war sein Schwanz?« fragte Mr. Sliwowitz.

»Ziemlich lang«, sagte Schnitzel. »Aber auch nicht so lang! Immer noch im Bereich des Normalen!«

»Das wird Mr. Pepperoni freuen«, sagte Mr. Sliwowitz.

»Warum?« fragte Schnitzel.

»Weil Anna Maria nicht nur Nino Pepperonis Sorgenkind ist, sondern auch Inhalt und Zweck seines Lebens. Alles, was Nino Pepperoni besitzt, wird eines Tages Anna Maria gehören. Und deshalb ist es wichtig, daß Mandelbaums Schwanz nicht zu lang ist.«

»Damit Anna Maria nicht verletzt wird, wenn Mandelbaum mal zu weit hineinstößt?«

»Genauso ist es«, sagte Mr. Sliwowitz. »Aber erzählen Sie bitte weiter!«

»Nachdem Mandelbaum gepinkelt hatte, fiel er erschöpft auf die Ackererde und schlief gleich ein. Ich legte mich neben ihn hin, aber ich konnte nicht schlafen.«

»Sie lagen neben Mandelbaum, als er schlief?«

»Ja, ich lag neben ihm.«

»Haben Sie ihn angerührt, während er schlief?«

»Nein«, sagte Schnitzel. »Nicht im Maisfeld.«

»Wo denn?«

»Das werde ich Ihnen später erzählen.«

»Vergessen Sie nicht, daß Sie den Bericht nicht nur mir erzählen, sondern auch und vor allem Nino Pepperoni.«

»Das weiß ich«, sagte Schnitzel. »Ich weiß das ganz genau, und ich habe nicht die Absicht, Nino Pepperonis Geduld auf die Probe zu stellen.«

»Dann fassen Sie sich bitte so kurz und sachlich wie möglich.«
»Ja«, sagte Schnitzel.

»Um 9 Uhr 22 ging drüben, jenseits der Grenze, ein Höllenlärm los.«
»Das Manöver?«
»Ja«, sagte Schnitzel. »Das Manöver. Die Russen schossen wie verrückt mit schweren und leichten Geschützen. Es sah wie ein Gewitter aus, ein Gewitter am frühen Morgen. Die Russen hatten auch Flugzeuge herangezogen, die heulend im Tiefflug an der Grenze entlangsausten.«
»Hatte Mandelbaum Angst?«
»Nein«, sagte Schnitzel. »Nicht mehr. Mandelbaum war von dem Lärm aufgewacht. Er saß im Maisfeld mit angezogenen Beinen und kraulte seinen Bart.«
»Erzählen Sie weiter«, sagte Mr. Sliwowitz.
»Kurz vor 10«, sagte Schnitzel, »kamen meine Verbindungsleute im Lastauto an. Sie fuhren über die Straßenkreuzung, bogen in einen Feldweg ein und blieben dann stehen, um auf uns zu warten.«
»Sie hatten ein Lastauto bestellt?«
»Sehr richtig«, sagte Schnitzel. »Sie glauben doch nicht etwa im Ernst daran, daß ein Mann wie Karl Schnitzel zu Fuß durch Rumänien geht?«
»Natürlich nicht«, sagte Mr. Sliwowitz.
»Na also«, sagte Schnitzel.

4.

»Das Lastauto führte eine Fracht Maismehl, woraus die Rumänen ihre Mamaliga machen.«

»Mamaliga?«

»Ja. Mamaliga. Die Rumänen essen Mamaliga zum Frühstück entweder mit Milch, aber auch mit Butter und Ziegenkäse. Mamaliga wird auch zu den Hauptmahlzeiten als Beilage zum Fleisch gegessen, zuweilen auch im verhärteten Zustand in Scheiben geschnitten und wie Brot behandelt.«

»Mamaliga?«

»Ja. Mamaliga.«

»Erzählen Sie weiter.«

»Maismehl ist eine Fracht, die keinen Verdacht erweckt. Jeder Rumäne weiß, daß aus Maismehl Mamaliga gemacht wird. Ohne Mamaliga wäre ein Land wie Rumänien undenkbar. Wenn sie den Rumänen ihre Mamaliga wegnehmen, dann gäbe es dort eine Revolution.«

»Das ist höchst interessant«, sagte Mr. Sliwowitz. »Das müßte man dem amerikanischen Präsidenten erzählen.«

Schnitzel nickte. Er leerte sein Glas Sliwowitz und ließ sich von Mr. Sliwowitz ein neues Glas Sliwowitz einschenken.

»Der Fahrer unseres Lastautos war mit ordentlichen Papieren ausgerüstet. Ich hatte das bereits Mandelbaum erklärt, aber ich werde es jetzt nochmals erklären, damit Mr. Pepperoni die Sache richtig versteht.«

»Erklären Sie es Mr. Pepperoni.«

»Der Fahrer hatte schriftliche Anweisungen, eine Ladung Maismehl aus der staatlichen Mühle beim Grenzdorf Satu Verde in der rumänischen Provinz Bukowina nach der rumänischen Provinz Siebenbürgen zu bringen, und zwar zur ungarischen Grenze.

Dort wird nämlich von den Rumänen eine neue Landstraße gebaut. Die Straßenarbeiter wohnen in einem provisorischen Barakkenlager am Rande der neuen Straße. Das Maismehl war für die Arbeiter im Barackenlager bestimmt.«
»Eine humane Sache, und ganz im Sinne eines kommunistischen Staates.«
»Sehr richtig«, sagte Schnitzel.
»Erzählen Sie weiter!«
»Der Staat hätte das Maismehl natürlich auch aus Siebenbürgen liefern können, was ja näher gewesen wäre und folglich praktischer, als das Mehl aus einer anderen Provinz zu bringen. Aber in einem kommunistischen Staat werden in solch einem Fall keine Fragen gestellt. Ein Befehl ist ein Befehl. Und eine schriftliche Anweisung ist eine schriftliche Anweisung. Der Staat hat seine Gründe. Das weiß jeder Milizionär.«
»Erzählen Sie weiter.«
»Ich hatte dem Fahrer Geld gegeben und ihm folgendes gesagt: ›Sollte das Auto von der Miliz angehalten werden, dann zeig deine Papiere mit den staatlichen Stempeln, und sollte es einem Milizionär einfallen, die rückwärtige Wagenklappe aufzumachen, um nachzuschauen, ob zwischen den Maismehlsäcken noch irgendwas versteckt ist, dann gib ihm Geld.‹«
»Sind die rumänischen Milizionäre bestechlich?«
»Manche sind's, manche sind's nicht.«
»Rumänien war früher mal ein korruptes Land«, sagte Mr. Sliwowitz. »Das weiß ich zufällig. Rumänien hat mal zur Türkei gehört, und die Türken hatten die sogenannte Beamtenbestechlichkeit eingeführt. Man nannte das früher Bakschisch!«
»Das kann sein«, sagte Schnitzel.
»Ich nehme aber an, daß sich inzwischen vieles in Rumänien geändert hat?«
»Geld ist Geld«, sagte Schnitzel.

»Erzählen Sie weiter.«

»Der Fahrer hatte auch ein junges hübsches Mädchen bei sich.«

»Um die Milizionäre im Notfall abzulenken? Damit sie die Wagenklappe nicht aufmachen?«

»Sehr richtig. Es kann sein, daß sich seit der Türkenherrschaft vieles in Rumänien geändert hat, aber das Blut der Bevölkerung kann man nicht so leicht ändern. Die Rumänen sind heißblütig wie die Ungarn. Heißblütig und weibertoll.«

Schnitzel schwieg eine Zeitlang und starrte nachdenklich auf die rote Perücke von Mr. Sliwowitz. In diesem Augenblick konnte er deutlich die bolschewistische Sonne vor sich sehen, die an jenem Morgen schräg über den Maisfeldern stand. Die Landschaft roch nach frischem Tau und guter, fruchtbarer Erde. Dieser Tau und diese Erde gehörten dem Volk, ebenso wie die Sonne. Das hatte er irgendwo mal gehört. Schnitzel erinnerte sich, daß die Maisstauden hin und herwogten, irgendwie spielerisch, so als würden sie tatsächlich mit dem Wind spielen, der aus den westlichen Bergen kam, und auch mit dem hellen Tageslicht. An der Grenze tobte noch immer Kriegslärm. Die Iljuschins sausten nach wie vor heulend im Tiefflug über den Fluß, und die Einschläge der Katjuschagranaten machten die Erde erzittern.

»Mandelbaum und ich krochen aus dem Maisfeld«, sagte Schnitzel. »Wir überquerten den Kreuzweg, schlugen den Feldweg ein und erreichten kurz darauf das Lastauto. Ich gab dem Fahrer sein Geld, unterhielt mich eine Zeitlang mit ihm, auch mit dem Mädchen, und dann stiegen Mandelbaum und ich in den Frachtraum des Lastautos und versteckten uns hinter den Maissäcken.«

»Hat das Mädchen irgendwas gesagt, als es Mandelbaum sah?«

»Nein«, sagte Schnitzel. »Das Mädchen hat bloß gekichert.«

»Als es Mandelbaum sah?«

»Ja.«

»Warum?«
»Ich weiß nicht warum. Anscheinend kichern die Frauen, wenn sie Mandelbaum sehen.«

Schnitzel zündete sich eine Camel an, wagte aber nicht, Mr. Sliwowitz den Rauch ins Gesicht zu blasen, so wie Nino Pepperoni das machte, wenn er in Gegenwart von Mr. Sliwowitz eine Zigarre rauchte.
Schnitzel blies den Rauch seiner Zigarette vorsichtig und schräg aus dem Mundwinkel gegen das Fenster.
»Wir fuhren bis zur Straßenkreuzung«, sagte Schnitzel, »und bogen dann in die richtige Landstraße ein, in Richtung Siebenbürgen und Ungarn. Wir fuhren nicht zu schnell, aber auch nicht zu langsam, gerade das richtige Tempo, um nicht aufzufallen. Das Auto wurde am Vormittag zweimal von der Miliz angehalten, einmal gegen 9 Uhr und einmal kurz vor Mittag, aber es passierte nichts, da die Papiere des Fahrers in Ordnung waren und es offenbar niemandem einfiel, die Wagenklappe zu öffnen und zwischen den Maismehlsäcken herumzustöbern. Gegen Mittag fuhren wir in ein Dorf ein und blieben vor der Dorfschenke stehen. Es war ein dreckiges Dorf so wie alle Dörfer in dieser Gegend, die kleinen Häuser aus Lehm und Stroh, die Straßen verschlammt und mit Kuhmist besät. Auch mit Pferdemist und Ziegen-, Hühner- und Gänsescheiße. Die Gänse sind groß und gefährlich in dieser Gegend. Sie laufen auf der Straße rum und beißen einen ins Bein. Natürlich bin ich nicht ausgestiegen. Auch nicht Mandelbaum. Nur der Fahrer stieg aus und das Mädchen. Sie verscheuchten die Gänse und betraten die Schenke. Sie blieben nicht lange und kamen bald mit einer Flasche Schnaps zurück, hartgekochten Eiern, Salzheringen, Würsten und kalter Mamaliga.«
Schnitzel drückte seine Zigarette aus und grinste Mr. Sliwowitz an. »Der Fahrer und das Mädchen stiegen wieder ein. Sie reichten

uns das Essen durch das Vorderfenster, auch den Schnaps. Wir hatten einen Mordshunger. Alles schmeckte prima.«

»Am Nachmittag hatten wir eine Panne.«
»Wo war das?«
»Zirka 20 km vor der ungarischen Grenze.«
»War ein Reifen geplatzt?«
»Nein. Ein Motorschaden.«
»Was war los mit dem Motor?«
»Ich kenne mich da nicht aus. Ich bin selber kein Autofahrer.«
»Der Motor hat gestreikt?«
»So ist es. Der Motor hat gestreikt.«
»Ich denke, Streiken ist verboten?«
»Sie meinen: hinter dem Eisernen Vorhang?«
»Jawohl«, sagte Mr. Sliwowitz.
»Das gilt nur für die Arbeiter«, sagte Schnitzel.
»Aber nicht für Maschinen?«
»Nicht für Maschinen«, sagte Schnitzel.

»Ich hoffe, daß ihr nicht mitten auf der Landstraße stehengeblieben seid«, sagte Mr. Sliwowitz lauernd.
»Als der Motor zu knattern anfing«, sagte Schnitzel, »da bog der Fahrer in eine Nebenstraße ein, obwohl das Wort Straße übertrieben ist... eigentlich war es ein breiter Feldweg, ungepflastert natürlich, ausgetreten, schlammig. Er schaffte es dann noch bis zu einer großen Weide vor einem kleinen Dorf. Dort ersoff der Motor.«
»Was habt ihr dann gemacht?«
»Der Fahrer ging ins Dorf, um einen Mechaniker zu holen, konnte aber keinen finden. Er kam allein zurück und versuchte dann selber den Schaden zu reparieren.«
»Hat er den Schaden repariert?«

»Nein«, sagte Schnitzel. »Er nahm den Motor auseinander und setzte ihn wieder zusammen, konnte den Schaden aber nicht finden.
Gegen Abend kamen zwei Milizionäre den Feldweg am Rande der großen Weide entlang. Sie saßen im offenen Jeep. Der eine war jung, der andere alt. Ihre Stiefel und Uniformen waren mit Schlamm bespritzt. Sie waren mit Holzknüppeln und Revolvern bewaffnet. Vor dem Lastauto hielten sie an. Sie sprachen eine Zeitlang mit dem Fahrer, beguckten den Motor, scherzten mit dem Mädchen und fuhren dann weiter.«
»Da habt ihr Schwein gehabt!«
Schnitzel schüttelte den Kopf. »Die beiden Milizionäre kamen wieder zurück. Sie öffneten aber diesmal die Wagenklappe, stiegen ein und durchsuchten den Frachtraum.«
»Haben sie euch gefunden?«
»Natürlich«, sagte Schnitzel. »Sie verlangten unsere Papiere, zerrten uns dann aus dem Wagen heraus und wollten uns mitnehmen.«
»Ihr seid natürlich nicht mitgegangen?«
»Natürlich nicht«, sagte Schnitzel. »Ich gab jedem von ihnen 100 Dollar. Aber das war nicht genug. Schließlich gab ich jedem 500.«

»Sie wollten dann auch das Mädchen. Ich hatte das vorausgesehen. Das Mädchen weinte und wollte erst nicht, überlegte sich's aber dann und ging mit ihnen mit.«
»Wohin?«
»Auf die Weide«, sagte Schnitzel. »Das Gras war abgemäht, also kurz und stoppelig, und so konnten wir alles sehen.«
»Was habt ihr gesehen?«
»Wie sie das Mädchen gevögelt haben. Der junge Milizionär schob drei Nummern mit ihr, der alte bloß eine.«
»Hat das Mädchen geschrien?«

»Nein. Das Mädchen hat nicht geschrien.«
»Wie alt war das Mädchen?«
»Ungefähr siebzehn.«
»Wie sah das Mädchen aus?«
»Es war ein hübsches Mädchen. Mit braunen Augen, einer hellen Haut und sehr dünn. Aber sie hat nicht geschrien.«
»Was für Haare hatte das Mädchen?«
»Das weiß ich nicht. Das Mädchen trug die ganze Zeit ein Kopftuch.«
»Auch beim Vögeln?«
»Auch beim Vögeln. Sie nahm das Kopftuch nicht ab. Sie verlor es auch nicht. Sie hatte es fest verknotet.«
»Wie groß war das Mädchen?«
»Es war ein kleines Mädchen. So groß wie Mandelbaum.«
»Wie groß?«
»Ungefähr 5 Fuß 2.«
»Nicht größer?«
»Nein. Nicht größer.«

»Das Mädchen hatte Angst, die Nacht mit uns im Lastauto zu verbringen, weil sie glaubte, daß die Milizionäre zurückkämen. Und so ging sie mit dem Fahrer ins Dorf, um ein Nachtquartier zu suchen. Im Dorf aber gab es keine Herberge. Sie klopften im Dorf an mehrere Türen, fanden die Türen aber verschlossen. Es brannte auch nirgends Licht. Sie horchten an den Türen. Kein Laut. Nicht eine einzige menschliche Stimme. Die einzigen Laute, die sie hörten, war das Geräusch der Tiere in den Ställen, das Gackern der aufgeschreckten Hühner und das Bellen der Kettenhunde in den finsteren Bauernhöfen.«
»Das klingt wie eine Gespenstergeschichte«, sagte Mr. Sliwowitz. »Und woher wissen Sie das alles so genau, da Sie ja nicht mit ins Dorf gingen?«

»Das hat uns das Mädchen erzählt, als sie wieder mit dem Fahrer zurückkam.«

»Und wo waren die Bauern im Dorf? Und wo waren ihre Familien?«

»Bei einer Hochzeit. Im Nachbardorf. Sie waren alle zur Hochzeit gegangen, so wie das Sitte ist, wenn zwei Dörfer eng beieinander liegen. Sie waren mit ihren Frauen und Kindern zur Hochzeit gegangen. Sogar die Babys hatten sie mitgenommen. So wie das Sitte ist.«

»Und woher wissen Sie das so genau?«

»Weil einer der Bauern zurückkam, um nach einer trächtigen Kuh zu sehen. Und weil das Mädchen und der Fahrer den Bauern auf dem Rückweg trafen. Und weil der Bauer es ihnen erzählt hat.«

»Ach so«, sagte Mr. Sliwowitz. »Jetzt kapier' ich das auch.«

»Das Mädchen wollte unbedingt zur Hochzeit«, sagte Schnitzel. »Ich weiß nicht warum. Vielleicht weil sie Angst hatte, die Nacht im Lastwagen zu verbringen oder weil sie sich betäuben wollte nach dem Vorfall mit den Milizionären und vielleicht weil sie sich dachte: ein bißchen Zerstreuung kann nicht schaden. Und ein bißchen Musik. Und ein bißchen Wein. Oder viel Musik und viel Wein. Ich weiß es nicht. Auf jeden Fall: sie redete mit dem Fahrer, und der Fahrer nickte und sagte dann zu mir: ›Herr Schnitzel. Wir gehen zur Hochzeit. Die Leute hier in der Gegend sind gastfreundlich, und sie werden sich sicher freuen, wenn wir zur Hochzeit kommen. Und sicher werden sie uns ein Nachtquartier anbieten. Und ein Bett zum Schlafen. Und ich rate Ihnen und Ihrem Freund mitzukommen. Denn wenn die Milizionäre zurückkommen und euch hier finden, dann drehen sie euch den Hals um.‹«

»Wir gingen alle zur Hochzeit«, sagte Schnitzel. »Die Bauern freuten sich mit uns, und keiner stellte irgendwelche Fragen. Das war eine Hochzeit, sag' ich Ihnen! So was haben Sie noch nicht erlebt. Eine Hochzeit draußen unter freiem Himmel!

Die Zigeuner spielten wie verrückt mit ihren Geigen. Die Bauern saßen an langen Tischen draußen im schlammigen Hof und soffen Wein und fraßen Mamaliga und Fleisch, das am Spieß über dem offenen Feuer gebraten wurde. Die Männer trugen schwarze Juchtenstiefel und bauschige weiße Hosen aus derbem Tuch und bunte Hemden mit hochgeschlossenen runden Kragen. Die Frauen trugen bunte Röcke und weiße Blusen mit gestickten Mustern. Die Frauen trugen keine Stiefel, wie ich vermutet hatte, sondern flache Halbschuhe mit Spangen, die allerdings etwas dreckig waren, krustig vom Schlamm. Die Männer und Frauen soffen und fraßen und standen ab und zu auf und tanzten und setzten sich dann wieder hin. Und die Zigeuner spielten wie verrückt. Und die kleinen Kinder kreischten. Die saßen auch an den langen Tischen und soffen Wein und fraßen Mamaliga und Fleisch vom Spieß. Auch die Babys kreischten. Aber die saßen nicht an den langen Tischen. Die lagen in Holzkrippen. Und die Holzkrippen standen neben den Tischen. Und die Zigeuner spielten wie verrückt. Und die Babys kreischten. Und guckten zum Himmel. Denn die Babys lagen auf dem Rücken. Und oben war nur der Himmel. Ein wolkenloser Himmel. Und ein großer, runder gelber Mond, der heruntergucktе auf den Wein und die Mamaliga und das Fleisch. Und auf die Männer und Frauen und kleinen Kinder. Und auch auf die Babys...«

»Können Sie nicht etwas deutlicher sprechen«, sagte Mr. Sliwowitz. »Ich würde Ihnen auch raten, zusammenhängender zu erzählen, denn sonst wird Nino Pepperoni böse.«

»Wir soffen auch Wein«, sagte Schnitzel. »Und fraßen Mamaliga. Und Fleisch. Das Mädchen tanzte mit den Bauern und klatschte beim Tanzen in die Hände und lachte und weinte zur gleichen

Zeit, weil die Zigeuner so gut spielten oder so schön, auf jeden Fall so und auf eine Art und Weise, die das Mädchen zum Lachen brachte, aber ihr zugleich Tränen aus den Augen lockte.«
»Hat Mandelbaum auch getanzt?« fragte Mr. Sliwowitz.
»Mandelbaum hat nicht getanzt«, sagte Schnitzel. »Mandelbaum trank Wein, aber mit Maß, aß Mamaliga und Fleisch, ebenfalls mit Maß, kraulte sich den Bart und guckte auf die Beine der Mädchen, besonders auf die Beine der Braut.«

»Hat die Braut schöne Beine gehabt?«
»Das kann ich nicht beurteilen, da ich mir aus Frauen nichts mache. Ich würde aber sagen: sie hatte kräftige, braungebrannte Beine. Vor allem junge Beine, denn die Braut war höchstens neunzehn.«
»War sie blond?«
»Nein. Sie hatte dunkelbraunes Haar und dunkelbraune Augen.«
»War sie schlank?«
»Sie war etwas üppig. Aber ihre Haut war wie Samt. Und die Brüste waren straff, obwohl sie keinen Büstenhalter trug. Die Braut trug eine dünne Bluse, und man konnte die Brustwarzen sehen.«
»Allerhand«, sagte Mr. Sliwowitz. »Allerhand. Geben Sie's zu. Die Braut hat nicht nur Mandelbaum gefallen. Ihnen hat sie auch gefallen?«
»Nein«, sagte Schnitzel. »Mir hat die Braut nicht gefallen. Mir gefiel der Bräutigam.«

Schnitzel grinste. »Die rumänische Provinz Siebenbürgen hat eine gemischte Bevölkerung, besonders an der ungarischen Grenze. In Siebenbürgen wohnen Rumänen, aber auch andere Nationalitäten, vor allem Deutsche, die sogenannten Siebenbürger Sachsen, und natürlich viele Ungarn.«
»Der Bräutigam war also ein Ungar?«

»Ein vollblütiger Ungar. So einen hatte ich mir immer schon gewünscht. Ein junger ungarischer Bauer. Ein Riesenkerl. Schwarzhaarig. Schwarze Augen. Schwarzer Zwirbelschnurrbart. Hab' zu mir gesagt: Mensch, Karl Schnitzel! Wenn du noch ein Mann wärst, dannn würdest du bestimmt versuchen, mit diesem Kerl ins Bett zu gehen. Koste es, was es wolle!«

»Sind Sie mit ihm ins Bett gegangen?«

»Das werde ich gleich erzählen«, sagte Schnitzel.

»Und Mandelbaum?«

»Was ist mit Mandelbaum?«

»Er war doch scharf auf die Braut? Ist er mit der Braut ins Bett gegangen?«

»Das werde ich gleich erzählen«, sagte Schnitzel.

5.

»Kurz nach Mitternacht gingen die Gäste nach Hause. Ich sprach mit der Braut und fragte sie, ob wir in ihrem Hause übernachten könnten. Sie sagte, das sei selbstverständlich, und erklärte mir, daß unsere Betten schon bereitständen.«

»Wie haben Sie mit der Braut gesprochen?«

»Ungarisch«, sagte Schnitzel. »Die Braut sprach sowohl rumänisch als ungarisch, da sie im Grenzgebiet aufgewachsen war.«

»Ich wußte nicht, daß Sie Ungarisch sprechen.«

»Meine Großmutter war Ungarin«, sagte Schnitzel. »Ich sprach als Kind mit meiner Großmutter ungarisch.«

»Wenn ich nicht irre, hat Ungarn mal zu Österreich gehört. Man nannte das damals die österreichisch-ungarische Monarchie.«

»Das kann sein«, sagte Schnitzel. »Das weiß ich nicht genau. Aber ich hab' mal was davon gehört.«

»Sie sprechen wahrscheinlich auch Rumänisch?«

»Etwas«, sagte Schnitzel. »Ich spreche mehrere Sprachen. Das gehört zu meinem Beruf. Nur Russisch habe ich nie erlernt. Russisch ist eine Sprache, die für die Muschiks erfunden wurde.«

»Das stimmt nicht«, sagte Mr. Sliwowitz. »Russisch ist eine Kultursprache. Sie haben wahrscheinlich nie was von Dostojewski gehört? Oder Tolstoi?«

»Von denen hab' ich noch nichts gehört«, sagte Schnitzel.

»Und wie ist es mit Rumänisch und Ungarisch? Können Sie diese Sprachen auch schreiben?«

»Nein«, sagte Schnitzel.

»Ich sehe ein, daß Sie die Wahrheit sprechen.«

»Die volle Wahrheit«, sagte Schnitzel.

»Nachdem die letzten Gäste gegangen waren, halfen wir der Braut beim Aufräumen. Wir trugen die Fleischreste in die Küche und warfen sie in einen großen leeren Topf. Wir räumten Teller, Besteck und Mamaligareste weg und trugen die vollen und halbleeren Weinflaschen in den Keller.«

»Und was geschah mit den leeren Weinflaschen?«

»Die standen auf den Tischen herum. Manche lagen auch auf den Tischen, andere im Hof. Die Braut sagte: ›Laßt die leeren Flaschen. Das hat morgen Zeit. Kümmert euch auch nicht um die Abfälle. Der Hof muß sowieso morgen ausgekehrt werden. Auch wegen der Hühnerscheiße, dem Kuhmist und den Pferdeäpfeln.‹«

»Ihr habt also alle ein bißchen geholfen?«

»Ja«, sagte Schnitzel. »Jeder von uns hat mitgeholfen. Sogar Mandelbaum. Nur der Bräutigam hat nichts getan.«

»Warum?«

»Weil er total besoffen war. Er war sitzend eingeschlafen, dann seitwärts gerutscht, von der Sitzbank heruntergeglitten und schließlich unter den Tisch gerollt. Dort war er liegengeblieben.«

»Hat er geschnarcht?«

»Ja«, sagte Schnitzel. »Er schnarchte unter dem Tisch wie eine Kreissäge.«

»Was habt ihr mit ihm gemacht?«

»Als wir mit dem Aufräumen fertig waren, bat uns die Braut, den Bräutigam ins Zimmer zu tragen.«

»Und das habt ihr natürlich gemacht?«

»Selbstverständlich«, sagte Schnitzel. »Wir konnten den Bräutigam doch nicht die ganze Nacht unter dem Tisch liegenlassen. Mandelbaum packte seine Beine, und ich das schwerere Ende, das heißt den Oberkörper, da ich kräftiger bin als Mandelbaum, und dann trugen wir den Bräutigam ins Schlafzimmer und legten ihn aufs Ehebett.«

»Habt ihr ihn ausgezogen?«

»Ja«, sagte Schnitzel. »Die Braut bat uns, ihn auszuziehen, vor allem die schweren Stiefel. Wir zogen ihn gleich ganz aus, um der Braut die Arbeit abzunehmen.« – »Und dann?«

»Dann rollten wir ihn auf die linke Betthälfte, da die Braut sagte, sie schliefe immer nur rechts.«

»Ist er aufgewacht?«

»Nein«, sagte Schnitzel. »Er ist nicht aufgewacht.«

»Das Bauernhaus bestand aus drei Zimmern, einem Schlafzimmer, einem Wohnzimmer und einer großen Küche. Außerdem war noch ein Heuschober da unter dem Strohdach. Im Wohnzimmer stand ein altes Sofa und in der Küche eine Schlafbank.«

»Was ist eine Schlafbank?«

»Eine Schlafbank ist eine große lange Bank mit einem Deckel. Sie ist innen hohl wie eine Truhe, weil die Bauern dort ihre Wäsche aufbewahren. Auf dem Deckel liegt ein breiter Strohsack.«

»Ein Strohsack?«
»Ja. Ein Strohsack.«
»Erzählen Sie weiter!«
»Die Braut sagte: ›Zwei von euch können auf dem Sofa im Wohnzimmer schlafen, zwei auf der Schlafbank in der Küche.‹«
»Erzählen Sie weiter!«
»Der Fahrer wollte mit Anişoara auf der Schlafbank schlafen.«
»Wer ist Anişoara?«
»Anişoara ist das Mädchen, das von den Milizionären gevögelt wurde. Sie werden sich erinnern: am Nachmittag auf der Weide.«
»Ja. Ich erinnere mich. Sie hieß also Anişoara?«
»Ja. Anişoara.«
»War Anişoara damit einverstanden?«
»Nein«, sagte Schnitzel. »Anişoara wollte nicht mit dem Fahrer schlafen, sondern mit Mandelbaum, aber das ging nicht, weil wir alle von dem Fahrer abhängig waren. Und keiner von uns wollte es sich mit dem Fahrer verderben. Auch nicht Mandelbaum.«
»Der Fahrer schlief also mit Anişoara auf der Schlafbank in der großen Küche?«
»Ja«, sagte Schnitzel. »Allerdings.«
»Hat Anişoara wieder geweint? So wie auf der Weide?«
»Nein«, sagte Schnitzel. »Ich nehme an, daß Anişoara schon mal mit dem Fahrer geschlafen hatte. Sie hat nicht geweint.«
»Erzählen Sie weiter!«
»Nachdem der Fahrer und Anişoara auf der Schlafbank in der Küche schliefen, blieb mir und Mandelbaum nichts anderes übrig, als auf dem Sofa im Wohnzimmer zu schlafen.«
»Logisch.«
»Ja«, sagte Schnitzel. »Sehr logisch. Natürlich wollte Mandelbaum nicht mit mir schlafen, er wollte vielmehr in den Stall gehen oder im Heuschober schlafen, aber ich machte ihm klar, daß das nicht ging.«

»Und warum?«
»Wir waren Ehrengästre und hätten uns unmöglich gemacht, wenn einer von uns den Stall oder den Heuschober dem Wohnzimmer vorgezogen hätte.«
»Kann ich verstehen«, sagte Mr. Sliwowitz. »Aber Mandelbaum hätte doch auf dem Fußboden schlafen können?«
Schnitzel schüttelte den Kopf. »Auch das wäre eine grobe Verletzung der Gastfreundschaft gewesen. Schließlich schläft man nicht auf dem Fußboden, wenn einem ein Sofa angeboten wird. Es war ein breites Sofa, breit genug für zwei.«
»Ich nehme auch an, daß der Fußboden dreckig war?«
»Stimmt«, sagte Schnitzel. »Dreckig und voller Flöhe.«
»Flöhe?«
»Ja«, sagte Schnitzel. »Auf dem Fußboden wimmelte es von Flöhen. Genug für einen Flohzirkus.«
»Die Braut hatte jedem von uns ein weißes Nachthemd gegeben. Mir reichte das Nachthemd bloß bis an die Knie, aber Mandelbaum ging es über die Fußknöchel.«
»Ein weißes Nachthemd?«
»Ja. Ein weißes Nachthemd. Die Bauern tragen keine Pyjamas.«
»Wie sah Mandelbaum im weißen Nachthemd aus?«
»Erregend«, sagte Schnitzel. »Es verschlug mir den Atem.«
»Obwohl Sie keine Eier mehr haben?«
»Ja«, sagte Schnitzel.

»Versuchen Sie sich Mandelbaum vorzustellen: ein kleiner Mann im weißen Nachthemd, das bis zum Fußboden reicht. Roter Bart! Brille. Kurzsichtige Augen. Mandelbaum versucht das Nachthemd mit der einen Hand etwas hochzuziehen, wegen der Flöhe. Er steht vor dem Sofa, ein bißchen schief. In der freien Hand, der linken, hält er etwas.«
»Was?«

»Eine Petroleumlampe.«
»Gab es dort kein elektrisches Licht?«
»Nein. Es gab kein elektrisches Licht.«
»Er stand also vor dem Sofa, ein bißchen geknickt, die Petroleumlampe in der linken Hand.«
»Ja.«
»Hat Mandelbaum irgendwas mit der Lampe gesucht?«
»Ja. Er hat den Fußboden vor dem Sofa abgeleuchtet.«
»Hat er die Flöhe gezählt?«
»Er hat versucht die Flöhe zu zählen, aber es waren zu viele.«

»Und dann gingen wir ins Bett«, sagte Schnitzel. »Die Braut hatte uns eine grobe Pferdedecke gegeben. Wir deckten uns zu. Ich machte die Lampe aus, die Mandelbaum vor dem Sofa auf die Erde hingestellt hatte. Vielmehr ich blies die Lampe aus.«
»Ich nehme an, daß es dann dunkel wurde?«
»Da haben Sie recht«, sagte Schnitzel. »Es wurde dunkel, aber nicht ganz dunkel. Denn draußen hinter dem Fenster stand der gelbe Mond.«
»Erzählen Sie weiter!«
»Mandelbaum schlief gleich ein. Er war übermüdet.«
»Kann ich verstehen.«
»Ich konnte nicht schlafen.«
»Warum?«
»Weil ich aufgeregt war.«
»Wie können Sie ohne Eier aufgeregt sein?«
»Das weiß ich nicht«, sagte Schnitzel. »Mein Schwanz war schlaff. Der war nicht aufgeregt. Aber ich war aufgeregt.«
»Das versteh' ich nicht«, sagte Mr. Sliwowitz.
»Das hängt mit der Phantasie zusammen«, sagte Schnitzel. »Wenn man an etwas Bestimmtes denkt, dann geht der Atem schneller oder langsamer. Das ist nun mal so. Ich kann es nicht ändern.«

»Erzählen Sie weiter!«

»Nachdem Mandelbaum eingeschlafen war, griff ich ihm vorsichtig unter das Nachthemd. Ich fing bei den Knöcheln an und ließ meine Hand langsam nach oben wandern, tastend, geräuschlos, auf Vorsicht bedacht, bis zum Knie, dann höher, immer höher, über die äußeren Oberschenkel, dann die inneren und dann...«

»Und dann?« fragte Mr. Sliwowitz.

»Dann packte ich seinen Schwanz an«, sagte Schnitzel.

»Mandelbaum ist nicht aufgewacht, da der erste Schlaf gewöhnlich tief und fest ist. Mandelbaum atmete mir ins Gesicht; sein Atem roch nach Rotwein, Mamaliga und gebratenem Fleisch, obwohl er mit Maß gegessen und getrunken hatte.«

»Sie hielten also seinen Schwanz fest?«

»Ja«, sagte Schnitzel.

»Was haben Sie noch gemacht?«

»Sonst nichts«, sagte Schnitzel. »Ich wollte seinen Schwanz in den Mund nehmen, habe es aber unterlassen, da ich Angst hatte, daß Mandelbaum aufwachen könnte. Hab' zu mir gesagt: Karl Schnitzel. Wenn Mandelbaum aufwacht und merkt, was du machst, dann ist es aus mit den 200000 Dollar. Er wird es Nino Pepperoni erzählen, und mit Nino Pepperoni ist nicht zu spaßen.«

»Da haben Sie recht«, sagte Mr. Sliwowitz.

»Glauben Sie, daß Nino Pepperoni böse sein wird?«

»Das glaube ich nicht«, sagte Mr. Sliwowitz. »Wir haben Schlimmeres von Ihnen erwartet. Wenn Sie wirklich nichts weiter mit Mandelbaum gemacht haben, dann wird Nino Pepperoni ein Auge zudrücken. Nino Pepperoni ist im Grunde ein großzügiger Mann.«

»Dann bin ich beruhigt«, sagte Schnitzel.

»Erzählen Sie weiter«, sagte Mr. Sliwowitz.

»Ich schlief dann ein«, sagte Schnitzel.

»Mit Mandelbaums Schwanz in der Hand?«

»Ja«, sagte Schnitzel. »So war es. Sie werden es nicht begreifen.«

»Was werde ich nicht begreifen?«

»Daß ich ein anderer Mann bin, seitdem ich meine Eier verloren habe. Bevor wir ins Bett gingen, hatte mich der Gedanke an seinen Schwanz aufgeregt, so wie einen ein bevorstehendes Abenteuer aufregen kann oder irgendwas anderes, das man machen will und das ungewöhnlich ist. Mein Atem ging schneller, und ich hatte starkes Herzklopfen. Aber als es soweit war, verspürte ich keine Lust. Sie verstehen schon, was ich meine: keine richtige Lust. Weder die Lust, Mandelbaum zu vergewaltigen oder ihm den Schwanz abzubeißen. Ich hielt den Schwanz bloß fest, und das stimmte mich friedlich. Sein Schwanz wirkte auf mich wie eine Schlaftablette, obwohl ich den Schwanz weder verschluckt noch verdaut hatte, wie das gewöhnlich mit Schlaftabletten der Fall ist. Ich fühlte mich restlos glücklich, irgendwie wunschlos, und schlief dann ein.«

»Und Mandelbaum hat nichts bemerkt?«

»Doch«, sagte Schnitzel. »Mandelbaum wachte gegen 2 Uhr morgens auf, weckte mich und sagte: ›Schnitzel! Lassen Sie meinen Schwanz los!‹« – »Und?« fragte Mr. Sliwowitz.

»Ich ließ sofort los«, sagte Schnitzel. »Ich entschuldigte mich und erklärte Mandelbaum, daß ich es nicht absichtlich getan hätte. Ich sagte: ›Im Schlaf macht man Sachen, für die man nicht verantwortlich ist.‹ Mandelbaum schien das einzusehen, und bald darauf schliefen wir beide wieder ein.«

»Gegen 3 Uhr früh waren wir wieder wach. Im Schlafzimmer heulte jemand. Mandelbaum hob den Kopf, lauschte und sagte dann: ›Das ist die Braut. Sie heult. Sie sprechen doch Ungarisch, Schnitzel, und auch Rumänisch? Gehen Sie mal rüber und fragen Sie, ob irgendwas los ist.‹«

»Sind Sie ins Schlafzimmer der Braut gegangen?«

»Ja«, sagte Schnitzel. »Um ins Schlafzimmer zu gehen, mußte ich erst die Küche durchqueren. Die Küche war nicht ganz dunkel, da durch die Ritzen der Schlafzimmertür Licht drang. Ein ganz schwacher Lichtschein. Ich konnte den Fahrer und das Mädchen Anişoara auf der Schlafbank in der Küche sehen. Der Fahrer lag schlafend und nackt auf dem Mädchen. Die Pferdedecke lag auf dem Fußboden. Auch das Mädchen war nackt. Sie war mit weit auseinandergespreizten Beinen eingeschlafen, ihr Kopf lag flach auf der Strohmatratze der Schlafbank. Ich sah kein Kopfkissen. Das Mädchen schnarchte.«

»Hat auch der Fahrer geschnarcht?«

»Nein. Der Fahrer hat nicht geschnarcht. Sein Kopf lag zwischen den Brüsten des Mädchens.«

»Wie sah der Fahrer aus?«

»Es war zu dunkel, um seine Gesichtszüge zu sehen. Aber ich hatte ihn natürlich vorher gesehen und wußte, daß er ein derbes Gesicht hatte, ein Gesicht mit einer Lederhaut und voller Narben. Wie gegerbt. Der Fahrer hatte öliges braunes Haar. Er trug am Tage eine Lederjacke, eine kurze Lederjacke mit fleckigem Kragen.«

»Fettflecke?«

»Jawohl. Vom Haaröl.«

»Erzählen Sie weiter.«

»Ich schlich bis zur Schlafbank, weil ich sehen wollte, ob der Fahrer seinen Schwanz in dem Mädchen hatte.«

»Hatte er seinen Schwanz in dem Mädchen?«

»Nein«, sagte Schnitzel. »Sein Schwanz war im Schlaf wieder herausgerutscht. Sein Schwanz hing lose zwischen den Schenkeln des Mädchens.«

»Erzählen Sie weiter.«

»Ich ging dann ins Schlafzimmer. Ohne anzuklopfen. Die Braut saß heulend auf dem Ehebett. Sie wandte den Kopf um, als ich eintrat. Ich entschuldigte mich, erklärte, daß ich nicht die Absicht hätte zu stören und nur mal nachsehen wollte, ob irgendwas passiert sei.«

»Als ich später wieder zu Mandelbaum unter die Pferdedecke kroch, sagte ich: ›Mandelbaum! Ich habe mit der Braut gesprochen. Sie heult, weil der Bräutigam besoffen ist und weil es ihr nicht gelungen ist, ihn aufzuwecken. Sie will entjungfert werden. Aber der Bräutigam schläft. Er schläft tief und fest und wird voraussichtlich nicht so schnell aufwachen.‹ Ich sagte: ›Mandelbaum! In dieser Gegend gilt es als Schande, wenn die Braut in der Hochzeitsnacht nicht entjungfert wird. Es ist die größte Schande ihres jungen Lebens.‹«
»Und was hat Mandelbaum gesagt?«
»Gar nichts hat er gesagt. Er hat seinen Bart gekrault und fing an nachzudenken. Nach einer Weile stand Mandelbaum auf, um zu der Braut zu gehen.«

»Ich wartete ein paar Minuten. Dann stand ich auf, schlich wieder in die Küche, schlich bis zur Schlafzimmertür und blieb dort stehen.«
»War die Tür zu?«
»Die Tür war bloß angelehnt. Drinnen brannte noch immer Licht, und ich konnte durch die Ritzen der Tür sehen, daß Mandelbaum vor dem Ehebett stand. Er stand dort, wo die Braut saß, am Rande des Bettes.«
»Was hat Mandelbaum gemacht?«
»Er sprach auf die Braut ein. Er sprach russisch, und ich verstand nicht, was er sagte.«
»Ich nehme an, daß auch die Braut nichts verstand.«
»Das stimmt«, sagte Schnitzel.

»Erzählen Sie weiter!«

»Mandelbaums Stimme war zärtlich und tröstend zugleich. Diesen Ton verstand auch die Braut, obwohl sie kein Russisch konnte. Die Braut saß zusammengesunken am Bettrand und heulte, aber nach einer Weile beruhigte sie sich und lehnte den Kopf, immer noch leise schluchzend, an Mandelbaums Bauch.«

»Warum an den Bauch?«

»Weil er vor ihr stand, während die Braut auf dem Bettrand saß. Ihr Kopf war in Mandelbaums Bauchhöhe, oder sein Bauch war in ihrer Kopfhöhe.«

»Erzählen Sie weiter!«

»Mandelbaum streichelte ihren Kopf und fuhr dabei fort wie ein Wasserfall zu reden mit seiner leisen zärtlichen Stimme. Er streichelte ihr Haar und ihr Gesicht und ihren Nacken. Die Braut schluchzte und klammerte sich an Mandelbaum fest, während Mandelbaum redete und nicht aufhörte, die Braut zärtlich zu streicheln.«

»Erzählen Sie weiter!«

»Nach einer Weile beugte sich Mandelbaum über den Kopf der Braut und drückte einen sanften Kuß auf ihr Haar. Die Braut wehrte sich nicht. Mandelbaum küßte wieder ihr Haar, und dann wieder und wieder. Schließlich hob die Braut den Kopf, und Mandelbaum küßte sie auf den Mund. Die Braut schlang die Arme um Mandelbaums Nacken und zog ihn zu sich herab. Mandelbaum küßte ihren Hals und den Brustansatz über dem Nachthemd. Dann aber steckte Mandelbaum beide Hände unter ihr Nachthemd, und zwar oben am Ausschnitt unter dem Hals, und holte die Brüste heraus.«

»Die Brüste?«

»Ja. Die Brüste, die vorher vom Nachthemd verdeckt waren. Er hob sie aus dem Nachthemd heraus, als ob die Brüste zwei Pfirsiche wären, die die Braut unter dem Nachthemd versteckt hätte.«

»Pfirsiche würden auf den Fußboden fallen.«
»Das stimmt. Ich meine: wie zwei Pfirsiche, die nicht herunterfallen.«
»Sie meinen: wie zwei Pfirsiche, die angebunden sind, sagen wir, wie mit einem unsichtbaren Strick.«
»Ungefähr so«, sagte Schnitzel.
»Sahen die Brüste wirklich wie Pfirsiche aus?«
»Nein«, sagte Schnitzel. »Sie sahen wie ungarische Brüste aus.«
»Ich dachte, die Braut wäre eine Rumänin?«
»Ihre Brüste waren ungarisch«, sagte Schnitzel.
»Wie sehen ungarische Brüste aus?« fragte Mr. Sliwowitz.
»So wie ungarische Brüste aussehen«, sagte Schnitzel. »Das ist schwer zu beschreiben. So ähnlich wie überreife Pfirsiche, die saftig sind und kurz vor dem Aufplatzen. Aber doch irgendwie anders. Vor allem sehen sie gefährlich aus. Sie sehen aus, als könnten sie kratzen.«
»Wie noch?«
»Oder stöhnen. Oder schreien!«
»Solche Brüste hab' ich noch nie gesehen«, sagte Mr. Sliwowitz. »Die Brüste meiner Sekretärinnen sehen immer bloß wie Brüste aus. Nicht anders. Bloß Brüste.«
»Als Mandelbaum anfing, die Brüste der Braut zu küssen«, sagte Schnitzel, »da fingen die Brüste zu zittern an. Das Bett war nicht weit von der Tür entfernt und von der Türritze, hinter der ich stand. Meine Augen sind gut, und ich konnte das Zittern der Brüste sehen.«
»Erzählen Sie weiter«, sagte Mr. Sliwowitz.
»Mandelbaum küßte zuerst die linke Brust, dann die rechte. Dann leckte er beide Brüste, zuerst die linke, dann die rechte. Er leckte auch die Brustwarzen, und die Braut stöhnte und zuckte mit dem Hals. Sie schluchzte nicht mehr. Sie stöhnte bloß und zuckte. Mandelbaum machte das eine Weile so mit der Braut,

dann kniete er vor dem Bett nieder und begann, die Knie der Braut zu küssen und zu lecken, zuerst das linke, dann das rechte. Er schob ihr langsam das Nachthemd hoch und küßte dann ihre Schenkel und leckte die Schenkel, zuerst den linken Schenkel, dann den rechten.«

»Die Braut hatte sich das Nachthemd vom Leibe gerissen. Ihr ganzer nackter Körper zuckte und wand sich hin und her wie der Körper einer Schlange. Sie hatte Mandelbaum ins Bett gezogen. Sie hatte beide Knie auseinandergespreizt, und zwar so weit, daß das eine Bein, und zwar das linke, auf den Bräutigam zu liegen kam.«

»War der Bräutigam noch im Bett?«

»Natürlich war der Bräutigam im Bett. Er lag auf der linken Bettseite und röchelte besoffen im Schlaf.«

»Erzählen Sie weiter!«

»Mandelbaum hatte sein Nachthemd ausgezogen und sich auf die Braut heraufgeworfen. Er fingerte eine Zeitlang an der nassen Fotze herum, dann machte er eine seltsame Bewegung mit dem Hintern, als würde er ausholen zu einem Generalangriff. Er krümmte den Hintern, krallte sich mit den Zehen am Bettlaken fest und stieß dann mit seinem ganzen Körper nach vorn.«

»Erzählen Sie weiter.«

»Mandelbaum stieß seinen langen, harten Schwanz in die nasse Fotze.«

»Woher wissen Sie, daß die Fotze naß war?«

»Das hat mir Mandelbaum später erzählt.«

»Bitte, Herr Schnitzel, erzählen Sie bloß, was Sie persönlich gesehen haben.«

»Mandelbaum stieß den langen, harten Schwanz irgendwo rein, irgendwo zwischen den Beinen der Braut. Ich nehme an, daß es die Fotze war, denn die Braut schrie auf, warf die Arme, die sie vorher um Mandelbaums Hals geklammert hatte, nach hinten, hob auch die Beine mit einem Ruck, stieß mit den Beinen ins Leere, riß die Augen auf und bäumte sich auf und schrie ein zweites Mal.«

»Ich wollte nicht mehr länger zusehen. Ich schlurfte zurück durch die Küche. Der Fahrer war aufgewacht und bewegte sich rhythmisch auf dem schlafenden Mädchen Anişoara. Die Schlafbank knarrte, denn die Bank war aus altem Holz. Der Fahrer bemerkte mich nicht. Ich ging zurück ins Wohnzimmer und legte mich wieder hin.«

»Etwas später kam Mandelbaum zurück. Er kroch zu mir unter die Pferdedecke. Ich fragte: ›Mandelbaum! War die Braut eine Jungfrau?‹ – Mandelbaum sagte: ›Ja.‹ – Ich fragte: ›Haben Sie sie entjungfert?‹ – Und Mandelbaum sagte: ›Ja.‹«

»Gegen 4 Uhr früh wollte Mandelbaum eine zweite Nummer mit der Braut schieben. Er stand wieder auf und ging ins Schlafzimmer, kam aber bald darauf zurück. Er kam nicht allein. Er kam mit der Braut. Mandelbaum sagte: ›Schnitzel! Sie müssen vom Sofa runter!‹ – Ich fragte: ›Warum?‹ – Mandelbaum sagte: ›Weil die Braut Schuldgefühle hat und es nicht mehr im Bett mit mir machen will, dort wo der Bräutigam schläft. Sie hat es mir nicht direkt gesagt, weil wir nicht miteinander reden können, aber sie gab es mir durch Gesten zu verstehen.‹ – Ich fragte: ›Und wo soll ich inzwischen schlafen?‹ – Mandelbaum sagte: ›Auf dem Fußboden.‹ – Ich sagte: ›Der ist voller Flöhe!‹ – ›Das macht nichts‹, sagte Mandelbaum. – ›Doch‹, sagte ich. ›Das kommt gar nicht in Frage.‹«

»Ich sprach mit der Braut, und die Braut sagte, ich solle inzwischen in ihrem Bett schlafen, da der Platz neben dem Bräutigam leer und der Bräutigam zu besoffen ist, um zu merken, wer neben ihm liegt.«

»Die Braut kannte natürlich nicht Ihre Veranlagung?«

»Natürlich nicht«, sagte Schnitzel. »Sie dachte sich nichts dabei.«

»Sie gingen also zu dem Bräutigam?«

»Natürlich«, sagte Schnitzel.

»Der Bräutigam hatte ein schönes und wildes Gesicht, auch im Schlaf, auch im Suff. Als ich zu ihm ins Bett kroch, dachte ich an das Gesicht von Omar Sharif in dem Film *Doktor Schiwago.* Ich sah den Film in Mexico City, und ich hatte mich damals verliebt. Sein Körper war noch schöner. Ich kann ihn schwer beschreiben.«

»Er hatte wahrscheinlich den Körper eines griechischen Gottes?« sagte Mr. Sliwowitz. »Nur etwas dunkler?«

»Ich weiß nicht, wie griechische Götter aussehen«, sagte Schnitzel. »Aber er hatte den Körper eines Gottes. Das stimmt.«

»Sie haben ihn natürlich im Schlaf vergewaltigt?«

Schnitzel schüttelte den Kopf. »Das konnte ich nicht. Ich legte mich neben ihn hin und blickte ihn an.«

»Erzählen Sie weiter!«

»Das Bettlaken auf der rechten Seite war rot von dem Jungfernblut der Braut. Ich verschmierte mein Nachthemd, aber das störte mich nicht.«

»Erzählen Sie weiter!«

»Ich küßte den Bräutigam und spielte ein bißchen mit ihm, aber ich verspürte keine wirkliche Lust.«

»Was haben Sie gespürt?«

»Bloß ein Gefühl der Einsamkeit«, sagte Schnitzel. »Ich wollte dem Bräutigam nahe sein, und ich spielte mit ihm aus alter Gewohnheit.«

»Ungefähr wie?«

»Ich steckte ihm den Finger in den Arsch.«

»Welchen Finger?«

»Den Mittelfinger.«

»Was noch?«

»Ich biß ihn in den Hintern, aber nicht sehr. Bloß ein bißchen aus alter Gewohnheit. Dann nahm ich den Schwanz in den Mund und saugte dran.«

»Ein bißchen?«

»Nur ein bißchen.«

»Ist er aufgewacht?«

»Nur einmal. Er riß die Augen auf, als er kam, und guckte ins Leere und schlief dann gleich wieder ein.«

»Besoffen?«

»Total besoffen.«

»Erzählen Sie weiter!«

»Ich legte mich auf ihn drauf, aber so, daß ich den Schwanz in der Hand behalten konnte. Dann schlief ich ein.«

»Auf dem Bräutigam?«

»Ja. Auf dem Bräutigam.«

»Am Morgen wurde ich von der Braut aufgeweckt. Sie zog mich schimpfend von dem Bräutigam herunter, beruhigte sich aber bald, als ich ihr klarmachte, daß es besser für sie sei und in ihrem eigenen Interesse, den Mund zu halten, da ich zuviel gesehen hatte. Ich stand auf und ging ins Wohnzimmer, um mich anzuziehen. Mandelbaum war bereits angezogen. Auch der Fahrer und das Mädchen Anişoara. Die Braut ging in den Hof und holte Wasser vom Brunnen. Wir wuschen unsere Gesichter in einer Holzschüssel. Dann kochte die Braut Frühstück, eine Riesenschüssel Mamaliga. Sie gab uns Milch und Ziegenkäse. Wir aßen, und dann brachen wir auf.«

»Der Fahrer brauchte fast den ganzen Tag, um den Motor wieder in Gang zu bringen. Endlich gegen 4 Uhr nachmittags war es soweit. Wir stiegen ins Lastauto und fuhren auf einsamen Feldwegen bis in die Nähe der ungarischen Grenze.«

»Fassen Sie sich kurz«, sagte Mr. Sliwowitz. »Ich habe Hunger, und ich möchte gern im Plaza essen. Und zwar zur Mittagszeit und nicht am Nachmittag. Ich führe ein regelmäßiges Leben und esse deshalb aus Prinzip zur vorgeschriebenen Zeit. Vergessen Sie auch nicht, daß Nino Pepperoni keine Geduld hat.«

»Ich dachte, daß Nino Pepperoni über alle Einzelheiten der Flucht informiert werden wollte?«

»Nur über die wichtigsten Einzelheiten!«

»Also gut«, sagte Schnitzel. »Die wichtigsten Einzelheiten. Ich werde Ihnen erzählen, wie wir über die ungarische Grenze kamen.«

»Ich nehme an, so ähnlich wie über die sowjetisch-rumänische?«

»Sie irren sich«, sagte Schnitzel. »Wir fuhren mit der Eisenbahn nach Ungarn. Allerdings im Güterzug. Wir hatten uns in einer Kiste versteckt, einer Kiste mit doppeltem Boden. Soll ich Ihnen erzählen, wie ich die Kiste besorgt habe? Wollen Sie den Namen des Tischlermeisters und seiner Helfer? Oder den Namen der Textilfabrik, die die Kiste zusammen mit anderen Kisten bestellt hatte? Oder die Namen der Packer, die die Kiste vorschriftsmäßig zunagelten, nachdem sie vorher alles sorgfältig geprüft hatten, ich meine: ob wir drin waren, Mandelbaum und ich, unten natürlich, und die Exportware oben drauf? Wollen Sie auch die Namen der Transportarbeiter, die uns mit der Kiste in den Güterzug trugen und die Karl Schnitzel bestochen hatte, so wie alle anderen, mit dem Geld natürlich, dem Geld von Nino Pepperoni?«

»Nein«, sagte Mr. Sliwowitz. »Das dauert zu lange. Ich habe Hunger. Und Nino Pepperoni ist ungeduldig. Nino Pepperoni

will jetzt endlich wissen, warum sich Mandelbaum geweigert hat, über die letzte Grenze zu gehen?«
»Dann werde ich mit Ungarn anfangen«, sagte Schnitzel.
»Kurz und bündig«, sagte Mr. Sliwowitz. »Fangen Sie mit Ungarn an!«

»In Ungarn sprangen wir aus dem Zug. Leider an der falschen Stelle. Wir mußten einen halben Tag marschieren, bis wir endlich an der Straßenkreuzung ankamen, der Straßenkreuzung mit den Wegweisern Debrescin-Budapest, dort, wo meine Verbindungsleute uns mit dem Lastauto abholen sollten, wie das verabredet war. Wir hatten uns verspätet, und das Lastauto war schon weg.«
»Weg?«
»Weg!«, sagte Schnitzel.
»Was habt ihr gemacht?«
»Gar nichts. Wir versteckten uns tagsüber in einem Melonenfeld – die sind besonders gut in Ungarn –, dort verbrachten wir auch die Nacht, schliefen auf der feuchten Ackererde und gingen dann, als es dämmerte, zur Kreuzung zurück.«
»Kam das Lastauto?«
»Ja. Das Lastauto kam in der Morgendämmerung an. Ich entschuldigte mich bei dem ungarischen Fahrer wegen der Verspätung, aber der Fahrer sagte, das machte nichts. Er sagte mir, daß er gestern zur selben Zeit mit dem Auto an der Straßenkreuzung gewartet, aber sich dann gedacht hätte, daß etwas passiert sei, als wir nicht kamen.«
»Es war klug von dem Fahrer, daß er am nächsten Tag zur selben Zeit an der verabredeten Stelle war.«
»Das wird immer so gemacht«, sagte Schnitzel. »Eine reine Routinesache.«
»Hatte der Fahrer ein Mädchen bei sich? So wie der Fahrer in Rumänien?«

»Ja«, sagte Schnitzel. »Eine junge Ungarin. Mit ungarischen Brüsten.«
»Haben Sie ihre Brüste gesehen?«
»Ja«, sagte Schnitzel. »Aber nicht am frühen Morgen in der Dämmerung. Erst später. Dreimal. Zuerst am Somoschfluß, der nicht weit von der rumänischen Grenze entfernt ist, später am Theißfluß und zuletzt an der Donau.«
»Ist das Mädchen schwimmen gegangen?«
»Nein. Sie hat sich in den Flüssen gewaschen.«
»Erzählen Sie weiter!«
»Wir kamen auch an anderen, kleineren Flüssen vorbei. Aber das Mädchen wusch sich nur in den großen Flüssen.«
»Dreimal?«
»Dreimal«, sagte Schnitzel. »Sie hat sich dreimal gewaschen. Und ich habe dreimal ungarische Brüste gesehen.«
»Na schön«, sagte Mr. Sliwowitz. »Erzählen Sie weiter.«
»Im Lastauto war kein Maismehl, sondern Gurken, weil die Ungarn Gurkenfresser sind.«
»Essen nicht auch die Rumänen Gurken?«
»Die auch«, sagte Schnitzel. »In vielen Ländern werden saure Gurken gegessen, aber nirgends soviel wie in Ungarn.«
»Na schön«, sagte Mr. Sliwowitz. »Erzählen Sie weiter. Aber bitte fassen Sie sich kurz!«

»In Ungarn ist nichts passiert«, sagte Schnitzel. »Wir tankten zweimal, kehrten aber nirgends ein, da der Fahrer ungarisches rundes Brot, Schinken, Würste und Wein für uns mitgebracht hatte. Gurken hatte er nicht gebracht, denn davon hatten wir genug im Auto. Wie gesagt, es ist nichts passiert, obwohl das Lastauto mehrere Male von der Miliz aufgehalten wurde. Niemand machte die hintere Wagenklappe auf. Niemand suchte nach uns. Und die Papiere des Fahrers waren in Ordnung.«

»Eine Fahrt ohne Hindernisse?«

»Sehr richtig«, sagte Schnitzel. »Wir fuhren auf der Budapester Landstraße, später in Richtung Plattensee. Wir fuhren den ganzen Tag hindurch und kamen gegen Abend in dem Grenzstädtchen Körmend an.«

»Und was war los mit Mandelbaum?«

»Mandelbaum hatte zu wenig geschlafen. Er war müde und fühlte sich elend. Aber das war nicht das Schlimmste.«

»Was war das Schlimmste?«

»Mandelbaum fing an nachzudenken. Aber zuviel Denken ist ungesund.«

»Höchst ungesund«, sagte Mr. Sliwowitz.

»Er fing zu grübeln an. Zeit zum Grübeln hatte er ja genug während der langen Fahrt. Er grübelte und grübelte. In der Nähe des Plattensees, nachdem die Stadt Budapest längst hinter uns lag, sagte er zu mir: ›Schnitzel! Die Russen werden in einigen Tagen bemerken, daß ich abgehauen bin‹. – Ich sagte: ›Na und, Mandelbaum. Die Russen können Sie in Zukunft am Arsch lecken.‹ – Aber Mandelbaum schüttelte den Kopf. Er sagte: ›Schnitzel! Es geht nicht um mich. Es geht um meine Familie. Ich habe zwei Brüder in Rußland und eine Schwester. Man wird sie verhaften und sie als Geiseln behalten, um mich zur Rückkehr zu zwingen.‹«

»Mandelbaum hatte nicht unrecht«, sagte Mr. Sliwowitz. »Diese Gefahr bestand ohne Zweifel.«

»Ich versuchte ihm das auszureden«, sagte Schnitzel. »Ich sagte: ›Sie haben sich zwar nicht von Ihrer Familie verabschiedet, aber Sie werden ihnen Luftpostkarten aus New York schicken. Oder Luftpostbriefe!‹ – Es nützte nichts.«

»Was nützte nichts?«

»Das mit den Luftpostkarten oder Luftpostbriefen. Mandelbaums

Stimmung wurde zusehends düsterer. Er fing an, von den Foltermethoden des KGB zu sprechen. Von engen Gefängniszellen. Und dunklen Kellern. Und Einspritzungen. Und tagelangen Verhören. Kurz vor der österreichischen Grenze fing Mandelbaum plötzlich zu heulen an. Er heulte wie ein kleines Kind. Als wir in dem Grenzstädtchen Körmend ankamen, sagte er: ›Schnitzel, ich kann das nicht verantworten! Meine Familie! Ich kann nicht!‹ – ›Was können Sie nicht?‹ fragte ich. – Er sagte: ›Über die letzte Grenze gehen! In den Freien Westen!‹ Er sagte: ›Schnitzel! Ich kehre um. Ich will nach Rußland zurück!‹«

»Wir blieben mit dem Lastauto hinter einem Apfelgarten stehen. Der Garten war nicht weit von der Grenze. Wir stiegen aus. Mandelbaum heulte, und ich redete auf ihn ein. Es war nichts zu machen. Er wollte nicht mehr weiter. Er wollte zurück.«

»Ich fing an zu toben. Ich brüllte: ›Mandelbaum! Das hätten Sie sich früher überlegen sollen! Der Spaß kostet Nino Pepperoni 200 000 Dollar plus Spesen, und das ist fast eine Viertelmillion. Und denken Sie an Karl Schnitzel. Hab' ich mich nicht geplagt, um Sie bis hierher zu bringen!‹ – Es nützte nichts. Da konnte ich reden und brüllen. Mandelbaum blieb taub. Er war tauber als eine Wand, denn die Wände haben manchmal Ohren.«
»Das stimmt«, sagte Mr. Sliwowitz. »Wände haben manchmal Ohren.«
»Mandelbaum hatte Ohren«, sagte Schnitzel. »Aber er wollte nicht hören. Und das ist viel schlimmer. Denn mit den Tauben kann man manchmal reden. Aber mit einem, der Ohren hat und nicht hören will, da ist Hopfen und Malz verloren. Da ist nichts zu machen.«

»Mir blieben drei Möglichkeiten«, sagte Schnitzel.

»Die erste Möglichkeit: Mandelbaum niederzuschlagen und mit Gewalt über die Grenze zu bringen.
Die zweite Möglichkeit: Ihn nach Rußland zurückzutransportieren.
Die dritte Möglichkeit: Mandelbaum vorläufig in Ungarn bei einem Verbindungsmann zu verstecken.
Ich wählte die dritte Möglichkeit. Ich brachte Mandelbaum vorläufig in dem Grenzstädtchen Körmend unter, schlug mich bis Wien durch und telefonierte nach New York.«
»Sie riefen mich an«, sagte Mr. Sliwowitz. »Und Sie wollten wissen, was Sie machen sollten. Das war vernünftig. Ich sagte Ihnen gleich: ›Herr Schnitzel! Kommen Sie erst mal nach New York. Dann werden wir alles in Ruhe besprechen. Natürlich und vor allem mit Nino Pepperoni.‹«
»Sehr richtig«, sagte Schnitzel. »Vor allem mit Nino Pepperoni.«

Mr. Sliwowitz hatte Karl Schnitzel im *Plaza* zum Essen eingeladen. Am Nachmittag fuhr Mr. Sliwowitz mit dem Tonbandgerät zu Nino Pepperoni. Er hatte Karl Schnitzel nicht mitgenommen, da das nicht nötig war, nachdem der Bericht fix und fertig auf dem Tonband vorlag.
Nino Pepperoni hatte kein Fieber mehr, brauchte aber strengste Bettruhe. Vorschrift des Hausarztes Dr. Benito Russolini.
Nino Pepperoni ließ sich von seinem Butler drei schwere Kissen hinter den Rücken schieben. Er saß auf diese Weise aufrecht im Bett, konnte Zigarre rauchen, ohne Gefahr zu laufen, sie zu verschlucken, konnte auch Mr. Sliwowitz im Auge behalten, der vor dem Bett auf einem Schemel aus Krokodilleder saß und selbstverständlich auch das Tonbandgerät, das Mr. Sliwowitz vor dem Bett aufgestellt hatte.
Nino Pepperoni hörte sich schweigend den Bericht an. Als er zu

Ende war, sagte er: »Karl Schnitzel hat die Wahrheit gesprochen!«

»Davon bin auch ich überzeugt«, sagte Mr. Sliwowitz.

»Die volle Wahrheit!« sagte Nino Pepperoni.

»Die volle Wahrheit«, sagte Mr. Sliwowitz.

Nino Pepperoni blies Mr. Sliwowitz den Rauch seiner Zigarre ins Gesicht, was Mr. Sliwowitz zum Husten reizte, wartete höflich, bis Mr. Sliwowitz sich von dem Hustenanfall erholt hatte und sagte dann: »Die Sache mit Mandelbaums Schwanz, den Schnitzel festhielt, werde ich vergeben.«

»Wem vergeben?«

»Schnitzel vergeben!«

»Gut«, sagte Mr. Sliwowitz. »Das habe ich von Ihnen erwartet. Eine Bagatelle!«

»Ich werde auch Mandelbaum vergeben«, sagte Nino Pepperoni, »wegen der Sache mit der Braut. Mandelbaum ist noch nicht mit Anna Maria verheiratet, und er kann folglich machen, was er will. Ich war auch mal jung.«

»Sehr richtig«, sagte Mr. Sliwowitz.

»Mandelbaum hat bewiesen, daß er ein Mann ist«, sagte Nino Pepperoni. »Ein Mann ist ein Mann.«

»Sehr richtig«, sagte Mr. Sliwowitz.

»Mir gefällt auch, daß Mandelbaum ein Gewissen hat!«

»Wie meinen Sie das?«

»Er sorgt sich um seine Familie. Er will nicht, daß man sie seinetwegen als Geiseln behält. Das gefällt mir. Er hat Familiensinn. Auch wir haben Familiensinn, ich meine: die Pepperonis.«

»Sehr richtig«, sagte Mr. Sliwowitz.

»Es hat deshalb keinen Sinn, Mandelbaum mit Gewalt über die Grenze in den Freien Westen zu bringen. Außerdem kann man Mandelbaum nicht mit Gewalt verheiraten. Wenigstens hätte das wenig Sinn. So was muß freiwillig geschehen.«

»Sehr richtig«, sagte Mr. Sliwowitz.
»Wir können ihn aber nicht in Ungarn sitzen lassen, weil man ihn früher oder später in Ungarn verhaften wird.«
»Sehr richtig«, sagte Mr. Sliwowitz.
Nino Pepperoni nickte. Er blies Mr. Sliwowitz den Rauch ins Gesicht und sagte: »Deshalb werden wir Mandelbaum nach Moskau zurückbringen!«
»Zurückbringen?«
»Jawohl. Zurückbringen!«

»Ich könnte nach Ungarn fliegen«, sagte Mr. Sliwowitz, »um zu sehen, ob Mandelbaum wirklich lebt und ob Schnitzel die Wahrheit gesprochen hat. Ich könnte mit dem Tonband fliegen.«
»Das ist nicht nötig«, sagte Nino Pepperoni. »Schnitzel hat die Wahrheit gesprochen.«
»Ja«, sagte Mr. Sliwowitz.
»Die volle Wahrheit«, sagte Nino Pepperoni.
»Die volle Wahrheit«, sagte Mr. Sliwowitz.

»Geben Sie Schnitzel noch 40000 Dollar Spesen, damit er Mandelbaum nach Rußland zurückbringt. Das ist zwar viel zuviel. Aber Nino Pepperoni ist großzügig.«
»Ja«, sagte Mr. Sliwowitz.
»Wenn Mandelbaum wieder in Moskau ist, dann kriegt Schnitzel seine 200000 Dollar.«
»Gut«, sagte Mr. Sliwowitz.
»Schnitzel leistet zwar doppelte Arbeit, weil er Mandelbaum wieder nach Rußland zurückbringen muß, aber da wir großzügig mit den Spesen sind, wird Schnitzel mit den 200000 zufrieden sein, obwohl die 200000 ursprünglich nur für einen Job bestimmt waren.«
»Ja«, sagte Mr. Sliwowitz.

»Zweimal 40000 Dollar Spesen sind 80000. Davon wandert das meiste sowieso in Schnitzels Tasche. Kein Mensch braucht soviel Spesen.«

»Sehr richtig.«

»Wann werden Sie Schnitzel wiedersehen?«

»Morgen früh in meinem Büro.«

»Dann geben Sie ihm morgen die 40000 Dollar. Er kann dann gleich zurückfliegen.«

»Ja«, sagte Mr. Sliwowitz.

Vierter Teil

1.

Vier Tage später rief Anna Maria bei Mr. Sliwowitz an. Sie teilte ihm mit, daß sie sich gut erholt hätte, daß »das mit der Schwangerschaft« gar nicht so übel sei, obwohl der Bauch dicker wurde und praller... daß sie noch immer in den Bergen sei, nicht weit von New York, in den *Catskill Mountains,* daß sie in einem kleinen und ruhigen Hotel wohne mit dem Namen *Mountain View,* einem Hotel mit Swimming-pool, Nadelwald, Indianerpfad und wenige Minuten entfernt von einem idyllischen, klaren See. Dann erzählte Anna Maria Mr. Sliwowitz, daß sie mit Nino Pepperoni gesprochen hätte und über die letzten Ereignisse im Fall Mandelbaum Bescheid wüßte. Sie bat Mr. Sliwowitz, am Samstag in ihr Hotel zu kommen. Und zwar mit dem Tonbandgerät! Sie sagte: ›Daddy hat mir von dem Tonband erzählt. Aber er hat mir eine Menge verschwiegen. Wenigstens hatte ich diesen Eindruck. Bitte, Archie, bring das Tonband mit!‹«

Du mußt vorsichtig sein, Archie! Keine Fehler machen! Immer diplomatisch! Du könntest Nino Pepperoni um Erlaubnis fragen! Du könntest ihm sagen: Mr. Pepperoni! Hätten Sie etwas dagegen, wenn ich Ihrer Tochter das Tonband vorspiele? Schließlich ist Anna Maria an dem Fall Mandelbaum nicht uninteressiert. Sie hat ja etwas mit diesem Fall zu tun oder etwa nicht? Ich würde sogar sagen: Sie ist die Ursache dieses Falles, des kompliziertesten, der mir in meiner langjährigen Praxis begegnet ist. Ohne Anna Maria gäbe es keinen Fall Mandelbaum! – Aber Mr. Sliwowitz ließ diesen Gedanken sofort wieder fallen: Nein, Archie. Das geht nicht. Natürlich wäre es klug, vorher die Erlaubnis von Nino Pepperoni einzuholen, sozusagen dich gegen spätere Vorwürfe von seiten Nino Pepperonis abzusichern. Aber Nino Pepperoni wird bestimmt nicht wollen, daß Anna Maria all diese Schweinereien hört, die ihr das Tonband erzählen würde, denn Nino Pepperoni hält seine Tochter für eine Heilige. Er würde ihr das Tonband verweigern. Das wäre aber auch nicht gut, Archie. Denn dann würde Anna Maria mit dir böse sein, weil du so blöd warst und vorher Nino Pepperoni um Erlaubnis gefragt hast. Anna Maria wird dich hassen, weil sie das Tonband unbedingt hören will. Es ist aber nicht gut, wenn Anna Maria dich haßt. Nein. Das ist nicht gut. Du kannst es dir nicht erlauben, dir Anna Maria zur Feindin zu machen. Weiber sind zu allen möglichen Intrigen fähig, und Anna Maria könnte dich eines Tages bei Nino Pepperoni in Ungnade bringen. Das beste ist folglich, ihr das Tonband zu bringen, und später, falls Nino Pepperoni die Sache erfährt, einfach zu sagen, du hättest dir nichts weiter dabei gedacht. Ein Tonband ist ein Tonband. Und der Fall Mandelbaum ist der Fall Mandelbaum. Und Anna Maria ist Anna Maria, die Ursache des Falles Mandelbaum. Fertig! Schluß! Nicht mehr darüber nachdenken! Der Schlag soll sie treffen! Sie ist nicht nur die Ursache dieses Falles, sondern auch die Ursache der größten Kopfzerbrechen, die du in deinem Leben gehabt hast. La Femme Fatale!

Mr. Sliwowitz fuhr am freien Samstag in die Catskill Mountains. Endziel: Hotel Mountain View. Er war schon früh am Morgen losgefahren, um nicht im Verkehr steckenzubleiben. Der Verkehr auf den Autobahnen war ein Problem: es gab zu viele Autos in einer Wohlstandsgesellschaft und zu viele Menschen, die es sich leisten konnten, eines zu kaufen. Aber das war nicht seine Schuld. Das war die Schuld des Systems oder der Überproduktion und der Kreditwirtschaft, die vom System gefördert wurde, um es jedem zu ermöglichen, ein Auto zu kaufen.

Mr. Sliwowitz saß zufrieden in seinem offenen Jaguar. Es stimmte schon. Heutzutage konnte fast jeder ein Auto kaufen. Aber nicht einen Jaguar! Folglich gab es noch Unterschiede! Ein Glück! Denn sonst würde man untergehen! Die breite Masse würde einen verschlucken! Man würde zu einer bloßen Nummer werden! Irgend jemand! Archibald Seymor Sliwowitz, ein Mann wie alle anderen! Es wäre nicht zu ertragen.
Mr. Sliwowitz fuhr gemächlich. Ein Sportwagen war nicht dazu da, um schnell zu fahren. Ein Sportwagen verjüngte. Ein Sportwagen verlieh auch einem reifen Fahrer den Nimbus der Jugend, des unbekümmerten männlichen Draufgängertums, umgab ihn mit einem Hauch von Wind und Sonne und Regen... Die meisten Frauen fielen darauf rein, und es gab wohl kaum einen Sportwagenfahrer, der das nicht wußte.
Mr. Sliwowitz blickte zufrieden auf die sonnige Autobahn; zuweilen warf er einen flüchtigen Blick in den kleinen Rückspiegel und stellte fest, daß der rotgefärbte Schnurrbart mit der Farbe seiner Perücke genau übereinstimmte. Er dachte: Heute bist du wirklich 33. Du wirst mit Anna Maria schwimmen gehen. Oder du schwimmst allein, und Anna Maria schaut dir zu, da sie im sechsten Monat ist. Sie wird am Pool sitzen und dich bewundern. Du könntest sogar einen Kopfsprung versuchen, nur mußt du dabei aufpassen, daß die Perücke nicht herunterfällt. Anna Maria! Die liebliche Anna Maria! Wenn Nino Pepperoni nicht ihr Vater wäre, dann hättest du schon längst eine Nummer mit ihr geschoben. Sie ist keine Heilige, wie Nino Pepperoni annimmt, eine Heilige, die nur Mandelbaum verführt hat. Anna Maria hat schon mehr Männer gehabt, als du Haare auf den Beinen hast. Ist ja gelacht! Eine Heilige! Eine Hure ist sie. Nichts weiter. Und eine Nummer wäre nicht genug. Du hättest mehr mit ihr schieben können: zwei, drei, fünf, zwanzig, hundert! Tag und Nacht hättest du sie gebumst, wenn nicht Nino Pepperoni da wäre. Aber Nino

Pepperoni ist Nino Pepperoni! Da kann man nichts machen. Und wenn du seine Tochter anrühren würdest, dann könnte dich das Kopf und Kragen kosten!

»Anna Maria«, flüsterte Mr. Sliwowitz. »Ich hätte dir den Honig zwischen den Beinen abgeleckt. Liebliche, schöne, einmalige Anna Maria! Was hätte ich nicht alles mit dir angestellt, wenn ich nicht Angst vor Nino Pepperoni hätte. Weißt du, daß ich manchmal nachts von dir träume? Niemand weiß das. Nur ich, Archibald Seymor Sliwowitz. Kannst du dir vorstellen, daß ein Mann mit 53 noch nasse Träume hat? Ich hab' sie aber. Auch unlängst. Ich sah dich im Traum. Ich sah dich so, wie du aussahst vor der Moskaureise, vor der Schwangerschaft: 6 Fuß 1. Herrliche, lange Beine. Aber nicht magere Beine. Wohlgeformt. Gerade richtig. Deine Beine, liebe Anna Maria, müßte man malen, denn zum Fotografieren sind sie zu schade. Deinen Oberkörper würde ich gern beschreiben. Aber ich bin kein Dichter. Ich bin ein Rechtsanwalt. Graziös ist dein Oberkörper, liebste Anna Maria, ein bißchen schlangenhaft vielleicht und doch irgendwie zerbrechlich, daß man direkt Angst kriegt, dich anzufassen. Deine Brüste hab' ich noch nicht gesehen, aber was sich unter deiner Bluse abzeichnet, scheint klein und hart zu sein mit schnuppernden runden Brustwarzen. Liebste Anna Maria. Ich sah dich im Traum an meinem Bett sitzen. Ich betrachtete dein Gesicht. Weißt du, daß du ein schmales und leidenschaftliches Gesicht hast? Und intelligente braune, hungrige Augen? Und eine lange Nase? Ja, deine Nase ist lang, aber das stört mich nicht. Frauen mit langen Nasen sind gut im Bett. Man sagt, daß bei solchen Frauen die Nasenflügel zittern, wenn sie einen Orgasmus haben. Liebste Anna Maria. Du saßest an meinem Bett. Dein langes Haar fiel seidig und dunkel über deine mädchenhaften, schmächtigen Schultern. Du beugtest dich über mich und drücktest einen Kuß auf meine Glatze. Du

fragtest: ›Wo ist deine Perücke, Archie?‹ – Und ich sagte: ›Unter dem Bett, Anna Maria, unter dem Bett.‹
Du hast dann die Perücke aufgehoben. Du hast sie mir gereicht. Ich setzte sie auf. ›So‹, sagte ich, ›jetzt bin ich wieder 33. Komm! Küß mich nicht auf die Glatze. Küß mich auf mein Haar‹«

»Liebste Anna Maria. Du hast meine Perücke geküßt, und ich glaubte, ich hätte wieder Haare. Du hast auch meine Perücke gestreichelt, mit der einen Hand, und mit der anderen, mit der hast du meinen Schwanz angefaßt, unter der Bettdecke. Du hast ihn leise gestreichelt mit deinen langen Klavierfingern. Und dann kam es, Anna Maria. Ich spritzte gegen deine Hand und wachte auf.«

»Ich hatte auch andere Träume. Einmal fuhren wir zu zweit im Taxi. Es war Winter. Du trugst einen Nerzmantel. Du hast dich an mich geschmiegt, weil dir kalt war.
Ich fragte: ›Anna Maria. Was hast du unter dem Nerzmantel an.‹
Du sagtest: ›Nichts!‹
›Nichts?‹ fragte ich.
›Ja‹, sagtest du. ›Nichts!‹
Ich glaube dir nicht. Aber dann griff ich unter den Nerzmantel und bemerkte, daß du wirklich nichts anhattest. Du warst splitternackt. ›Anna Maria!‹ flüsterte ich. ›Anna Maria! Wir gehen doch zu einer Party. Und du bist nackt.‹
Liebste Anna Maria. Du hast bloß gelächelt. Du hast den Nerzmantel aufgeknöpft, dich weit zurückgelehnt und zu mir gesagt: ›Komm, Archie. Es ist noch weit bis zu der Party. Wir schieben jetzt mal schnell eine Nummer!‹«

»Einmal träumte ich von der großen Warze auf deinem Arsch. Du hast doch eine, und zwar auf der linken Arschbacke! Ich weiß das genau, Anna Maria, da deine Mutter Clara Pepperoni einmal gesagt hat: ›Unsere Anna Maria hat seit ihrer frühesten Kindheit eine große braune Warze auf dem Arsch, und zwar auf der linken Arschbacke!‹«

Paß auf, Archie! Denk nicht an Anna Maria! Du wirst noch einen Unfall bauen. Konzentrier dich auf den Highway! Der Jaguar fährt gut. Ein Vergnügen. Aber paß auf, Junge! Nicht hinter dem Lenkrad träumen! Was nützt dir die beste Unfallversicherung, wenn du im Jenseits landest? Im Jenseits gelten andre Gesetze. Dort haben die Versicherungsgesellschaften nichts zu melden.
Mr. Sliwowitz hatte die Landschaft zwischen den Städten Liberty und Monticello kaum beachtet. Anna Maria hing zwischen Autobahn und Windschutzscheibe und versperrte ihm eine klare Sicht. Erst jetzt, nach Monticello, gelang es ihm, Anna Marias Bild für eine Weile zu verscheuchen. Die Autobahn führte beträchtlich bergan und schlängelte sich in großen, ausholenden Kurven dem Hochgebirge entgegen. Der Wald zu beiden Seiten der Autobahn stimmte Mr. Sliwowitz friedlich. Ein wahres Beruhigungsmittel für seine erregten Nerven. Bald würde er dort sein, im Hotel Mountain View. Was war das für ein Hotel?
Mr. Sliwowitz trat jetzt stärker auf das Gaspedal. Der Jaguar schoß vorwärts und überholte einen alten Rambler und auch einen Volkswagen. Diese verdammten kleinen Käfer sollte man von den Straßen verbannen! Mr. Sliwowitz holte tief Luft, als müßte er seine Raucherlungen mit Wald- und Bergluft vollsaugen. Dabei fiel ihm ein, daß Mrs. Pepperoni unlängst gesagt hatte: »Unsere Anna Maria braucht frische Luft. Sie erholt sich im *Mountain View,* obwohl das ein jüdisches Hotel ist und außerdem sehr klein. Das macht aber nichts. Die Luft ist rein, auch der Swimming-pool, das Essen gut und reichlich, die Küche sauber, gepflegt und ohne Küchenschaben. Dort pflegte übrigens auch

mein verstorbener Onkel hinzufahren... als er noch lebte natürlich. Der hatte Asthma, Rheumatismus, Gicht, einen chronischen Schnupfen und hatte es außerdem auch mit dem Herzen.«

Mr. Sliwowitz versuchte über die Windschutzscheibe zu spucken, aber der Wind kam von der falschen Richtung und peitschte ihm den eigenen Speichel zurück ins Gesicht. Er wischte sich mit der einen freien Hand das Gesicht ab, schielte auf den Wald am Rande der Autobahn und dachte: Mandelbaum! Der wird bald wieder in Moskau sein!

2.

Mr. Sliwowitz kam noch vor dem Mittagessen im Hotel Mountain View an. Er war nicht besonders beeindruckt. Ein ruhiges Hotel für Pensionäre und ähnliche Leute, die wegen der frischen Luft hierher kamen oder weil hier nichts los war. Ein kleines friedliches Kurhaus. Ringsum lagen hübsche Bungalows, anscheinend planlos zwischen Kieswegen und Tannenalleen verstreut. Hinter dem Hotel lag ein Tennisplatz, auf dem im Augenblick nicht gespielt und der scheinbar selten benutzt wurde, dahinter ein Swimming-pool. Irgendwo mußte der See liegen, von dem Anna Maria am Telefon erzählt hatte, vielleicht versteckt hinter dem Wald.

Mr. Sliwowitz parkte seinen Jaguar vor dem Eingang des Hotels. Er erkundigte sich beim Pförtner nach Anna Maria. Der Pförtner sagte, Anna Maria wäre am Swimming-pool.

Anna Maria hatte ihn schon von weitem gesehen. Sie kam ihm lachend entgegen, küßte ihn kameradschaftlich auf die Backe und fragte: »Wie geht's, Archie?«

Mr. Sliwowitz sagte: »Gut!«
»Und deiner Frau?«
»Seit unserer Trennung... auch gut.«
»Und deinen Kindern?«
»Die sind schon erwachsen.«
»Und deinen Enkelkindern?«
»Das eine kann schon laufen. Das andere noch nicht.«
»Wie alt ist das jüngste Enkelkind?«
»Gerade drei Wochen.«
»Hat es auch rote Haare wie du?«
»Nein. Es hat überhaupt keine Haare.«
»Eine Glatze?«
»Ja. Eine Glatze.«
Anna Maria hängte sich lachend bei ihm ein. Sie trug einen hellen Bademantel, der ihren Zustand verdeckte. Mr. Sliwowitz fand sie betörend. Eine strahlende Schönheit. Sie war braungebrannt, und auf der etwas zu langen Nase schälte sich die Haut. Anna Maria führte ihn hinunter zum Swimming-pool. Die meisten Gäste waren am See. Rings um den Swimming-pool lagen ein paar ältere Leute in Liegestühlen und sonnten sich.
»Das sieht ja wie ein Altersheim aus. Warum bist du nicht ins *Concord* gefahren? Dort ist doch was los!«
»Ich war im Concord. Aber bloß zwei Tage. Dann kam ich hierher, um meine Ruhe zu haben. Hier belästigt mich niemand.«
»Wer hat dich dort belästigt?«
»Die Reporterinnen der Frauenzeitschrift NEW ESTABLISHMENT.«
»Was wollten die?«
»Wieder einen Artikel über mich schreiben im Sinne der Frauenbewegung.«
»Was für einen Artikel?«
»Irgendwas über das Recht der Frau auf ein Kind außerhalb der bürgerlichen Ehe.«

»Allerhand.«

»Außerdem wollten sie wieder wissen, ob es Breschnew war oder Kossygin. Sie sagten: ›Es können doch nicht beide gewesen sein!‹«

»Und was hast du gesagt?«

»Ich sagte: ›Kein Kommentar!‹«

»Das war sehr klug von dir. Mandelbaum darf nicht erwähnt werden. Der Fall Mandelbaum ist eine Familienangelegenheit.«

»Sehr richtig, Archie.«

»Hat dich noch irgend jemand belästigt?«

»Ja.«

»Wer?«

»Als die Reporterinnen vom NEW ESTABLISHMENT fort waren, kamen Reporter einer anderen Zeitschrift, der Männerzeitschrift CHAUVINIST.«

»Was wollten die?«

»Sie wollten eine Bestätigung von mir, daß ich, Anna Maria Pepperoni, trotz meiner Millionen, von einer bürgerlichen Ehe träume, von starken Männerarmen, männlichem Schutz, Geborgenheit und Heimchen am Herd. Sie fragten außerdem, ob Nino Pepperoni, der reichste Mann Amerikas, es sich gefallen lasse, daß seine Tochter so ohne weiteres geschwängert wird, und noch dazu von zwei Kommunisten wie Breschnew und Kossygin.«

»Und was hast du gesagt?«

»Ich sagte: ›Kein Kommentar!‹«

»Was wollten sie noch?«

»Sie schimpften auf den Kommunismus und fragten, ob Nino Pepperoni irgend etwas im Schilde führe, um sich an Breschnew und Kossygin zu rächen.«

»Und was hast du gesagt?«

»Ich sagte: ›Kein Kommentar!‹«

Anna Maria lag im Liegestuhl. Sie hatte den Bademantel hochgeschoben und die herrlichen langen Beine weit ausgestreckt. Mr. Sliwowitz saß neben ihr auf dem Rasen. Er hatte sich noch nicht umgezogen und schwitzte in seinem Sommeranzug. Mr. Sliwowitz starrte auf Anna Marias Beine, obwohl er genau wußte, wie gefährlich das war. Paß auf, Archie, sagte er sich. Paß nur auf, daß ja nichts passiert. Denn wenn du einen steifen Schwanz kriegst, und Anna Maria bemerkt es, dann kann es dir übel ergehen. Sie könnte es Nino Pepperoni erzählen, so halb im Scherz, wie das nun einmal ihre Art ist, und dann ist es aus mit dir. Denn Nino Pepperoni versteht diesbezüglich keinen Spaß.
»Ich habe das Tonbandgerät noch im Wagen«, sagte Mr. Sliwowitz. »Ich werde dir das Tonband nach dem Mittagessen vorspielen.«
»Ich bin gespannt«, sagte Anna Maria. »Ich bin furchtbar gespannt. Aber du hast recht. Nach dem Mittagessen! Da haben wir Zeit und Ruhe.«
»Wann wird hier zum Essen geläutet?«
»Um 12. Pünktlich.«
»Dann haben wir noch zehn Minuten Zeit.«
»Ja. Zehn Minuten.«
»Wie ist das Essen hier?«
»Ausgezeichnet.«
»Koscher?«
»Streng koscher!«

»Schnitzel ist nach Wien geflogen!«
»Daddy sagte nach Ungarn!«
»Nein. Nach Wien. Schnitzel will nicht, daß die Ungarn Lunte riechen. Er wird von Österreich schwarz über die ungarische Grenze gehen und Mandelbaum dann nach Rußland zurückbringen.«

»Nach Moskau?«
»Nein. Nach Tschernowitz.«
»Wo ist das?«
»Eine sowjetische Stadt, nicht weit von der rumänischen Grenze. Mandelbaum ist offiziell von Moskau nach Tschernowitz geflogen, ehe er über die Grenze ging. Er muß folglich wieder offiziell von Tschernowitz nach Moskau zurückfliegen.«
»Ihr haltet die Russen zum Narren!«
»Die Russen dürfen nichts merken.«

»Ich habe furchtbare Sehnsucht nach Sergej.«
»Das kann ich mir gut vorstellen.«
»Ich habe Daddy versprochen, daß ich nicht mehr nach Moskau zurückfliege. Aber unter einer Bedingung!«
»Was für eine Bedingung?«
»Das Sergej nach New York gebracht wird.«
»Das weiß ich.«
»Ich habe meinen Entschluß nicht geändert!«
»Wie meinst du das?«
»Ich habe gestern am Telefon zu Daddy gesagt: ›Wenn Sergej nicht bald kommt, dann fliege ich zu ihm!‹«
»Und was hat Mr. Pepperoni gesagt?«
»Er hat gesagt: ›Wir wollen Sergej Mandelbaum nicht zwingen, in den Freien Westen zu gehen. Wir bringen ihn vorläufig nach Moskau zurück. Aber hab keine Angst. Mr. Sliwowitz wird sich wieder was ausdenken. Hab ein bißchen Geduld, mein Kind. Du kriegst deinen Sergej. Er wird nach New York kommen, und er wird dich heiraten, ehe das Kind auf die Welt kommt.‹«
Mr. Sliwowitz nickte. »Wir konnten Mandelbaum nicht illegal in Ungarn lassen, weil die Gefahr zu groß ist. In Moskau ist er im Augenblick am besten aufgehoben. Aber Nino Pepperoni hat recht. Ich werde mir wieder was ausdenken.«

»Was hast du vor?«
»Ich weiß es noch nicht genau. Auf jeden Fall werde ich nächste Woche nach Moskau fliegen, um persönlich mit Mandelbaum zu sprechen.«
»Das ist eine gute Idee.«
»An Ort und Stelle kann man mehr erledigen als aus der Ferne. Ich werde mit Mandelbaum irgendeinen Kuhhandel abschließen.«
»Was für einen Kuhhandel?«
»Das weiß ich noch nicht. Aber verlaß dich auf mich. Irgend etwas wird geschehen.«
»Du bist ein Goldjunge, Archie!«
»Ach, laß nur!«
»Ich könnte dich abküssen!«
»Ach, laß nur«, sagte Mr. Sliwowitz. Und er dachte: Das hätte noch gefehlt! Wenn sie dich jetzt abküßt und du einen steifen Schwanz kriegst, dann ist es aus mit dir!

Nach dem Mittagessen borgte Mr. Sliwowitz sich eine Badehose. Er zog sich um und ging mit Anna Maria zurück zum Swimming-pool. Dort machte Mr. Sliwowitz einen tollen Kopfsprung ins Wasser und verlor dabei seine Perücke. Er suchte sie dann im Wasser, konnte sie aber nicht finden. Schließlich fand sie Anna Maria, da die Perücke von selber an den Rand des Swimming-pools geschwommen war und auf diese Weise ohne Mühe von Anna Maria herausgefischt wurde. Mr. Sliwowitz kletterte glatzköpfig, prustend und haarig aus dem Swimming-pool, nahm Anna Maria die Perücke weg und rannte zu seinem Jaguar, um den Klebstoff zu holen, ohne den er die Perücke nicht wieder aufsetzen konnte. Bald kam er wieder zurück, verjüngt und mit dem Tonbandgerät.

Anna Maria hörte sich schweigend Schnitzels Bericht an. Als er zu Ende war, sagte sie: »Eine tolle Geschichte!«
»Was sagst du zu deinem Sergej?«
»Was meinst du?«
»Er klapperte mit den Zähnen, als er mit Schnitzel nachts über die Felder ging, in der Nähe der rumänischen Grenze. Dein Sergej hatte Angst!«
»Sergej ist ein Künstler«, sagte Anna Maria.
»Ich denke, er ist Wissenschaftler?«
»Er ist auch ein Künstler. Und als Künstler ist er besonders empfindlich. Sergej ist ein Mensch, der feinere Nerven hat als die gewöhnlichen Sterblichen. Er reagiert sehr heftig, ganz egal, ob es sich um Frauen handelt oder um Grenzen.«
»Du hältst ihn also nicht für einen Feigling?«
»Sergej ist kein Feigling. Er ist ein Künstler. Und er ist Sergej Mandelbaum. Ich liebe ihn so wie er ist.«
»Na schön. Aber was sagst du zu der Geschichte mit der Braut?«
»Was soll ich dazu sagen?«
»Er hat sie entjungfert!«
»Er ist ein Mann«, sagte Anna Maria. »Er wäre nicht Sergej Mandelbaum, wenn er die Braut nicht entjungfert hätte. Ich liebe ihn so wie er ist. Ich will ihn nicht ändern.«

Am Nachmittag machten sie einen Waldspaziergang. Anna Maria hängte sich nicht bei ihm ein. Sie wußte, wie sie auf ihn wirkte, und sie wollte ihn nicht unnötig reizen. Sie kannte auch seine Angst vor Nino Pepperoni.
Sie gingen einmal um den See. Später spielte Mr. Sliwowitz Tennis, aber nicht mit Anna Maria, da sie Angst hatte, das Kind in ihrem Schoß zu gefährden.
Als es zum Dinner läutete, sagte Mr. Sliwowitz: »Ich bleibe zum Essen. Aber nachher muß ich zurück.«

»Du kannst mich nach New York mitnehmen«, sagte Anna Maria.

»Ist das dein Ernst?«

»Ja.«

«Ich denke, du kannst die Hitze in New York nicht vertragen? Und die Klimaanlage im Hause Pepperoni!«

»Das stimmt.«

»Du langweilst dich hier?«

»Natürlich langweil' ich mich hier. Aber das ist nicht der Grund. Ich bin zu einer Party eingeladen.«

»Bei wem denn?«

»Bei einer Freundin von mir... Shirley Levy. Sie ist stellvertretende Chefredakteurin der Frauenzeitschrift NEW ESTABLISHMENT. Sie hat erfahren, daß ich hier bin, und rief heute früh an.«

»Ach so.«

»Wenn ich das früher gewußt hätte, dann hätt' ich dich nicht extra hierherbestellt. Ich habe auch gleich angerufen... in deiner Wohnung... nachdem Shirley anrief... um dir zu sagen, daß ich sowieso nach New York komme, aber du warst schon weg.«

»Macht nichts. Die Luft ist gut hier. Auch der Spaziergang hat mir gutgetan. Ich sitze den ganzen Tag im Büro. Ein bißchen Bewegung kann nicht schaden.«

»Nimmst du mich mit?«

»Natürlich nehm' ich dich mit. Was für eine Frage!«

Die meisten Gäste im Mountain View waren Juden aus Brooklyn. Daher gab es am Samstag stets Matzekloß-Suppe zum Dinner und Krautrouladen mit Kartoffelbrei und heiße, schwarze Pflaumen mit gezuckerten Mohrrüben, die auf jiddisch *Zimmes* genannt werden. Als Nachspeise Apfelstrudel und Tee. Alles schmeckte Mr. Sliwowitz vorzüglich. Nach dem Essen packte Anna Maria ihre Sachen, und dann fuhren sie los.

Der Jaguar sauste die Autobahn entlang. Sie sprachen nicht viel, rauchten um so mehr und starrten in die Nacht. Erst kurz vor New York, als die Lichter der Stadt schon sichtbar waren, fragte Mr. Sliwowitz: »Wie bist du eigentlich schwanger geworden?«

»Das ist eine zweideutige Frage. Wahrscheinlich durch einen Mann.«

»Sei nicht ironisch, Anna Maria. Ich meine es ganz im Ernst. Wenn Mandelbaum solch ein Held ist, warum kann er da nicht auch aufpassen?«

»Es war nicht seine Schuld«, sagte Anna Maria.

»Dann war es deine Schuld.«

»Ja«, sagte Anna Maria. »Ich wollte das Kind.«

»Oder du hattest die Pille vergessen.«

»Die Anti-Baby-Pille?«

»Ja... die.«

»Die Pille hatte ich mit nach Moskau genommen. Viele Pillen. In einer amerikanischen Pillenschachtel. Hatte die Schachtel dann in die Schublade gelegt... die Schublade von Sergej Mandelbaums Nachttisch. Sergej wußte nicht, was in der Schachtel wirklich drin war. Er glaubte, es wären amerikanische Beruhigungspillen. Und die wollte Sergej mal ausprobieren. Er nahm dann jeden Abend eine... vor dem Einschlafen.«

»Sergej Mandelbaum hat an deiner Stelle die Anti-Baby-Pille geschluckt?«

»Ja. Ich wußte nichts davon. Ich merkte es erst, als die Schachtel leer war.«

»Wenn Sergej Mandelbaum die Anti-Baby-Pille geschluckt hat, dann ist er logischerweise nicht schwanger geworden?«

»Sehr richtig«, sagte Anna Maria.

»Aber du bist schwanger geworden!«

»Das stimmt«, sagte Anna Maria.

3.

Als Anna Maria im Pepperoni-Palast anlangte, wurde sofort die Klimaanlage abgestellt, das heißt: die Klimaanlage, die sämtliche Räume mit kühler Luft versorgte, da Anna Maria die künstliche Luft nicht vertrug und sich außerdem leicht erkältete. Der Butler öffnete alle Fenster. Jeder freute sich mit Anna Maria, besonders Nino Pepperoni. Mr. Sliwowitz blieb nicht lange. Er hatte Anna Maria pflichtbewußt abgeliefert, und wollte nach Hause, ließ sich aber dann dennoch von Anna Maria überreden und kam noch für ein paar Minuten ins Haus, um mit Nino Pepperoni, Clara Pepperoni und Anna Maria ein Gläschen Chianti zu trinken.
Anna Maria hatte Glück. Die Nacht war ausnahmsweise kühl, da die Temperatur laut Fernseh-Wetterbericht auf 69 Fahrenheit gesunken war, also erträglich. Anna Maria konnte beruhigt schlafen. Sie schlief tief und fest bis in den späten Sonntagmorgen hinein. Gegen 11 Uhr, gerade, als Anna Maria frühstückte, rief eine Freundin aus Paris an, die sie bat, »auf einen Sprung herüberzukommen«. Die Freundin aus Paris sagte: »Eine Gruppensexparty à la bouillabaisse. Es wird dir gefallen. Wir haben alle möglichen Typen zusammengetrommelt, sogar einen echten Kosaken. Es wird ein Heidenspaß werden.« – Anna Maria sagte, daß sie gerade frühstücke, und zwar Orangensaft und Eier mit Speck und schwarzen Kaffee, außerdem bereits eingeladen sei zu einer ähnlichen Party, und zwar in New York.«
»Eine Gruppensexparty in New York?«
»Ja. Eine Gruppensexparty. In New York.«

Die New Yorker Gruppensexparty sollte erst um 9 Uhr abends stattfinden; bei Shirley Levy, der stellvertretenden Chefredakteurin der Frauenzeitschrift NEW ESTABLISHMENT.

Shirley holte Anna Maria schon um 3 Uhr nachmittags ab. Sie fuhren in Shirleys Wagen nach Greenwich Village, parkten an der 6. Avenue, Ecke 8. Straße, um einen Abstecher bei einem Maler zu machen, den Shirley kannte – der war aber nicht zu Hause, was sehr schade war, denn es handelte sich um einen großen, wenn auch erfolglosen Künstler. Sie fuhren dann in die East Village, ein Viertel, das früher mal Lower East Side geheißen hatte oder das Judenviertel von Manhattan. Die Gegend hatte sich verändert, seitdem die Juden ausgezogen waren. »Eine malerische Gegend«, hatte Shirley einmal zu Anna Maria gesagt. »Ich gehe hier gern spazieren. Nur dem CHAUVINIST gefällt die Gegend nicht, aber das ist eine Zeitung, die von der *Reaktion* unterstützt wird. Weißt du, was der CHAUVINIST unlängst über die East Village geschrieben hat? ›In der East Village wohnen jetzt nur noch Neger, Puertoricaner, Mischlinge, Hippies, Penner und anderes Gesindel, auch große Ratten mit roten Augen.‹«
Als sie in der East Village ankamen, parkten sie wieder, gingen ziellos spazieren – nur so –, aßen Eiskrem, Pizza und Hamburger auf der Straße, tranken ungesüßtes Coca Cola, kauften Marihuana in einem Hausflur an der 3. Straße, spazierten dann rauchend zum Polizeirevier in der 5. Straße in der Nähe der 2. Avenue, scherzten mit zwei Polizisten, einem weißen und einem schwarzen, die selber Marihuana rauchten, gingen etwas später zur 3. Straße zurück, verteilten Dollarscheine und 25-Cent-Stücke unter die Penner, die ihnen Marihuana verkauft hatten, stiegen dann wieder in Shirleys Wagen und fuhren zurück nach Greenwich Village, in ein elegantes Lokal: *O. Henry's* an der 6. Avenue und 4. Straße, ein Treffpunkt der Schickeria.

Um sieben Uhr abends fuhren sie zu einer Versammlung radikaler New Yorker Feministinnen im Hotel *Americana.* Der Vortrag war interessant. Die Rednerin sprach über den Klitorisneid der

Männer. Freuds Theorie über den Penisneid der Frau wurde sachlich widerlegt. Die Rednerin sprach über den männlichen Chauvinismus, wies darauf hin, daß der männliche Chauvinismus nichts weiter sei als ein Tarnungsmittel, um die wirkliche und bewiesene Schwäche des angeblich starken Geschlechts zu verdecken. Sie sprach über den biologischen Vorteil der Frau, die selbst in hohem Alter die Beine spreizen konnte, um den Mann zu empfangen, während der Mann vollkommen von seiner Erektionsfähigkeit abhängig war, eine Angelegenheit, die oft nicht funktionierte, entweder aus psychologischen oder biologischen Gründen.
Auch Shirley Levy, als stellvertretende Chefredakteurin der angesehenen Frauenzeitschrift NEW ESTABLISHMENT, wurde zum Rednerpult gerufen. Shirley sagte bloß einige Worte, betonte, daß sie nicht lesbisch sei wie so viele, die die Bewegung unterwandert hatten, forderte jedoch die Anwesenden auf, bei den nächsten offiziellen Wahlen in den Vereinigten Staaten einen penislosen amerikanischen Präsidenten zu wählen. Zuletzt rief man Anna Maria zum Rednerpult. Als Tochter des reichsten Mannes Amerikas sollte auch sie etwas sagen. Es war ein Prestigegrund der Versammlung. Anna Maria sagte nicht viel. Sie zeigte bloß ihren Bauch und erklärte den Anwesenden, daß sie das Kind zwar mit Hintergedanken empfangen hätte, aber nicht den üblichen, das heißt den bürgerlichen.
Anna Maria sagte: »In einem Rechtsstaat muß auch der Frau das Recht auf ihren Orgasmus zugestanden werden!« Sie fügte hinzu: »Ebenso wie das Recht, den Mann, der ihr zu diesem Vergnügen verhilft, an sich zu fesseln!«
Einige Frauen klatschten, andere, denen der letzte Satz nicht gefiel, begannen ärgerlich zu pfeifen. Später wurde gesungen.

Shirley Levys Wohnung lag in einer Gegend, die zur besten New Yorks gehört, auf der East Side, Sutton Place South Nummer 60.

Als Shirley ihren Wagen vor dem vornehmen Haus zum Stehen brachte, rissen drei Portiers die Wagentür auf. Anna Maria stieg zuerst aus. Ihr Maxikleid war etwas zerdrückt, der Wind wehte ihr das lange, dunkle Haar ins Gesicht. Anna Maria wartete auf Shirley. Shirley übergab den Wagen einem der Portiers zum Parken. Dann traten sie zusammen ins Haus.
Die Diele war mit dicken Teppichen belegt, die fast so weich und dick waren wie die Teppiche im Hause Pepperoni.
»Wenn Daddy wüßte, daß ich zu einer Gruppensexparty gehe, dann würde er mich erschlagen«, sagte Anna Maria.
»Was hast du ihm erzählt?«
»Daß ich zu einer Party gehe. Eine gewöhnliche Party.«
»Gegen gewöhnliche Parties hat er anscheinend nichts einzuwenden.«
»Da hast du recht«, sagte Anna Maria. »Daddy glaubt, daß ich in einer Gruppe am besten aufgehoben bin. Er glaubt, daß ein Mann nur dann gefährlich wird, wenn man allein mit ihm ist.«
»Weiß er was von der Frauenbewegung und wie wir die Männer lächerlich machen auf meinen Parties?«
»Nein«, sagte Anna Maria. »Das auch nicht. Es ist gut, daß er nichts weiß. Sonst würde er mich zu Hause einsperren.«
»Tatsächlich?«
»Ja. Er ist zu allem imstande, wenn es darum geht, die Tradition zu wahren, aber vor allem, mich zu beschützen.«
»Auch vor modernen Ideen?«
»Auch vor modernen Ideen!«
Sie fuhren im Fahrstuhl zum 10. Stock. Shirley schloß die Wohnungstür auf. Es war kurz vor 9.

Shirleys Wohnung war klein, aber geschmackvoll eingerichtet. Die breiten Fenster gingen auf den East River hinaus. Während Shirley in der Küche herumhantierte, war Anna Maria schnell ins

Badezimmer gehuscht, um sich zurechtzumachen. Sie war mit ihrem Gesicht zufrieden. Die Nase ist etwas zu lang, dachte sie, auch etwas zu sehr von der Sonne verbrannt, aber das macht nichts. Das ist sexy. Dein Gesicht ist jung geblieben. Du siehst nicht älter als 25 aus.
Anna Maria trat etwas zurück, um ihre Figur im Spiegel zu sehen. Sie stellte fest: Das leichte und lose Maxikleid steht dir gut. Man merkt kaum, daß du schwanger bist. Du siehst im Maxi noch größer aus, als du bist. 6 Fuß 1! Du könntest auch 6 Fuß 3 sein. Groß sein ist modern. Große Frauen gefallen besonders kleinen Männern. Kleine Männer werden ganz wild, wenn sie dich anrühren. Auch Sergej Mandelbaum ist klein. Und auch Sergej Mandelbaum ist scharf auf dich. Was hatte Sergej in Moskau gesagt: »Mit keiner Frau auf der Welt kann ich so viele Nummern schieben wie mit dir.«
Anna Maria lächelte ihr Spiegelbild an. Unwillkürlich verglich sie sich mit Shirley. Shirley war erst 28, aber sah wie 35 aus, trotz der hellblond gefärbten Haare. Wie kam das? Shirley müßte abnehmen. Sie ist klein und dick und hat häßliche Beine.

»Du hast mir vorhin gesagt, daß ein paar Frauen vom NEW ESTABLISHMENT kommen werden.«
»Ja. Die kommen.«
»Wer noch?«
»Männer!«
»Journalisten?«
»Ja. Von der Zeitschrift CHAUVINIST.«
»Unlängst hatten mich zwei Kerle von dieser Zeitung interviewt. Sie waren furchtbar langweilig.«
»Du mußt dich nicht mit ihnen abgeben. Es kommen noch andere.«
»Wer denn?«

»Ein paar Homosexuelle. Bill bringt sie mit, alles Mitglieder der *Gay Peoples Association.*«

»Wer ist Bill?«

»Ein Bekannter.«

»Wer kommt noch?«

»Bob!«

»Wer ist das?«

»Ein Verleger.«

»Netter Kerl?«

»Ja. Aber ein Gauner.«

»Warum?«

»Er kauft Bücher neuer Autoren auf, um sie dann verschwinden zu lassen.«

»Das versteh' ich nicht ganz.«

»Aus Steuergründen. Aus gewissen Büchern wird absichtlich ein Verlustgeschäft gemacht. Ich kann dir das nicht genau erklären, aber du könntest seinen Buchhalter fragen.«

»Ist der auch hier?«

»Ja.«

»Schade!«

»Was ist schade?«

»Ich habe nämlich vor, ein Buch zu schreiben... über mein Erlebnis in Moskau. Ich hätte heute abend gute Kontakte anknüpfen können.«

»Ja. Das stimmt. Aber ich warne dich. Fang mit Bob nichts an. Das ist kein Verleger für dich. Er wird dir dein Buch abkaufen, um es dann verschwinden zu lassen.«

»Das wird er nicht wagen. Schließlich bin ich Nino Pepperonis Tochter!«

»Da hast du recht. In deinem Fall ist das eine Ausnahme. Vor der Mafia hat auch Bob Angst.«

»Wen hast du noch eingeladen?«

»Noch einige Verleger.«
»Auch solche Kerle wie Bob?«
»Ja. Die sind doch alle gleich.«
»Wen noch?«
»Ich habe auch einige von ihren Autoren eingeladen.«
»Die erfolglosen?«
»Ja. Die erfolglosen.«
»Kommt sonst noch jemand?«
»Ja. Ein paar alte Bekannte.«

Die Gäste waren formell angezogen, ungewöhnlich für dieses Jahrzehnt. Keiner kam in Jeans oder Sandalen. Die Mädchen trugen Minis oder Maxis, die Männer leichte Sommeranzüge mit moderneren breiten Revers. Die Hemden der Männer waren ziemlich farbig und ihre Krawatten noch breiter als die Revers ihrer Anzüge.
Die Gäste standen in kleinen Gruppen herum und machten höflich Konversation. Sie hielten die Whisky- und Cocktailgläser in der Hand, mehr aus Verlegenheit als aus wirklichem Durst. Anna Maria langweilte sich tödlich. Sie half Shirley in der Küche, paßte auf, daß die Frankfurter heiß wurden, leerte sie dann in eine große Schüssel und brachte sie ins Wohnzimmer. Sie holte auch Kartoffelsalat aus dem Kühlschrank und die fertig angerichteten Platten mit Roastbeef, Schinken und jüdischer und italienischer Salami. Shirley brachte Brot und Cracker und frischen Whisky, Wodka und Scotch. Auch Club-Soda, Ginger Ale und Tonic-Water.
Gegen 11 Uhr, als die Gäste schon etwas betrunken waren, machte Shirley das Licht aus und bat die Gäste höflich, die Kleider abzulegen. Sie brüllte in den Lärm hinein: »Fühlt euch wie zu Hause!« Die Gäste zogen sich aus. Shirley machte wieder das Licht an.

Die Gäste waren zwar nackt, aber die Party wurde nicht lebhafter. Anna Maria langweilte sich tödlich. Die Gäste standen nach wie vor in kleinen Gruppen herum, hielten verlegen die Whisky- und Cocktailgläser in der Hand und machten höflich Konversation. Erst kurz nach Mitternacht wurde es etwas lebendiger. Aber das war auch nur Shirley zu verdanken. Denn Shirley machte wieder das Licht aus und brüllte in den Lärm hinein: »Wir fangen jetzt mit den Spielen an!«

Shirley machte das Licht eine Zeitlang nicht wieder an, damit die Gäste ihre Verlegenheit überwinden konnten. Erst gegen ein Uhr früh wurde das Licht wieder angeknipst.

Anna Maria nahm an den Spielen nicht teil, obwohl sie sich ausgezogen hatte, um nicht aufzufallen. Sie saß nackt auf dem Sofa im Wohnzimmer und langweilte sich. Anna Maria trank *Screwdriver,* ein köstliches Getränk aus Wodka, Orangensaft und Eiswürfeln; sie blickte ab und zu in ihr Trinkglas, ab und zu auf die spielenden Gäste. Dieses Gebumse hat keinen Sinn, dachte sie. Ein Wunder, daß die Männer überhaupt einen Ständer kriegen! Wie machen sie das? Alles ist völlig unromantisch, eine Art Gruppenonanie in einer hübschen Wohnung mit Ausblick auf den East River. Anna Maria schlürfte gelangweilt ihren Screwdriver. Vor ihr auf dem Fußboden wälzten sich zwei Mädchen, die sie am Abend auf der Versammlung im *Americana* gesehen hatte. Das eine Mädchen war muskulös und hatte behaarte Beine, das andere war elfenhaft schmal und zerbrechlich. Hinter dem einen, sehr zarten Mädchen stand ein Mann von der Männerzeitschrift CHAUVINIST und vögelte es in den Hintern. Anna Maria schaute den dreien zu, schlürfte dabei ihren Screwdriver, blickte auch in die Gesichter der drei und dachte: Sie langweilen sich. Sie spielen ein Spiel wie Puppen, die man aufgezogen hat. Puppen? Sexautomaten? Egal!

Ohne Gefühl. Das eine Mädchen, das zarte, zuckt mit dem Körper und täuscht einen Orgasmus vor. Warum? Alles ist Lüge. Und der Mann vom CHAUVINIST hat Mühe und Not, seinen Ständer zu behalten. Wie macht er das? Vielleicht denkt er an irgend etwas anderes? Vielleicht an sein erstes Liebeserlebnis? Irgendwo? Irgendwann?

Sie sah Shirley mit drei Männern aus dem Badezimmer kommen. Shirley löste sich von der Gruppe und setzte sich neben Anna Maria aufs Sofa. Sie war verschwitzt und nippte durstig an Anna Marias Screwdriver.

»Warum machst du nicht mit?«

»Ich habe keine Lust. Außerdem habe ich Angst, daß jemand zu hart gegen meinen Bauch stößt. Es könnte dem Kind schaden. Ich will keine Fehlgeburt.«

»Siehst du die beiden dort in der Ecke am Fenster?«

»Ja. Wer ist das?«

»Der Chefredakteur vom CHAUVINIST.«

»Und das Mädchen unter ihm?«

»Es ist kein Mädchen. Eine reife Frau. 38. Du kennst sie.«

»Ich kann ihr Gesicht nicht sehen.«

»Sie ist meine Vorgesetzte, die Chefredakteurin der Zeitschrift NEW ESTABLISMENT.«

»Die beiden machen es normal!«

»Sie liegt unter ihm und hat sich offenbar unterworfen.«

»Wie kommt das? Sie ist das Sprachrohr der amerikanischen Frauenbewegung. Wie kann sie sich so einem Kerl vom CHAUVINIST unterwerfen?«

»Theorie und Praxis«, sagte Shirley, »lassen sich nicht immer vereinen. Die verläßlichsten Frauenrechtlerinnen sind die Lesbierinnen. Sie sind ehrlich und meinen, was sie predigen. Auf die anderen kann man sich nicht verlassen. Sie schlagen große Töne an, aber wenn es drauf ankommt und sie den richtigen Mann treffen, dann wollen sie versklavt sein.«

»Ist der Kerl dort in der Ecke der richtige Mann und die Frau unter ihm die richtige Frau für ihn?«

»Nein. Die beiden spielen bloß Theorie und Praxis.« Shirley lachte und nippte wieder an Anna Marias Glas. Sie nahm sich eine Zigarette aus dem Etui auf dem Cocktailtisch, suchte nach Streichhölzern, sah eine Schachtel neben Anna Marias nackten Schenkeln auf dem Sofa, nahm sich Feuer und sagte: »Die Gruppe dort auf dem Fußboden in der Mitte des Zimmers ist von der Gay Peoples Association.«

»Das hab' ich mir gedacht«, sagte Anna Maria. »Homosexuelle!«

»Ein ekelhafter Anblick«, sagte Shirley. »Wenn es eine Frau mit einer anderen Frau macht, dann ist das optisch akzeptierbar. Aber ein Mann mit einem anderen Mann... da krieg ich 'ne richtige Gänsehaut! Ich kann es nicht mit ansehen.«

»Schmeiß sie doch raus!«

»Das geht nicht. Ich habe sie eingeladen. Außerdem würden die anderen denken, ich sei spießig.«

Anna Maria nickte. Sie zeigte mit dem Kopf in die rechte Zimmerecke. »Und wer ist diese Gruppe?«

»Verleger und ihre Autoren!«

»Was machen sie?«

»Blick doch hin!«

»Meine Augen tränen von dem vielen Rauch. Ganz plötzlich. Ich weiß nicht, was das ist.«

»Die Autoren werden eingeseift«, sagte Shirley. »Von den Verlegern.«

»Mit richtiger Seife?«

»Ja. Aber es ist nur ein Spiel.«

»Dieses Spiel... warum?«

»Weil die Autoren in der Regel von ihren Verlegern eingeseift werden. Besonders, wenn sie neue Autoren sind und noch nicht so bekannt. Das ist mal so. Aber ich hab' das bereits vorhin angedeutet.«

»Und was geschieht dann? Mit den Autoren?«

»Dort auf dem Fußboden?«

»Ja. Dort auf dem Fußboden!«

»Siehst du's nicht?«

»Nein. Ich sehe nichts.«

»Alles geht schnell. Sehr schnell!«

»Was machen sie jetzt?«

»Sie wurden eingeseift. Von den Verlegern. Und jetzt werden sie in den Arsch gefickt. Von den Verlegern. Ganz einfach. So! Eine Demonstration zynischer Macht. Nichts weiter. Alles im Leben ist eine Machtfrage.«

»Die armen Autoren«, sagte Anna Maria.

»Es ist nur ein Spiel«, sagte Shirley, »hier, auf meiner Party...«

Shirley war in die Küche gegangen, um für ihre Gäste zu sorgen. Anna Maria holte ihre Lesebrille und ein Cue-Magazin, setzte sich wieder aufs Sofa und begann aus lauter Langeweile zu lesen. Gegen zwei Uhr früh, als schon alle sehr besoffen waren, kamen zwei Herren vom CHAUVINIST zu Anna Maria und legten sie auf den Rücken. Anna Maria ließ das Cue-Magazin fallen, schob die Lesebrille auf die Stirn und spreizte die Beine. Während die beiden es mit ihr machten, hielt Anna Maria beide Hände schützend vor den Bauch, sie gähnte und dachte an Breschnew und Kossygin und an das Interview, das nie stattgefunden hatte. Als die beiden mit ihr fertig waren, kamen noch einige andere und machten es mit ihr. Anna Maria wurde herumgedreht. Man steckte ihr alles mögliche in den Hintern: Schwänze und Mohrrüben. Anna Maria hatte Schmerzen, aber die Schmerzen waren nicht heftig genug, um die Langeweile zu töten.

Erst gegen 3 Uhr früh löste sich die Party auf. Anna Maria nahm ein Taxi und fuhr allein nach Hause. Der Butler ließ sie herein.
»Tut mir leid, daß ich dich aufgeweckt hab', Charlie«, sagte Anna Maria.«
»Macht nichts«, sagte der Butler. »Ich habe einen Teller Spaghetti mit Tomatensauce für Sie aufgehoben. Noch warm.«
»Danke, Charlie. Ich bin nicht hungrig.«
»Ich dachte bloß... weil es so spät ist.«
»Nein, Charlie. Danke. Aber ich esse nichts vor dem Schlafengehen.«
»Wie war die Party?«
»Langweilig, Charlie. Gute Nacht.«
»Gut Nacht, Anna Maria.«

Anna Maria nahm ein Bad. Dann ging sie auf ihr Zimmer und legte sich ins Bett. Sie war hellwach und konnte nicht schlafen. Sie nahm ein Buch und versuchte zu lesen: *Ein Tag im Leben des Iwan Denissowitsch.* Sergej, dachte sie. Lieber Sergej. Wir haben das Buch zusammen gelesen. In deiner Wohnung in Moskau. Aber ich lese es wieder und wieder. Ich habe auch *Die Krebsstation* gelesen und das wunderbare Buch *Der erste Kreis der Hölle,* aber das habe ich dir, glaube ich, geschrieben.

Sie konnte sich nicht konzentrieren. Sie konnte weder lesen noch schlafen. Schließlich stand sie auf und holte ihre Handtasche. In der Handtasche lag ein kleines Päckchen, in dem etwas eingewikkelt war: Sergej Mandelbaums Barthaare! Er hatte sich beim Abschied ein paar Streifen Barthaare abgeschnitten und sie ihr gegeben.

Anna Maria hatte das Licht ausgemacht. Sie lag auf dem Rücken und atmete schwer. »Sergej«, flüsterte sie, »Sergej, Darling, wenn wir uns wiedersehen, dann werde ich zu dir sagen: Ich war auf einer Party, einer scheußlichen Party. Dort wurden Spiele gespielt. Merkwürdige Spiele. Viel ist passiert. Und doch ist nichts passiert. Denn ich habe mich tödlich gelangweilt. Wir waren alle nackt. Alle! Und wir haben es arg miteinander getrieben. Und doch bin ich dir treu geblieben. Denn ich habe mit keinem von ihnen Orgasmus gehabt. Ich schwöre es dir, Sergej. Mit keinem!«

Anna Maria atmete schwer. Sie schob Mandelbaums Barthaare zwischen ihre Beine und kitzelte die Klitoris. Anna Maria fing zu schwitzen an, dann zu keuchen. Nach einer Weile begannen ihre Schamlippen zu zucken, dann ihr Bauch, ihre Beine, ihr ganzer Körper. Anna Maria öffnete den Mund zu einem Schrei, aber sie schrie nicht. Ihr schmaler Hals zuckte wie der Hals einer Henne. Ihr Kopf stieß vor Aufregung gegen die Nachttischlampe, die auf den Boden fiel, ohne daß Anna Maria das merkte. Anna Marias Körper bäumte sich auf. Tausend Messer schnitten ihren Körper entzwei. Anna Maria stürzte in einen tiefen Abgrund, sie stürzte mit aufgerissenen Augen und einem offenen Mund. Über ihr öffnete sich der Himmel, ein Himmel, der die ganze Welt umspann. Anna Maria konnte bis ins Paradies blicken. Und dort, auf einem Thron, saß Sergej Mandelbaum. Er saß nackt auf dem Thron und sein langer Schwanz reichte bis hinab auf die Erde, und noch tiefer, bis in den Abgrund hinein, in den Anna Maria stürzte mit aufgerissenen Augen und einem offenen Mund. Und Anna Maria hielt sich an dem Schwanz fest. Und der Riesenschwanz zog sie hinauf ins Paradies, bis zu dem Thron, wo Gott saß in Gestalt Sergej Mandelbaums.

Als Anna Maria den Höhepunkt erreichte, schrie sie: »Jesus! Jesus! Sergej, wo bist du?«

4.

»Sergej Mandelbaum ist wieder in Moskau«, sagte Mr. Sliwowitz. Mr. Sliwowitz legte den Hörer sekundenlang auf den Schreibtisch, weil ihn die rechte Hand juckte. Er vernahm Nino Pepperonis brüllende Stimme am anderen Ende der Leitung: »In Moskau?«

Mr. Sliwowitz hob den Hörer wieder auf: »Sehr richtig. In Moskau! Karl Schnitzel rief soeben aus Wien an. Er hat Mandelbaum nach Tschernowitz gebracht. Von dort ist Mandelbaum nach Moskau geflogen, wie vereinbart.«

»Wann erwarten Sie Schnitzel?«

»Morgen früh.«

»Soll ich ihn abholen lassen?«

»Das ist nicht nötig. Schnitzel kann ruhig vom Kennedy-Flughafen ein Taxi nehmen.«

»Was ist mit den 200 000 Dollar?«

»Die geben wir ihm, wenn Mandelbaum wirklich in Moskau ist. Lebendig!«

»Sie sind also nicht sicher?«

»Sicher ist nur der Tod«, sagte Mr. Sliwowitz.

»Was haben Sie vor?«

»Ich werde morgen mit Schnitzel sprechen. Und dann am Nachmittag nach Moskau fliegen.«

»Sie wollen nach Moskau fliegen?«

»Sehr richtig.«

»Um zu sehen, ob Mandelbaum lebt?«

»Sehr richtig.«

»Mandelbaum kann doch schreiben!«

»Briefe können gefälscht werden!«

»Da haben Sie recht.«

»Außerdem will ich mich an Ort und Stelle umsehen«, sagte Mr. Sliwowitz. »Ich habe das bereits Anna Maria gesagt. Ich muß persönlich mit Mandelbaum sprechen. Vielleicht gelingt es mir, irgendeinen kleinen Kuhhandel mit ihm zu machen.«

»Sie wollen Mandelbaum umstimmen?«

»Sehr richtig. Mandelbaum muß in den Freien Westen gebracht werden. Aber freiwillig! Das ist schließlich auch Ihre Ansicht.«

»Stimmt«, sagte Nino Pepperoni. »Sie fliegen also schon morgen nachmittag?«

»Jawohl.«

»Haben Sie schon ein Einreisevisum?«

»Das ist bereits erledigt. Ich habe vor einigen Tagen um ein Visum ersucht und es bereits erhalten. Es ging schnell, da ich eine Beziehung hatte.«

»Zu wem?«

»Das kann ich nicht am Telefon sagen.«

»Verstehe.«

»Okay? Also okay?«

»Okay«, sagte Nino Pepperoni. »Und was ist mit Schnitzel?«

»Schnitzel wird in New York warten, bis ich wieder aus Moskau zurück bin. Wenn Mandelbaum lebt, dann kriegt Schnitzel seine 200 000 Dollar.«

»Okay«, sagte Nino Pepperoni. »Okay.«

Am nächsten Morgen wurde Karl Schnitzel von Mr. Sliwowitz kurz abgefertigt. Mr. Sliwowitz machte Schnitzel klar, warum er nach Moskau müßte, versicherte ihm aber, daß er die 200 000 Dollar nach seiner Rückkehr erhalten würde. Mr. Sliwowitz fügte allerdings hinzu: »Wenn Mandelbaum lebt.«

Nino Pepperoni wußte, daß Mr. Sliwowitz nicht lange in Moskau bleiben würde, denn Mr. Sliwowitz war ein Mann, der gern alles schnell erledigte. Nino Pepperoni sagte zu seiner Frau: »Der macht keine Faxen. Der fummelt nicht lange rum.« Nach vier Tagen war Mr. Sliwowitz bereits wieder zurück. Mandelbaum lebte. Mandelbaum war gesund. Mandelbaum war okay.

Pedro Rodriguez alias Karl Schnitzel war zurück nach Mexico City geflogen, natürlich mit einem Scheck über 200000 Dollar, der von Nino Pepperoni unterschrieben worden war. Karl Schnitzel hatte zu Mr. Sliwowitz und Nino Pepperoni beim Abschied gesagt: »Manche verlieren ihr Herz in New York, manche ihre Eier.«

Am selben Tage fand folgendes Gespräch im Büro des Rechtsanwalts und consigliere Archibald Seymor Sliwowitz statt:
»Mr. Pepperoni! Sergej Mandelbaum hat mir in Moskau ein Ultimatum gestellt: Entweder wir holen die ganze Familie aus Rußland heraus. Oder niemand!«
»Eine Frechheit! Wer wagt es, Nino Pepperonis Rechtsanwalt und consigliere ein Ultimatum zu stellen?«
»Sergej Mandelbaum!«
»Sergej Mandelbaum?«
»Ja. Sergej Mandelbaum.«

»Was ist mit seiner Familie?« fragte Nino Pepperoni.
»Ein Teil seiner Familie ist ausgewandert. Nach Israel. Auch seine Eltern.«
»Und wer ist noch in Rußland?«
»Zwei Brüder und eine Schwester. Die Brüder sind Ingenieure und haben in der Rüstungsindustrie gearbeitet. Die Schwester ist mit einem Buchhalter verheiratet.«
»Wo wohnen diese Leute?«

»Die Brüder in Leningrad, eine Stadt die früher Petrograd hieß und auch St. Petersburg. Die Schwester wohnt in Kiew, die Hauptstadt der Ukraine.«
»Und warum können diese Leute nicht auswandern?«
»Weil sie zuviel wissen. Staatsgeheimnisse!«
»Sind sie alle verheiratet?«
»Alle verheiratet. Sie haben auch Kinder. Viele Kinder.«
»Wie groß ist die Familie in Rußland? Zahlen, Mr. Sliwowitz. Zahlen!«
»22 Personen, einschließlich Sergej Mandelbaum.«
»22?«
»Ja. 22!«

»Eine Frechheit! Mir ein Ultimatum zu stellen!« sagte Nino Pepperoni.
»Da haben Sie recht. Aber Sergej Mandelbaum hat seine Gründe. Er ist fest entschlossen, nicht ohne seine Familie zu fliehen.«
»Fest entschlossen?«
»Fest entschlossen!«
»Haben Sie mit seiner Familie gesprochen?«
»Jawohl. Ich habe mit allen gesprochen.«
»Sind sie alle mit der Flucht einverstanden?«
»Sie sind alle einverstanden.«

»Was raten Sie mir?« fragte Nino Pepperoni.
»Wenn Sie verhindern wollen, daß Anna Maria nach Rußland zurückfliegt, dann rate ich Ihnen, Sergej Mandelbaum so schnell wie möglich herauszuholen. Anna Maria wird es nicht lange ohne ihn aushalten.«
»Und was ist mit der Heirat?«
»Auch wegen der Heirat... Schließlich wollen wir die beiden ver-

heiraten, ehe das Kind auf die Welt kommt. Es geht um die Ehre des Hauses Pepperoni.«
»Sehr richtig«, sagte Nino Pepperoni. »Sehr richtig.«

»Dann holen Sie die ganze lausige Familie aus Rußland heraus, wenn der Lump nicht alleine kommen will!«
»Daran habe ich eben gedacht«, sagte Mr. Sliwowitz.
»22 Leute, sagten Sie?«
»Sehr richtig. 22!«

»Was ist mit Karl Schnitzel?« fragte Nino Pepperoni. »Warum haben Sie ihn nach Mexico zurückfliegen lassen?«
»Schnitzel ist nicht der richtige Mann. 22 Leute! Mr. Pepperoni! Das ist eine Großaktion!«
»Schnitzel ist Schnitzel!« sagte Nino Pepperoni.
»Das stimmt. Schnitzel hat eine Menge Leute hinter dem Eisernen Vorhang herausgeschmuggelt. Aber immer nur einzelne. Eine Gruppe von 22, das würde Schnitzel nie schaffen. Es wäre auch zu auffällig.«
»Wie meinen Sie das?« fragte Nino Pepperoni.
»Auf dem Landwege. Zu auffällig. Zu riskant!«
»Was schlagen Sie vor?«
»So was kann nur mit einem Flugzeug gemacht werden!« sagte Mr. Sliwowitz.
»Sie wollen ein Flugzeug nach Rußland schicken, um die Familie Mandelbaum herauszuholen?«
»Nein.«
»Was denn?«
»Einen russischen Jet entführen. Natürlich mit der Familie!«
»Flugzeugentführung?«
»Flugzeugentführung!«
»Karl Schnitzel?«

»Unmöglich«, sagte Mr. Sliwowitz. »Dafür ist Schnitzel nicht der richtige Mann. Für so eine Sache brauchen wir einen Spezialisten!«
»Einen Spezialisten?« fragte Nino Pepperoni.
»Ja«, sagte Mr. Sliwowitz. »Einen Flugzeug-Entführungs-Spezialisten!«

»Eine großartige Idee!« sagte Nino Pepperoni.
»Ich hab' Ihnen doch gesagt, mir wird was einfallen!«
»Großartig! Und wo wollen Sie einen Flugzeug-Entführungs-Spezialisten auftreiben?«
»Unsere Verbindungsleute werden ihn auftreiben. So wie Karl Schnitzel für uns gefunden und uns empfohlen wurde.«
»Sehr richtig. Karl Schnitzel.«
»Na sehen Sie!«

»Das wird natürlich eine Stange Geld kosten!« sagte Mr. Sliwowitz.
»Geld spielt keine Rolle. Schließlich bin ich Nino Pepperoni. Ich habe die Nase voll. Der Fall Mandelbaum muß ein für allemal erledigt werden.«
»Er wird erledigt werden, Mr. Pepperoni. Ich verspreche es Ihnen. Ein für allemal! Der Fall Mandelbaum wird diesmal ein für allemal erledigt!«

Mr. Sliwowitz machte in den folgenden Tagen verschiedene Telefonanrufe: Kairo, Beirut, Casablanca, Amman, Damaskus. Waffen- und Diamantenschmuggler wurden alarmiert, Leute, mit denen Nino Pepperoni und Mr. Sliwowitz vor Jahren Geschäfte gemacht hatten. Endlich, am Ende der Woche, erhielt Mr. Sliwowitz die richtige Empfehlung: Abdul Mohammed Kebab! Ein arabischer Terrorist! Ehemaliges Mitglied der berüchtigten arabischen Guerillagruppe Al-Faoz und einst persönlicher Freund des palästinensischen Faoz-Führers Jamal Aref! Mr. Sliwowitz wurde vertraulich mitgeteilt, daß Abdul Mohammed Kebab der bedeutendste Flugzeugentführer der Welt sei. Bisher noch nicht übertroffen! Hijacker Nummer eins auf der Rangliste der Luftpiraten. Abdul Mohammed Kebab war der *mastermind* der waghalsigsten Flugzeugentführung, die die Menschheit bisher erlebt hatte. Im Augenblick, so sagte man Mr. Sliwowitz, arbeitete Abdul Mohammed Kebab auf eigene Faust, da er aus der Faoz-Terror-Gruppe ausgestoßen worden war. Mr. Sliwowitz erhielt noch andere Informationen, die er sorgfältig notierte.

Abdul Mohammed Kebab wurde telefonisch eine Million Dollar versprochen, wenn er sich bereit erklären würde, die Familie Mandelbaum mit einem Flugzeug aus Rußland herauszuholen.

Am 5. Juli, um 11 Uhr vormittags, fand folgendes Gespräch im Büro des Rechtsanwalts und consigliere Archibald Seymor Sliwowitz statt:

»Mr. Pepperoni! Es freut mich, Ihnen heute und in diesem Augenblick mitteilen zu dürfen, daß Abdul Mohammed Kebab, der berüchtigste Flugzeugentführer der Welt, mir vor zirka einer Stunde am Telefon erklärt hat, er sei bereit, die Familie Mandelbaum mit einem Flugzeug aus Rußland herauszuholen!«

»Das freut mich, Mr. Sliwowitz. Das freut mich wirklich.«

»Die Sache kostet Sie eine Million!«

»Eine Million?«

»Ja. Eine Million!«

»Für einen Mann wie Abdul Mohammed Kebab ist das eine Kleinigkeit.«

»Sie meinen: eine Million Dollar zu verdienen?«

»Nein. Das meine ich nicht. Ich meine, daß es eine Kleinigkeit für ihn ist, einen russischen Jet zu entführen.«

»Ach so.«

»Die Araber haben in wenigen Jahren einen historischen Sprung gemacht, der sie aus dem tiefsten Mittelalter in unser Jahrhundert versetzt hat. Sie sind vom gewöhnlichen Kameldiebstahl zum Luftpiratentum übergegangen.«

»Allerhand«, sagte Nino Pepperoni. »Das nenne ich einen tüchtigen historischen Sprung.«

»Als Rechtsanwalt muß man aufpassen, was man sagt. Man muß richtig formulieren. Sonst kostet einen das Kopf und Kragen.«

»Sehr richtig.«

»Wir sind aber im Augenblick nicht im Gericht, sondern unter uns.«

»Sehr richtig.«

»Trotzdem bitte ich Sie, mich nicht mißzuverstehen. Meine Formulierung soll auch nicht wortwörtlich verstanden werden.«

»Wie meinen Sie das?«

»Ich spreche nicht wirklich vom arabischen Volk, sondern von gewissen Leuten, die sich als seine Vertreter aufspielen.«

»Von den arabischen Terroristen?«

»Sehr richtig.«

»Sind alle arabischen Terroristen Flugzeugdiebe und Luftpiraten?«

»Nicht alle.«

»Also nur einige?«

»Nur einige.«

»Sie fangen an, Ihre eigenen Feststellungen zu verdrehen. Haben Sie vor irgend etwas Angst?«

»Ja«, sagte Mr. Sliwowitz. »Aber das ist meine Sache.«

»Gut«, sagte Nino Pepperoni. »Das ist Ihre Sache.«

»Abdul Mohammed Kebab!«
»Abdul Mohammed Kebab?«
»Der bedeutendste Flugzeugentführer der Welt! Ein Genie!«
»Ein Genie?«
»Jawohl. Ein Genie!«
»Eine Million ist also nicht zuviel?«
»Bestimmt nicht. Wir kommen noch billig davon. Denken Sie an die Erpressungen weniger begabter amerikanischer Hijacker! Ein paar hunderttausend Dollar spielen keine Rolle. Die *air line companies* bringen Ihnen Säcke mit Geld, legen es Ihnen sozusagen zu Füßen.«
»Da haben Sie recht...«
»Sie haben es meiner Überredungskunst zu verdanken, daß wir so billig davonkommen, denn Kebab weiß ganz genau, wer Nino Pepperoni ist. Er hätte auch 20 Millionen verlangen können.«
»Das sehe ich ein«, sagte Nino Pepperoni.
»Und Sie hätten ihm die 20 Millionen gegeben!«
»Sind Sie auch sicher?«
»Ganz sicher. Denn es geht um Anna Maria!«
»Anna Maria hat mir neulich wieder gedroht!« sagte Nino Pepperoni.
»Gedroht?«
»Jawohl. Gedroht. Sie sagte, daß sie die Absicht hätte, nach Moskau zurückzufliegen, um bei dem Kerl zu bleiben, falls ich den Kerl nicht schleunigst zu ihr bringe.«
»Na sehen Sie!«
»Dieses Mädchen bringt mich früh ins Grab!«
»Sie dürfen nicht so schwarz sehen.«
»Dieses Mädchen ist mein ein und alles. Ich lese ihr jeden Wunsch von den Augen ab und tue alles, was sie will. Warum kann sie ihrem armen Vater nicht auch ein bißchen Freude machen?«

»Anna Maria wird Ihnen noch sehr viel Freude machen!«
»Glauben Sie?«
»Ganz bestimmt. Ich verspreche es Ihnen!«
»Wie können Sie so was versprechen?«
»Ich verspreche Ihnen«, sagte Mr. Sliwowitz, »daß Anna Maria nicht nach Moskau fliegen wird, um bei Mandelbaum zu bleiben, und ich verspreche Ihnen auch, daß Ihr Enkelkind einen legalen Vater haben wird und folglich einen legalen Namen, der das Haus Pepperoni nicht entehren wird.«
»Der Name Mandelbaum?«
»Jawohl. Der Name Mandelbaum!«
»Bloß kann ich nicht verstehen«, sagte Nino Pepperoni, »warum Anna Maria so scharf auf diesen Kerl ist. Zuerst glaubte ich, daß es nur wegen dem Kind ist, das sie in ihrem Bauch trägt. Ich dachte auch an Liebe. Aber Liebe ist ein altmodisches Wort.«
»Da haben Sie recht«, sagte Mr. Sliwowitz. »Liebe ist ein altmodisches Wort, das zum Wortschatz unserer Generation gehört, aber nicht zum Wortschatz von Anna Maria.«
»Wissen Sie irgend etwas, was ich nicht weiß?« fragte Nino Pepperoni.
»Ich weiß so einiges. Ich würde sogar sagen: ich kenne Anna Marias Geheimnis.«
»Sie meinen doch wohl nicht etwa diesen verdammten Orgasmus?«
»Den mein' ich«, sagte Mr. Sliwowitz.
»Sie hat es also auch Ihnen erzählt?«
»Jawohl«, sagte Mr. Sliwowitz.
»Dieser verdammte Orgasmus!«
»Es war ihr erster«, sagte Mr. Sliwowitz.
»Und ist der so wichtig?« fragte Nino Pepperoni.
»Sehr wichtig! Vor allem deshalb, weil sie ihn nicht vergessen kann. Dieser erste Orgasmus spukt ihr im Hirn herum. Er hält sie

im Bann. Dieses erste große Erlebnis möchte Anna Maria wieder und wieder erleben. Und das kann sie nur mit Mandelbaum. Deshalb wird sie Mandelbaum nicht aufgeben.«

»Allerhand«, sagte Nino Pepperoni. »Allerhand. Trotzdem würde ich Ihnen raten, mit mehr Respekt von meiner Tochter zu sprechen. Schließlich bin ich Anna Marias Vater, und schließlich bin ich Nino Pepperoni! Ich könnte Ihnen die Zunge herausschneiden lassen!«

»Sie haben mir eine Frage gestellt, und Sie baten mich um eine ehrliche Antwort!«

»Sehr richtig.«

»Ich habe Ihre Frage ehrlich beantwortet!«

»Sehr richtig. Der Teufel soll diesen Mandelbaum holen und diesen ersten Orgasmus!«

»Sehr richtig.«

»Was ist mit Abdul Mohammed Kebab?«

»Abdul Mohammed Kebab?«

»Jawohl. Abdul Mohammed Kebab!«

»Kebab wird Mandelbaums Familie mitsamt dem Sexhelden Mandelbaum mit einem Flugzeug aus Rußland herausholen.«

»Das haben Sie mir bereits gesagt.« – »Jawohl.«

»Wird Kebab die Familie und meinen Schwiegersohn nach Amerika bringen?«

»Nein. Nach Israel!«

»Warum nach Israel?«

»Israel ist der Freie Westen. Ebenso wie Amerika. Es bleibt sich also gleich. Der Freie Westen ist der Freie Westen.«

»Da haben Sie recht.«

»Wenn wir die Familie nach Amerika bringen, dann würden wir Scherereien mit der amerikanischen Einwanderungsbehörde haben. Und das wollen wir verhindern.«

»Warum?«

»Weil Nino Pepperoni bei der amerikanischen Einwanderungsbehörde nicht besonders beliebt ist«, sagte Mr. Sliwowitz. »Nino Pepperoni wird sich bestimmt daran erinnern, daß die Einwanderungsbehörde öfter beabsichtigt hat, ihn nach Sizilien zu deportieren, nur hat sie es nicht gemacht, weil sie Nino Pepperoni nicht nachweisen konnte, daß er wirklich der Boß der amerikanischen Mafia ist.«

»Das stimmt«, sagte Nino Pepperoni.

»Man konnte ihm nichts nachweisen, weil Nino Pepperoni den besten Rechtsanwalt hat, den es in einem Rechtsstaat gibt, nämlich den Rechtsanwalt und consigliere Archibald Seymor Sliwowitz.«

»Sehr richtig«, sagte Nino Pepperoni.

»Na also«, sagte Mr. Sliwowitz. »Wir bringen Sergej Mandelbaum und seine Familie nach Israel. Israel ist das ideale Land für jüdische Flüchtlinge ohne Papiere. Israel wird diese Flüchtlinge mit offenen Armen empfangen. In Israel bekommen sie nicht nur automatisch Aufenthaltsberechtigung und legale Papiere, sondern sie erhalten auch alle Rechte, die ein israelischer Staatsbürger genießt.« – »Wie kommt das?«

»Israel ist das Zentrum des Weltjudentums. Dort gibt es ein Gesetz mit dem Namen Heimkehrergesetz. Dieses Gesetz betrifft jeden Juden auf diesem Planeten und tritt automatisch in Kraft, sobald der betreffende Jude den Boden des Heiligen Landes betritt.«

»Ein großartiges Gesetz.«

»Ja. Ein großartiges Gesetz.«

»Betrifft es auch Juden, die mit einem gestohlenen russischen Jet im Heiligen Lande anlangen?«

»Es betrifft jeden Juden. Und diese Juden besonders!«

»Einfach großartig! – Und wie kommt Sergej Mandelbaum nach New York?«

»Als Tourist«, sagte Mr. Sliwowitz. »Als ganz gewöhnlicher Tourist. Wenn Sergej Mandelbaum mit dem russischen Jet in Israel anlangt, dann werde ich mich gleich mit meinem Kollegen in Tel Aviv in Verbindung setzen – dem Rechtsanwalt Nahum Schabati –, damit Sergej Mandelbaum auf schnellstem Wege ein amerikanisches Touristenvisum erhält.«

»Großartig«, sagte Nino Pepperoni.

»Sie sehen, daß Archibald Seymor Sliwowitz nicht auf den Kopf gefallen ist?«

»Das sehe ich ein«, sagte Nino Pepperoni. »Archibald Seymor Sliwowitz ist nicht auf den Kopf gefallen!«

»Und was ist mit Kebab?« fragte Nino Pepperoni.

»Abdul Mohammed Kebab?«

»Ja. Abdul Mohammed Kebab!«

»Was soll mit ihm sein?«

»Ist er damit einverstanden, die Familie Mandelbaum nach Israel zu bringen?«

»Ja. Er ist damit einverstanden.«

»Hat er nicht Angst vor den Israelis?«

»Ich fragte ihn am Telefon. Genau diese Frage. Er sagte, er hätte vor den Israelis keine Angst.«

»Das versteh' ich nicht. Als arabischer Terrorist müßte er vorsichtiger sein. Die Israelis könnten ihn doch nach der Landung des gestohlenen russischen Jets verhaften?«

»Das könnten sie. Aber Kebab glaubt, daß sie es nicht tun werden. Er hat seine Gründe.«

»Ich nehme an, daß Sie über Kebab genau informiert sind?«

»Unsere Verbindungsleute im Nahen Osten haben mich genau informiert. Ich habe mir alles notiert, und es steht bereits in meinen Akten.«

»Das habe ich auch von Ihnen erwartet«, sagte Nino Pepperoni.
»Ich arbeite gewissenhaft.«
»Das weiß ich. Verzeihen Sie meine Frage.«
»Was wollen Sie noch über ihn wissen?«
»Spricht er Russisch?«
»Perfekt.«
»Wie kommt das? Ein Araber?«
»Kebab ist kein gewöhnlicher Fellache. Er ist ein gebildeter Mann, der in Beirut Philologie studiert hat.«
»Was ist das?«
»Das hat was mit Sprachen zu tun.«
»Allerhand.«
»Er ist Palästinenser, aber 1948, beim Ausbruch des jüdisch-arabischen Krieges, nach dem Libanon geflohen. Er hat, wie gesagt, in Beirut studiert. Er spricht acht Sprachen, unter anderem auch Englisch, Französisch und Türkisch.«
»Allerhand.«
»Kebab hat eine Zeitlang in Moskau in der libanesischen Botschaft gearbeitet. Er war auch ein Spion. Kebab hat für mehrere arabische Staaten gearbeitet, auch für Syrien, den Irak, Jordanien, Ägypten und Algerien.«
»Als Spion?«
»Sehr richtig.«
»Ein toller Bursche.«
»Kebab ist kein Idealist. Er ist ein Geschäftsmann.«
»Ich denke, er war auch Terrorist. Das sind doch Idealisten?«
»Natürlich sind das Idealisten. Aber nicht alle. Und ganz bestimmt nicht Abdul Mohammed Kebab. Jamal Aref, der Führer der berüchtigten palästinensischen Guerilla-Gruppe Al-Faoz, hat sich Kebab eine Zeitlang ausgeborgt, weil die Guerillas gute Köpfe brauchten.«
»Verstehe.«

»Kebab wurde 1971 aus der Guerilla-Gruppe ausgestoßen. Aus Gründen, die ich Ihnen nicht vor dem Mittagessen erzählen kann.«
»Erst nach dem Mittagessen?«
»Erst nach dem Mittagessen.«
»Sie wollen mir nicht den Appetit verderben?«
»Sehr richtig. Wir essen nämlich im Plaza.«
»Im Plaza?«
»Ja. Im Plaza.«

Mr. Sliwowitz und Nino Pepperoni aßen im Plaza. Während des Essens erzählte Mr. Sliwowitz seinem Boß, daß Abdul Mohammed Kebab ein Mann im besten Alter wäre. Mr. Sliwowitz sagte: »Kebab ist 48 Jahre alt. Größe: 5 Fuß 9. Sehr gepflegtes Aussehen. Helle Haut, da seine Großmutter Französin war. Kleiner, seidiger schwarzer Schnurrbart. Kebab trägt teure, maßgeschneiderte Anzüge, ebenfalls teure Schuhe. Sein Gesicht ist hübsch, allerdings mit leichtem Ansatz zum Doppelkinn, da Kebab gern und viel ißt und deshalb etwas Übergewicht hat. Kebabs Lieblingsspeise ist Kebab, natürlich mit sehr viel gewürzten Beilagen, wie das so üblich ist im Nahen Osten. Kebabs Haar ist dünn und schwarz, sein Schwanz dick und weiß. Er hat schöne Hände, da er als Hobby Klavier spielt.«

Nach dem Essen gingen Mr. Sliwowitz und Nino Pepperoni zurück ins Büro. Sie gingen zu Fuß, einerseits, weil es nicht weit war bis zur Madison Avenue, andererseits, weil Nino Pepperonis Leibarzt Dr. Benito Russolini Nino Pepperoni geraten hatte, nach dem Mittagessen spazierenzugehen. Natürlich ging Nino Pepperoni nicht ohne Bewachung. Hinter ihm, in kurzem Abstand, fuhr der gelbe Cadillac mit Swifty am Lenkrad, und hinter Swifty saßen die beiden Leibwächter Jim, der Schweiger, und Giovanni, der Löwe.

Im Büro sagte Mr. Sliwowitz: »Die Sache mit Abdul Mohammed Kebab hat leider einen kleinen Haken!«
»Und was ist das für ein kleiner Haken?«
»Ein abnormaler Geschlechtstrieb!«
»Ein abnormaler Geschlechtstrieb?«
»Ja. Ein abnormaler Geschlechtstrieb.«
»Auch Karl Schnitzel hatte einen abnormalen Geschlechtstrieb.«
»Sehr richtig.«
»Was ist los mit Kebab? Ist er so einer wie Schnitzel?«
»Nein. Kebab ist weder homosexuell noch ein Lustmörder.«
»Was ist Kebab?«
»Ein Sodomist!«
»Was ist das?«
»Er macht es gern mit Tieren.«
»Mit Tieren?«
»Ja. Mit Tieren.«

»Kebab wuchs in einem Dorf auf, in der Nähe von Nablus«, sagte Mr. Sliwowitz. »Die meisten Araber im Dorf waren arm. Sie konnten sich keine Frauen kaufen. Und so machten sie es mit ihren Eseln. Diese Unsitte ist im Nahen Osten weitverbreitet.«
»Ich kann mir aber nicht vorstellen, daß ein vornehmer und gebildeter Mann wie Abdul Mohammed Kebab einen Esel bespringt.«
»Da haben Sie recht. Man kann es sich nicht richtig vorstellen. Es ist aber wahr. Er hat es als junger Mann gemacht, und er hat sich diese schlechte Angewohnheit später nicht mehr abgewöhnen können.«
»Ist er deshalb aus der Guerilla-Gruppe ausgestoßen worden?«
»Ja. Deshalb. Jamal Aref, der große palästinensische Guerilla-Führer, ist ein Mann, der solche Sachen nicht duldet. Ein Esel darf nicht geschändet werden. Ein Esel ist unpolitisch und außerdem ein nützliches Tier.«

»Ein Esel?«
»Ja. Ein Esel.«

»Dann müssen wir Kebab kastrieren, so wie wir Karl Schnitzel kastriert haben.«
»Das ist im Falle Kebab nicht nötig.«
»Und warum?«
»Weil Sergej Mandelbaum kein Esel ist!«
»Da haben Sie recht. Daran hatte ich nicht gedacht.«

Mr. Sliwowitz öffnete eine Flasche Cognac. Während er sich und Nino Pepperoni einschenkte, sagte er mit leiser, aber feierlicher Stimme: »Mr. Pepperoni. Bitte erlauben Sie mir, Ihnen in diesem Augenblick mitteilen zu dürfen, daß Abdul Mohammed Kebab morgen um 9 Uhr früh mit der United Arab Airlines auf dem Kennedy-Flugplatz ankommen wird.«
»Ich werde meinen Chauffeur hinschicken.«
»Bitte, tun Sie das.« Mr. Sliwowitz hob sein Glas. »Stoßen wir an!«
»Auf Abdul Mohammed Kebab?«
»Auf Abdul Mohammed Kebab!«
»Und auf mein Enkelkind?«
»Und auf Ihr Enkelkind!«
»Und auf den Orgasmus?«
»Und auf den Orgasmus!«
»Und auf den Fall Mandelbaum?«
Mr. Sliwowitz nickte. Er sagte: »Auf die endgültige Abwicklung dieses Falles!«

Fünfter Teil

1.

Mandelbaum war am Sonntag nachmittag ins Kino gegangen, um sich den neuesten sowjetischen Propagandafilm anzusehen: *Die Bananenbäume.* Ein Zukunftsfilm, der von der literarischen Zeitschrift Novy Mir, dem Magazin Junost und der Zeitschrift der werktätigen Frauen, Robotnitsa, sehr gepriesen wurde. Robotnitsa schrieb: »... einer der besten Filme des 20. Jahrhunderts, ein weitsichtiges Meisterwerk, dessen Botschaft von den Werktätigen aller Länder gehört werden sollte.« Die Handlung des Films spielte in New York im Jahre 1995. Die amerikanischen Neger hatten sich zu rasch vermehrt, und es war zu einem Bürgerkrieg zwischen Schwarzen und Weißen gekommen. Die Weißen gewannen den Krieg und riefen Faschisten und Rassisten ans Ruder. Das neue Regime ließ die Negerviertel im ganzen Lande niederreißen und pflanzte an Stelle der Häuser große Bananenbäume. Auch in New York, und zwar in Harlem. Im Film wurde gezeigt, wie die Neger aus allen Stadtteilen New Yorks in dieses neue Harlem gebracht wurden. Die Neger waren wieder in ihrem Element; sie warfen ihre Kleider fort und kletterten, zu schwarzen Affen verwandelt, auf den Bananenbäumen herum, während die Weißen, unten auf den Sandwegen, mit ihren schönen Autos vorbeifuhren und die Negeraffen fotografierten.
Mandelbaum fand den Film unlogisch, da er nicht verstehen konnte, wie man bei dem New Yorker Klima Bananenbäume pflanzen konnte. Auch verstand er nicht, wieso die Bäume so schnell in die Höhe schossen, nachdem sie gepflanzt wurden. Der Film hatte natürlich ein Happy-End. Die Negeraffen revoltierten eines Tages, kletterten von den Bananenbäumen herunter und be-

setzten die City Hall. Die Neger riefen sowjetische Truppen zu Hilfe, die auch gleich ankamen, ehe die weißen Rassisten Zeit hatten, ihre Atom- und Wasserstoffbomben über dem Paradies der Werktätigen abzuwerfen, ebenfalls ein Umstand, den Mandelbaum unlogisch fand.

Mandelbaum war nicht allein ins Kino gegangen. Natascha war mitgekommen, ebenfalls ihr Mann, der Pressefotograf der *Prawda,* außerdem ein befreundetes Ehepaar, das von Nataschas Mann eingeladen wurde: ein russischer General und seine junge sechsundzwanzigjährige Frau.

Mandelbaum saß im Kino neben der Frau des Generals. Sie hatte eine Figur wie Anna Maria vor der Schwangerschaft: groß und schlank und herrliche lange Beine. Allerdings sah sie anders aus als Anna Maria. Sie war blond und blauäugig, hatte eine kleine Stupsnase und hochstehende slawische Backenknochen. Ihr schweres blondes Haar war zu einem langen Zopf geflochten, der ihr kokett und mädchenhaft über die linke Schulter hing. Mandelbaum fand sie äußerst attraktiv, obwohl ihr Gesichtsausdruck kühl war... kühl, hochmütig und unnahbar.

Als der Film anfing und es dunkel wurde, legte Mandelbaum wie unabsichtlich seine Hand auf ihr Knie. Da sie nicht reagierte, ließ Mandelbaum seine Hand vorsichtig weiterwandern, unter ihren Rock, und dann noch etwas weiter. Als er ihre Klitoris mit dem Zeigefinger berührte, wurden die Neger im Film gerade von den Weißen zu Affen verwandelt. Die junge Frau fing plötzlich am ganzen Körper zu zittern an. Manche Frauen weinen, wenn sie einen Orgasmus haben. Auch die junge Frau fing zu weinen an und lehnte ihren Kopf an die Schulter des Generals. Der General streichelte ihren Kopf und sagte: »Du brauchst nicht zu weinen, Lydia, liebe kleine Liddischka. Die Neger sind keine Affen. Sie werden auch bald von uns befreit. Du wirst schon sehen!«

Die junge Frau konnte sich nicht beruhigen. Sie weinte auch

noch, als die Neger längst von den Bananenbäumen heruntergeklettert waren und in geschlossenen Reihen auf die City Hall losmarschierten. Etwas später, als die ersten sowjetischen Truppen in New York landeten, nahm Mandelbaum die rechte Hand der jungen Frau und legte sie auf seinen Schwanz, den er inzwischen aus dem Hosenschlitz herausgeholt hatte. Die junge Frau weinte und rieb Mandelbaums Schwanz. Und Mandelbaum streichelte ihre Hand und schwitzte. Als es Mandelbaum kam, zog die junge Frau ihre Hand erschrocken weg, so, als hätte sie Angst vor seinem Samen. Mandelbaum spritzte, aber leider zu weit. Er traf den General und zwar die Uniform. Der General zuckte zusammen, wußte aber nicht, woher der heiße Strahl kam. Im Film wurde gejohlt und geschrien. Die Befreiung war da. Die Leute im Kino klatschten. Manche sprangen auf und sangen die sowjetische Nationalhymne. Auch der General war aufgesprungen. Er wischte sich fluchend die Uniform ab und fing dann zu singen an.

Als Mandelbaum am Abend nach Hause kam, fand er einen Zettel unter seiner Tür:
Bin im Auftrag Nino Pepperonis nach Moskau gekommen. Mr. Sliwowitz hat mir versichert, daß Sie inzwischen über mich Bescheid wissen. Haben Sie seinen Brief erhalten? – Ich kann nicht ein zweites Mal in Ihre Wohnung kommen, da mich ein Mann in Ihrem Hausflur gesehen hat, der mir verdächtig vorkam, ein Mann mit einem Notenheft unter dem Arm, der an Ihrer Tür herumschnüffelte. Ich schrieb diesen Zettel, nachdem er weg war. Ich wohne im Hotel Ukraina. Bitte, kommen Sie nicht in mein Hotel! Rufen Sie mich auch nicht an! Es ist zu auffällig! Morgen, um 10 Uhr vormittags, werde ich Sie anrufen. Von einem Straßentelefon! Denken Sie sich inzwischen einen unauffälligen Ort aus, wo wir uns treffen können.
Abdul Mohammed Kebab

Einen unauffälligen Ort! Mandelbaum starrte zum Fenster hinaus, und sein Blick fiel zufällig auf den dunkelblauen Briefkasten auf der anderen Seite der Straße. Ihm fiel ein: das Moskauer Hauptpostamt in der Uliza Kirowa, Nummer 26a. Das Moskauer Hauptpostamt hatte zweihundert Schalter, und um die Mittagszeit wimmelte es dort von Menschen. Es würde bestimmt nicht auffallen, wenn er sich dort mit Kebab traf. Aber er verwarf den Gedanken sofort. Das Hauptpostamt wimmelte nicht nur von vielen Menschen, aber auch von vielen Spitzeln. Kommt also nicht in Frage.

So ein Blödsinn! Kebab hatte diesen harmlosen senilen Musikprofessor Wassja Nikolajewitsch Kalinin im Hausflur getroffen, natürlich mit dem Notenheft unter dem Arm und ausgerechnet vor seiner Tür, und so hatte er Angst, nochmals in seine Wohnung zu kommen. Lachhaft! Dieser Kalinin krümmte keiner Fliege ein Haar. Mandelbaum überlegte. Wenn Kebab Angst hatte, dann hatte es keinen Sinn, ihn zu drängen. Also gut. Er würde ihn irgendwo auswärts treffen. Aber wo? Mandelbaum dachte einen Augenblick an das GUM-Warenhaus am Roten Platz, erinnerte sich aber dann, daß gerade das GUM-Warenhaus ein gesuchtes Touristenziel war und folglich voller Spitzel steckte.

Mandelbaum verbrannte Kebabs Zettel und warf die Asche ins Toilettenbecken. Dabei fielen ihm alle möglichen Orte ein: der Gorki-Park, der Sokolniki-Park, das Dynamo-Stadion, das Kino Metropol, das Kino Kosmos, das Kino Mir, das Bolschoj-Theater, der Jaroslawer Bahnhof am Komsomolskaja-Platz, das Moskauer Konservatorium in der Gerzena Uliza und das Moskauer Puppentheater in der Spartakowskaja Uliza. Er dachte an sämtliche Kaffeehäuser und Restaurants, die er kannte, sogar an den Moskauer Zirkus am Zwetnoj Boulevard und an die Moskauer Synagoge in der Archipova Uliza Nummer 8. Schließlich entschied er sich für das Kinderwarenhaus Djetski Mir am Marx-Prospekt

Nummer 2. Mandelbaum sagte sich: Zum Teufel mit den Spitzeln! Spitzel sind überall, und im Kinderwarenhaus sind sie am freundlichsten.

Abdul Mohammed Kebab rief, wie versprochen, um 10 Uhr früh an. Mandelbaum war erstaunt, wie gut und korrekt Kebab Russisch sprach, allerdings ein Russisch mit seltsamen Kehllauten und gutturalem Akzent, so wie es im allgemeinen von Arabern gesprochen wird, ein Akzent, der seit der russisch-arabischen Freundschaft keinen sonderlichen Verdacht erregte und den man in Moskau oft hören konnte, auf den Straßen, in Restaurants, eigentlich überall, wo sich arabische Studenten herumtrieben, auch Touristen oder Soldaten, die man hier ausbildete. Mandelbaum gab Kebab die Adresse: Kinderwarenhaus Djetski Mir, Marx-Prospekt Nummer 2.
»Vor welchem Verkaufsstand?« fragte die gutturale Stimme am Telefon.
»Das ist mir egal«, sagte Mandelbaum.
»Ich habe nämlich die Absicht, mir bei dieser Gelegenheit einen kleinen Esel zu kaufen«, sagte Kebab. »Gibt es dort solches Spielzeug?«
»Ja«, sagte Mandelbaum. »Das Kinderwarenhaus Djetski Mir ist das größte der Welt. Dort gibt es alles. Auch Esel. Also vor dem Verkaufsstand, wo man Spielzeugesel kaufen kann?«
»Ja«, sagte Kebab. »Um wieviel Uhr?«
»In einer Stunde«, sagte Mandelbaum.
»Also um 11 Uhr?«
»Um 11 Uhr!«

Abdul Mohammed Kebab langte pünktlich um 11 Uhr im Kinderwarenhaus Djetski Mir an. Mr. Sliwowitz hatte ihm genau beschrieben, wie Mandelbaum aussah, und Kebab dachte sich, daß er keine Schwierigkeiten haben würde, Mandelbaum zu finden. Aber er hatte sich geirrt. In Moskauer Warenhäusern stehen die Leute zu jeder Tageszeit Schlange, besonders im Kinderwarenhaus Djetski Mir, und dort ganz besonders vor dem Verkaufsstand für Spielzeugtiere. Kebab sah mehrere Schlangen vor dem betreffenden Verkaufsstand, und unter den Leuten in den Schlangen mehrere Männer, die rote Bärte hatten und der Beschreibung von Mandelbaum ungefähr entsprachen. Kebab wußte nicht, was er machen sollte. Er war verwirrt. Einer dieser Rotbärtigen guckte ihn fortwährend an, aber das konnte auch ein Spitzel sein oder jemand, dem sein teurer, maßgeschneiderter ausländischer Anzug aufgefallen war. Kebab reihte sich an der Schlange an, wartete, bis er an der Reihe war, kaufte seinen Esel, bezahlte an der Kasse und ging schnell und ängstlich auf die Straße hinaus.

Gegen Mittag versuchte Kebab nochmals bei Mandelbaum anzurufen. Er stand ängstlich in der Telefonzelle Ecke Marx-Prospekt und Gorki-Straße, gegenüber vom Hotel Intourist, warf sein Zwei-Kopeken-Stück in den Geldeinwurfschlitz, wählte Mandelbaums Nummer und wartete. Kurz darauf hörte er Mandelbaums Stimme: »Wo waren Sie?«

»Und wo waren Sie?«

»Wir haben uns verpaßt!«

»Wir haben uns verpaßt!«

»Warten Sie auf mich, vor meinem Haus!«

»Das geht nicht. Ich bin vorhin an Ihrem Haus vorbeigegangen und sah den alten Mann am Fenster stehen.«

»Welchen alten Mann?«

»Den Mann mit dem Notenheft, den ich gestern vor Ihrer Tür angetroffen hatte.«

»Stand er am Fenster?«

»Jawohl. Guckte auf die Straße.«

»Er ist ein alter Mann. Ein pensionierter Musikprofessor. Wohin soll er denn gucken, wenn er am Fenster steht?«

»Lieber nicht«, sagte Kebab. »Treffen wir uns woanders.«

»Gut«, sagte Mandelbaum.

»Wo?«

»Wie wär's mit dem Dampfbad Moskwa?« sagte Mandelbaum. »Der Name ist leicht zu merken. So wie der Name der Stadt, der Name des Flusses und der Name des Warenhauses Moskwa am Lenin-Prospekt.«

»Das Dampfbad Moskwa?«

»Ja. Das Dampfbad Moskwa. Direkt neben dem Kino Mir am Zwetnoj Boulevard.«

»Gut.«

»Leider kenne ich die Hausnummer des Dampfbads Moskwa nicht auswendig, aber jeder Taxichauffeur wird Ihnen zeigen, wo das Kino Mir ist.«

»Gut.«

»Fahren Sie am besten die Gorki-Straße entlang bis zum Puschkinskaja-Platz, dort, wo der Izwestia-Verlag ist. Und dort biegen Sie in den Strastnoj Boulevard ein, dessen Verlängerung Petrovski Boulevard heißt. Sie fahren dann den Petrovski Boulevard entlang, bis Sie auf den Trubnaja-Platz stoßen. Am Trubnaja-Platz biegen Sie in den Zwetnoj Boulevard ein und fahren ein Stückchen weiter bis zum Kino Mir. Das Dampfbad Moskwa ist im Nebenhaus.«

»Das ist ein bißchen kompliziert«, sagte Kebab. »Aber mit Hilfe eines Taxichauffeurs werde ich das schon finden. Neben dem Kino Mir?«

»Sehr richtig.«

»Um wieviel Uhr?«

»Sagen wir: um drei Uhr?«

»Gut. Um drei!«

2.

Abdul Mohammed Kebab ging mittags ins *Bulgingrad,* ein kleines Restaurant, bekannt für gute russische Küche. Das Bulgingrad lag in derselben Straße, in der Mandelbaum wohnte: Bulginskaja Uliza. – »Gehen Sie am besten ins Baku«, hatte Mr. Sliwowitz zu ihm in New York gesagt. »Ein gewisser Herr Schnitzel hat mir kurz vor seiner Abreise nach Mexico City erzählt, er hätte im Baku gegessen. Das Essen dort ist ausgezeichnet.«
Schnitzel, dachte Kebab. Ein Mann mit solch einem Namen kann keinen guten Geschmack haben. Du hast schon richtig gehandelt, als du das Bulgingrad gewählt hast.
Abdul Mohammed Kebab aß kein Schweinefleisch. Er trank auch keinen Wodka. Denn der Genuß von Schweinefleisch und Wodka war einem gläubigen Mohammedaner verboten.
Kebab traute den russischen Vorspeisen nicht. Deshalb entschloß er sich weder für Kaviar noch für Sakuski, nicht einmal für Bliny. Kebab bestellte Borschtsch moskowskij, Schaschlik mit Kascha und Zwiebelsauce, als Nachspeise Eis und Tee.
Während Kebab seinen Borschtsch löffelte, dachte er an Mr. Sliwowitz. Dieser Halunke!
»Mr. Kebab«, hatte Mr. Sliwowitz gesagt. »Wir können Ihnen keine Spesen bezahlen. Eine Million ist genug Geld. Sie werden Ihre eigenen Spesen tragen müssen!«
»Und wie ist es mit der Million?«
»Die kriegen Sie, wenn die Familie Mandelbaum in Israel gelandet ist.«
»Und die Anzahlung?«
»50 000 Dollar!«
»Das ist nicht genug. Ich mache die Sache nicht alleine. Ich habe Helfer und muß sie bezahlen.«

»Das hat auch Karl Schnitzel gesagt.«
»Karl Schnitzel?«
»Ja. Karl Schnitzel. Ich erwähnte ihn vorhin in bezug auf das Restaurant Baku.«
Kebab sagte: »300 000! 300 000 als Anzahlung!«
»100 000!« sagte Mr. Sliwowitz. »Das ist genug.«
»250 000«, sagte Kebab. »Wenigstens 250 000 Dollar.«
»150 000!« sagte Mr. Sliwowitz. »Das ist mein letztes Angebot.«
»200 000!« sagte Kebab. »Sonst mache ich die Sache nicht.«
»Also gut. 200 000!« sagte Mr. Sliwowitz.

Kebab hatte sich nicht lange in New York aufgehalten. Nachdem er den Scheck über 200 000 Dollar in der Tasche hatte, war er gleich zurück nach Beirut geflogen. Zwei Tage später nach Kairo und fünf Tage später nach Moskau.

Die angeblichen arabischen Touristen, die am 14. Juli mit Abdul Mohammed Kebab in Moskau eintrafen, standen unter Kebabs Befehl. Es waren sechs Leute: drei Karatemeister von internationalem Ruf, außerdem ein Pilot, ein Kopilot und ein Bordingenieur. Die drei Karatemeister waren Libanesen, der Bordingenieur und die beiden Piloten Ägypter. Kebab war auf den Bordingenieur und die beiden Piloten besonders stolz, denn sie waren Reservisten der ägyptischen Luftwaffe, die kurz nach der Unterzeichnung des russisch-ägyptischen Waffenpaktes von den Russen militärisch geschult und ausgebildet wurden und folglich mit Flugzeugen russischer Fabrikation vertraut waren. Die sechs Leute kosteten Kebab eine schöne Stange Geld, aber das störte Kebab nicht, denn mit solch einer hochqualifizierten Mannschaft, so rechnete Kebab, würde es bestimmt nicht schwer sein, einen russischen Jet zu schnappen und sicher über die Grenze zu bringen.
Das gute Essen stimmte Kebab friedlich. Er löffelte ruhig seinen

Borschtsch aus, aß sein Schaschlik mit Genuß, auch die etwas zu heiße Kascha mit Zwiebelsauce. Als dann das Eis und der Tee serviert wurden, sagte er zu der Kellnerin: »Das Essen ist ausgezeichnet.«

Die Kellnerin lächelte geschmeichelt. Sie war nicht mehr ganz jung. Anscheinend Ukrainerin, nach dem struppigen Blondhaar, dem Stiernacken und den breiten Gesichtszügen zu schließen.

»Sie sind Ausländer, nicht wahr?«

Kebab nickte.

»Araber?«

»Sie haben es richtig erraten.«

»Ihr Akzent!«

»Das stimmt.«

»Sind Sie schon lange hier?«

»Nein. Erst seit dem 14. Juli.«

»Das ist ein Glückstag.«

»Glauben Sie?«

»Ganz bestimmt. Wir haben das in Geschichte gelernt.«

»Wie meinen Sie das?«

»Am 14. Juli wurde die Bastille gestürmt, ein Tag, der fast so wichtig war wie der Tag der russischen Revolution.«

»Da haben Sie recht.«

Drei Karatemeister, dachte Kebab lächelnd. Was soll da schiefgehen? Und ein Pilot und ein Kopilot und ein Bordingenieur! Deine Leute werden den Jet ohne Schwierigkeiten übernehmen. Kebab grinste vor sich hin. Die Russen werden einen schönen Schock kriegen! Und die Prawda wird am nächsten Tag ein großes Geschrei machen! Und die Iswestija. Und all die anderen Zeitungen, einschließlich der literarischen Novy Mir und dem Junost-Magazin. Und über dem Kreml wird die Sonne stillstehen, so wie die Sonne stillstand damals über dem biblischen Gibeon.

Kebab schlürfte grinsend seinen Tee aus. Ein wahres Glück, daß die Vertreter des staatlichen Intourist ihm und seinen Leuten das Hotel Ukraina zugewiesen hatten, so, als wollten sie durch diese großzügige Geste die Moral der Truppe erhalten. Das *Ukraina* war zwar ein kitschiger Bau im spätstalinistischen Stil, aber die Aussicht auf die Moskwa war bezaubernd. Natürlich hatten seine Leute keinen Hausarrest. Er hatte ihnen gesagt: »Amüsiert euch soviel ihr wollt. Ihr seid angebliche Touristen. Merkt euch das. Schaut euch die Stadt an, und macht auch eine kleine Spazierfahrt auf der Moskwa. Wenn ich Zeit hab', komm' ich mit euch mit, aber ich habe nicht immer Zeit. Ich habe eine Menge zu tun!«
Kebab zündete zufrieden eine Zigarre an und paffte nachdenklich vor sich hin. Die Israelis sind genau über dich informiert, dachte er schmunzelnd. Sie wissen, daß du für einige arabische Staaten spioniert hast, und sie wissen auch, daß du Mitglied der Al-Faoz warst. Aber sie werden dir nichts tun! Im Gegenteil. Sie werden dir dankbar für die Rettung der russischen Juden sein. Und sie werden dir einen Job geben. Und zwar in ihrem eigenen Geheimdienst. Du wirst dann eine Zeitlang so tun, als ob du für sie arbeitest, und dann wirst du abhauen. Du wirst dann die israelischen Staatsgeheimnisse an die arabischen Staaten verkaufen, und alles ist wieder in Butter. Die arabischen Staaten werden dir dankbar sein, und auch die Al-Faoz. Natürlich werden die Faoz-Leute so tun, als ob sie dich zur Rechenschaft ziehen, denn sie müssen ihr Gesicht wahren. Es wird zu hitzigen Debatten kommen. Aber das schadet nichts. Du hast schließlich eine klare und eindeutige Ausrede bei der Hand. Du wirst den Faoz-Leuten sagen: Es stimmt. Ich habe 22 Juden nach Israel gebracht, darunter auch Kinder, also zukünftige Soldaten. Aber macht euch nicht lächerlich. 22 Juden mehr oder weniger spielen keine Rolle im jüdisch-arabischen Konflikt. 22 Leute können den Ausgang dieses Konfliktes nicht beeinflussen. Das Ganze war nur ein Trick von mir! Ihr wißt das

genau! Ein Trick, um das Vertrauen der Israelis zu gewinnen. – Du wirst sagen: Irgend etwas mußte ich tun. Na also! Ich habe folglich 22 Leute nach Israel gebracht. Nicht mehr und nicht weniger. Ich habe dadurch das Vertrauen der Israelis gewonnen, und sie gaben mir einen Job. Und dieser Job war sehr wichtig, denn dadurch bin ich in den Besitz ihrer Staatsgeheimnisse gekommen. Und diese Staatsgeheimnisse waren wichtig für die arabische Sache. Seid also nicht blöd. Und vergeßt die 22 Juden.
Und wenn die Faoz-Leute sagen: Das stimmt. Du bist durch diese lausigen russischen Juden in den Besitz wichtiger israelischer Staatsgeheimnisse gekommen, aber du hast auch eine Menge Geld dabei verdient – dann wirst du sagen: Was hat das damit zu tun? Fragt doch Jamal Aref! Ich hab' zu ihm gesagt: Jamal! Ich bin ein Geschäftsmann. Und Jamal hat gesagt: Das weiß ich, Abdul Mohammed. Du kannst verdienen, soviel du willst. Solange du für uns arbeitest, ist das in Ordnung.

Hol's der Teufel, dachte Kebab. Du wirst die Sache schon richtig drehen: mit den Israelis und mit der Al-Faoz und mit den arabischen Staaten. Man kennt dich. Man weiß, wer du bist, und man braucht dich. Und eine Million ist eine Million. Millionen hängen nicht an den Bäumen. Man muß sie verdienen. Und Allah weiß das. Auf dieser Welt fällt einem nichts in den Schoß.

3.

Das Dampfbad Moskwa war nur samstags überfüllt, weil die Moskowiter sich gewöhnlich an diesem Tag für den freien Sonntag säuberten. Während der Woche war das Dampfbad fast leer.

Kebab war absichtlich etwas später gekommen, um nicht vor Mandelbaum da zu sein. Während Kebab sich im Ankleideraum auszog, dachte er konzentriert an die Beschreibung Mandelbaums: ein kleiner Mann, 5 Fuß 2. Brille. Roter Bart. Langer Schwanz. »Allerdings«, so hatte Mr. Sliwowitz gesagt, »ist sein Schwanz immer noch im Bereich des Normalen!«

Als Kebab den Heißluftraum betrat, fingen seine Augen zu tränen an. Er blieb eine Weile unschlüssig auf dem feuchten Holzbrett stehen und wartete, bis sich seine Augen an den Dampf gewöhnten. Er konnte jetzt sehen, daß der Raum fast leer war. Auf der obersten Badestufe saßen fünf Männer. Kebab schlurfte zögernd auf die Badestufen zu. Dabei versuchte er die Gesichter der Männer zu studieren. Es war unmöglich. Da Dampf immer nach oben steigt, waren die Gesichter wie mit einem Schleier verhüllt. Nur die Schenkel und Beine der Männer waren erkenntlich. Kebab strengte seine Augen aufs äußerste an. Schließlich erkannte er Mandelbaum an seinem Schwanz, der lang und sehnig über leicht behaartem Knie und Badestufe hing. Mandelbaum war der letzte in der Reihe. Kebab klomm ungeschickt die Stufen hinauf und setzte sich neben Mandelbaum hin. Er sagte: »Abdul Mohammed Kebab!« Mandelbaum reichte ihm die Hand. Er sagte: »Sergej Mandelbaum!«

»Wo können wir reden?«

»Nicht hier. Später im Ruheraum!«

»Gut. Im Ruheraum.«

»Wie lange sind Sie schon hier?«

»Nicht lange.«

»Ein leeres Dampfbad!«

»Um so besser.«

»Ist hier auch eine Dusche und ein Kaltwasserbecken?«

»Im anderen Raum.«

»Und ein Masseur?«
»Im anderen Raum. Soll ich ihn rufen?«
»Später. Der Dampf tut mir gut. Ich rauche nämlich Zigarren.«
»Der Masseur heißt Grischa. Ein Riesenkerl.«
»Das macht nichts. Ich habe leichten Rheumatismus.«

Kebab atmete Dampf. Später ließ er sich von Grischa massieren. Grischa schmiß ihn auf eine Holzbank, als wäre Kebab tatsächlich nicht mehr und nicht weniger als Kebab – hartes, zähes Fleisch, das man kneten mußte. Grischa haute Kebab mit dünnen Ruten, knetete seine Arme, seine Beine, seinen Bauch, seinen Rücken, seinen Hals, hieb ihn auf den Hintern und hob seine Hoden hoch. Nach der Massage zog Grischa Kebab von der Bank herunter, schleifte ihn zum Kaltwasserbecken und warf ihn hinein.

Sie lagen im Ruheraum auf harten Holzpritschen, die sich Ruhebetten nannten. Grischa hatte ihnen lange weißgraue Badetücher gegeben. Mandelbaum hatte sich bis zum Hals in die Badetücher eingewickelt. Kebab machte es Mandelbaum nach, ließ aber die Arme frei, weil er eine Zigarre rauchen wollte.
»Ein Genuß«, sagte Kebab. »Ein wahrer Genuß. Man fühlt sich wie neugeboren. Dieser Grischa ist der beste Masseur, der mir jemals begegnet ist.« Kebab zündete seine Zigarre an und guckte dabei unter die Pritsche.
»Sie brauchen hier keine Angst zu haben«, sagte Mandelbaum. »Unter der Pritsche ist kein Tonbandgerät.«
»Das macht die Gewohnheit«, sagte Kebab.
»Wir sind allein hier«, sagte Mandelbaum. »Wenigstens im Augenblick. Die anderen sind noch im Saunaraum.«

»Was hat Ihnen Mr. Sliwowitz geschrieben?«
»Einen verschlüsselten Brief.«

»Haben Sie den Brief verstanden.«

»Ja.«

»Was stand in dem Brief?«

»Daß Sie kommen!«

»Was noch?«

»Daß Sie mich und meine Familie mit einem Jet aus Rußland herausholen werden.«

»Hat er das wortwörtlich geschrieben?«

»Natürlich nicht. Er schrieb: ›Schnitzels Nachfolger fährt nur mit Jet. Auch Rückflug!‹ Ich hab' das gleich verstanden.«

»Was schrieb Mr. Sliwowitz noch?«

»Daß wir, das heißt die ganze Familie, zwischen dem 25. Juni und 5. August Ferien nehmen sollen.«

»Sehr gut.«

»Ich nehme an, daß Mr. Sliwowitz mit Ihnen darüber gesprochen hat?«

»Natürlich. Ich gab ihm alle Angaben für den Brief.«

»Das hatte ich mir gedacht.«

»Wie ist es mit den Ferien?«

»Ich bin ein freier Vogel. Ich nehme Ferien, wann ich will.«

»Und Ihre Familie?«

»Die Kinder haben sowieso in dieser Zeit Schulferien.«

»Und die übrigen?«

»Werden sich für diese Zeit Ferien nehmen.«

»Haben Sie mit Ihrer Familie gesprochen?«

»Ja. Telefonisch. Sie wissen Bescheid.«

»Und sind alle mit der Flucht einverstanden?«

»Sie sind alle einverstanden.«

»Ihr seid 22 Personen?«

»Das stimmt.«

»Eine kinderreiche Familie?«

»Meine Schwester in Kiew hat drei Kinder. Mein jüngerer Bruder vier. Mein ältester Bruder acht. Insgesamt fünfzehn Kinder. Und sieben Erwachsene, wenn Sie mich mitzählen.«

»Warum hat Ihr ältester Bruder so viele Kinder gezeugt?«

»Wir sind alle Zionisten, mit Ausnahme meiner eigenen Person.«

»Was sind Sie?«

»Unpolitisch. Völlig unpolitisch.«

»Und die übrige Familie ist zionistisch eingestellt?«

»Sehr richtig. Besonders mein ältester Bruder.«

»Hat er aus diesem Grunde so viele Kinder gezeugt?«

»Sehr richtig.«

»Um den Israelis zukünftige Soldaten zu stellen.«

»Sehr richtig.«

»Passen Sie gut auf, und merken Sie sich, was ich Ihnen jetzt sage. Ich habe sechs Araber mitgebracht. Sie wohnen im Hotel Ukraina und warten auf meinen Befehl. Es handelt sich um drei Karatemeister von internationalem Ruf, außerdem um einen Piloten, einen Kopiloten und einen Bordingenieur.« Kebab sprach leise, rauchte Zigarre und wischte sich dabei den Schweiß aus dem Gesicht, der ihm erst jetzt, nach dem Heißluftbad, der Massage und dem Schock im Kaltwasserbecken aus den Poren brach. Kebab rückte näher zu Mandelbaum heran und flüsterte in sein Ohr: »Wir schnappen die Iljuschin 62!«

»Wann?«

»Am 2. August. Abflug 9 Uhr vormittags vom Moskauer Flughafen Scheremetjewo.«

»2. August?«

»2. August!«

»Iljuschin 62?«

»Jawohl. Ein Jumbo-Jet. Große Klasse. Die Iljuschin 62 fliegt, laut offiziellem Flugplan der sowjetischen Fluggesellschaft Aeroflot, am 2. August um 9 Uhr früh nach Jerewan.«

»Jerewan?«
»Jerewan!«

»Jerewan ist die Hauptstadt Armeniens«, sagte Kebab, »einer Sowjetrepublik, die an die Türkei grenzt. Das werden Sie als gebildeter Mensch wahrscheinlich wissen. Jerewan ist strategisch ungünstig gelegen, ungünstig vom Standpunkt der Sowjets, aber günstig von meinem Standpunkt, vom Standpunkt Abdul Mohammed Kebabs, denn Jerewan liegt dicht an der türkischen Grenze.« Kebab grinste und wischte sich den Schweiß aus dem Gesicht. »Das herrliche Bergland des Kaukasus, dessen Ausläufer im Volksmund das ›armenische Gebirge‹ genannt wird, ist ein ideales Ferienziel für Bergsteiger oder Leute, die aus gesundheitlichen Gründen Höhenluft brauchen. Die Sowjets machen große Reklame für Armenien, besonders für einen Kurort in der Nähe der Hauptstadt Jerewan. Es handelt sich um den Kurort Tsachkadsor, was soviel heißt wie *Tal der Blumen.* Grund der sowjetischen Ferienreklame: die Sowjetbürger im Sommer von der Krim wegzulocken, denn die Krim, oder die russische Riviera am Schwarzen Meer, ist, was Sie wahrscheinlich wissen, im Sommer überlaufen.« Kebab blies Rauchkringel in die Luft und starrte auf die weiße Kalkdecke des Ruheraumes. »Juden haben Familiensinn«, sagte Kebab. »In dieser Hinsicht sind sie uns Arabern ähnlich. Es wird also nicht auffallen, wenn die Familie Mandelbaum als geschlossene Gruppe am 2. August mit der Iljuschin 62 nach Jerewan fliegt, um von dort Ausflüge nach dem Kurort Tsachkadsor zu machen und ins armenische Gebirge, um Höhenluft zu atmen. Vergessen Sie auch nicht, daß der Monat August ein Ferienmonat ist, und daß die Sowjets sich freuen werden, wenn sie sehen, daß die Juden nicht in die Krim fahren so wie die meisten Bonzen oder die Parteibürokratie, sondern auf den Rat der Parteireklame gehört haben, die vorschlug nicht in die Krim zu fahren, sondern ins armenische Gebirge.« Kebab hustete und guckte vorsichtig unter die Pritsche, beruhigte sich aber gleich, weil er nichts Verdächtiges unter der Pritsche erblickte. »Setzen Sie sich auf schnellstem Wege mit Ihrer Familie in Verbindung«, sagte er dann zu Mandelbaum. »Machen Sie Ihrer Familie klar, daß sie rechtzeitig Plätze in der Iljuschin 62 besorgen soll. Für den Flug nach Jerewan, am 2. August, um 9 Uhr vormittags. Abflug vom Moskauer Flughafen Scheremetjewo.«

»Sie wissen, daß meine Brüder in Leningrad wohnen«, sagte Mandelbaum.

»Leningrad liegt nicht an der Strecke Moskau-Jerewan. Ihre Brüder müssen mit ihren Familien nach Moskau kommen. Und in Moskau einsteigen.«

»Aber meine Schwester wohnt in Kiew. Und Kiew liegt an der Strecke Moskau-Jerewan?«

»Das stimmt. Es ist aber besser, wenn Ihre Schwester und ihr Mann und ihre Kinder in Moskau einsteigen, und nicht in Kiew. Man kann nie wissen, ob bei der Zwischenlandung in Kiew nicht irgend etwas Unvorhergesehenes passiert. Es ist besser, wenn Sie alle zusammen als geschlossene Gruppe einsteigen. Sicher ist sicher.«

»Und was für einen Grund sollte meine Schwester haben, zuerst mit ihrer Familie nach Moskau zu kommen? Ich meine, falls dem KGB irgendwas auffällt?«

»Ihre Kinder sollten Lenin sehen, im Lenin-Mausoleum!«

»Bevor sie in die armenischen Berge zur Erholung fahren?«

»Sehr richtig.«

Mandelbaum hatte sich aufgedeckt. Ihm war ebenso heiß wie Kebab, und der Schweiß brach ihm erst jetzt aus den Poren, obwohl der Ruheraum kühl war. Mandelbaum lag nackt auf der Pritsche, rieb sich ab, lag eine Zeitlang bewegungslos und deckte sich dann wieder zu. Er starrte zur Decke und bemerkte, daß der Kalk rings um die alte Deckenlampe abbröckelte. Vom Zwetnoj-Boulevard drang der Straßenlärm nur gedämpft durch die geschlossenen und mit alten Vorhängen verhängten Fenster. Der Ruheraum hatte dicke Wände. Die Tür war geschlossen.

»Wir werden natürlich im selben Jet sein«, sagte Abdul Mohammed Kebab. »Wir sind Touristen und wollen in die armenischen Berge.«

»Wieviel Leute seid ihr?«

»Ich habe es Ihnen bereits gesagt: drei Karatemeister, ein Pilot, ein Kopilot und ein Bordingenieur. Außerdem bin ich dabei. Ohne mich geht es nicht. Ich bin Abdul Mohammed Kebab!«

»Der Plan ist einfach«, sagte Abdul Mohammed Kebab. »Meine Leute sind unbewaffnet. Das hat seine Vorteile, falls es dem KGB aus irgendeinem Grunde einfallen sollte, meine Leute an der Sperre zu untersuchen. Außerdem nützen Waffen nichts, da sich das übliche Verfahren, nämlich den Piloten durch Drohungen zu zwingen, in eine bestimmte Richtung zu fliegen, laut Erfahrung in Rußland als erfolglos erwiesen hat. Russische Piloten haben keinen Respekt vor Schußwaffen, auch nicht vor Handgranaten oder Dynamit. Die sturen Kerle glauben nicht daran, daß man Gebrauch davon macht, weil das Flugzeug sonst abstürzen würde. Nein, lieber Mandelbaum, so dumm bin ich nicht, um nicht zu wissen, daß hier in Rußland mit anderen Methoden gearbeitet werden muß als mit den Methoden, an die man im Freien Westen gewöhnt ist. Meine Karateleute werden die Mannschaft überraschend überwältigen, zuerst die Stewardessen, dann die Mannschaft im Pilotenraum. Die Iljuschin 62 wird dann automatisch von meinen anderen drei Leuten übernommen: den zwei Piloten und dem Bordingenieur!«

»Wann wird der Überfall stattfinden? Kurz nach dem Abflug von Moskau?«

»Nein. So dumm ist Kebab nicht«, sagte Kebab.
»Nach der Zwischenlandung in Kiew?«
»Auch nicht!«
»Nach der Zwischenlandung in Odessa?«
»Auch nicht.«
»Warum? Odessa liegt am Schwarzen Meer!«
»Das Schwarze Meer interessiert mich nicht.«
»Was haben Sie gegen das Schwarze Meer?«
»Nichts Persönliches. Obwohl ich als weißer Araber, der eine französische Großmutter hat, nicht begreifen kann, warum man den Namen dieses Meeres nicht geändert hat.«
»Black is beautiful«, sagte Mandelbaum.
»Woher kennen Sie diesen Ausdruck?«
»Ich habe einen Film gesehen«, sagte Mandelbaum, »einen Film mit dem Titel *Die Bananenbäume.* Am Schluß wurde marschiert und gesungen, und die Leute trugen Schilder mit dieser Aufschrift.«
»Black is beautiful?«
»Black is beautiful!«

»Wir werden den Jet nicht über das Schwarze Meer entführen«, sagte Kebab, »weil das Schwarze Meer von russischen Unterseebooten und Flugzeugträgern wimmelt. Außerdem haben die Russen an der Küste eine Menge Raketen. Das Risiko ist zu groß. Die Russen haben Mittel und Wege, uns über das Schwarze Meer zu verfolgen und im Notfall sogar vom Himmel zu holen.«
»Was haben Sie vor?«
»Wir fliegen nach Jerewan.«

»Wir übernehmen den Jet kurz vor der armenischen Hauptstadt Jerewan, die den Sowjets gehört, aber strategisch schlecht gelegen ist.«

»Dicht an der türkischen Grenze?«
»Sehr richtig.«
»Und dann?«
»Dann überfliegen wir die Stadt und den Flughafen, ohne zu landen.«
»Und dann?«
»Dann sausen wir auf die türkische Grenze zu, die nur wenige Flugminuten entfernt ist.«
»Werden die Sowjets das merken?«
»Natürlich werden sie es merken. Aber zu spät.«
»Zu spät?«
»Ja. Zu spät.«
»Fliegen wir dann direkt nach Tel Aviv?«
»Ja. Nach Tel Aviv. Oder, um genauer zu sein: nach dem Ben-Gurion-Flughafen!«

4.

Sergej Mandelbaum hatte sich gleich am nächsten Tag mit seiner Familie in Verbindung gesetzt. Telefonisch. Im Laufe der nächsten Woche wurden 22 Plätze für Sergej Mandelbaum und die gesamte Familie im Aeroflot Jumbo-Jet Iljuschin 62 für den Flug nach Jerewan am 2. August um 9 Uhr früh reserviert und im voraus bezahlt. Soweit war alles in Ordnung. Es war vereinbart worden, daß die Familie nur das Allernötigste mitnahm, Dinge, die Leute im allgemeinen mitzunehmen pflegten, die einen Ferienausflug in die Berge machen. Mandelbaum hatte Kebab noch einmal im Dampfbad Moskwa getroffen, obwohl das gar nicht nötig war, aber Kebab wollte unbedingt einen persönlichen Bericht von Mandelbaum. Bei ihrer zweiten Begegnung im Dampfbad wurde Mandelbaum von Kebab versichert, daß es ihm und seiner Familie in Israel an nichts fehlen würde, da bekannt sei, daß die israelische Regierung den russischen Juden besondere Unterstützung zuteil werden läßt. Außerdem, so sagte Kebab, ist Nino Pepperoni ein großzügiger Mann, der bestimmt alles tun wird, um seinem Schwiegersohn und der gesamten Familie in Israel ein angenehmes Leben zu bereiten. In jedem neuen Land, so sagte Kebab, ist die Eingliederung für neue Emigranten schwer, aber wenn man einen Schwiegervater hat wie Nino Pepperoni, dann braucht man sich keine Sorgen zu machen. Kebab sagte: »Eine Million mehr oder weniger spielt bei Nino Pepperoni keine Rolle. Auch zwei Millionen. Oder drei. Oder vier. Oder fünf.« Kebab sagte: »Oder noch mehr. Das hängt von seiner Laune ab.«

Soweit war alles in Ordnung. Aber Rifka, die Frau von Sergejs ältestem Bruder, hatte zuviel geredet. Sie hatte das Familiengeheimnis ihrer besten Freundin Sonja anvertraut. Und Sonja erzählte es einer anderen Freundin namens Veronja, natürlich mit der Bitte, es auf keinen Fall weiterzuerzählen. Und Veronja erzählte es Ninotschka, ebenfalls mit der Bitte, es ja nicht weiterzuerzählen. Und Ninotschka erzählte es Anja. Und Anja erzählte es Tanja. Und Tanja erzählte es Jewdoschka. Und Jewdoschka erzählte es flüsternd ihrem Mann Pawel Lazarejwitsch, der zufällig Chef des KGB war.

Pawel Lazarejwitsch, mit vollem Namen Pawel Lazarejwitsch Pudlejwitsch, war Chef des KGB in Virna, einer kleinen Stadt, 85 km von Moskau entfernt. Pawel Lazarejwitsch Pudlejwitsch erfuhr die Sache aber in Moskau, und zwar im GUM-Warenhaus am Roten Platz. Seine Frau hatte ihn in die Hauptstadt geschleppt, weil im GUM-Warenhaus diese Woche schöne bunte Handtücher zu einem ausnahmsweise billigen Preis angeboten wurden, ein

Sonderangebot à la russe. Es handelte sich um Handtücher, die es in der kleinen Stadt Virna nicht gab. Es hieß auch, daß man diesmal nicht stundenlang Schlange stehen brauchte. Man stand aber Schlange, wie gewöhnlich in russischen Warenhäusern. Und da man beim Schlangestehen weder Lesen noch sonst etwas Vernünftiges tun konnte, erzählte ihm Jewdoschka die fantastische Geschichte mit dem Aeroflot Jumbo-Jet Iljuschin 62. Sie glaubte, daß keiner zuhörte, da sie leise sprach. Aber einer hörte zu. Das war der Jude Nikolai Birnbaum, der zufällig hinter Pawel Lazarejwitsch Pudlejwitsch stand. Und gleich nach Hause rannte, um seine Koffer zu packen und um andere Juden zu verständigen.

Der KGB-Chef Pawel Lazarejwitsch Pudlejwitsch war ebenfalls Jude. Früher hatte er Peretz Pudelmann geheißen. Pawel Lazarejwitsch Pudlejwitsch alias Peretz Pudelmann war einer der wenigen Juden in der Sowjetunion, die noch beim KGB waren. Seinen Posten hatte er Kaganowitsch zu verdanken, demselben Kaganowitsch, der einst Stalins rechte Hand gewesen war. Aber Kaganowitsch lebte im Ruhestand und hatte keine Macht mehr. Und deshalb fühlte sich Pawel Lazarejwitsch Pudlejwitsch nicht sicher. Denn ohne den Schutz von Kaganowitsch stand man auf unsicherem Boden. Es war niemand mehr da, der ihn decken konnte, falls mal was schiefging. Und vieles konnte schiefgehen. Jeder macht Fehler. Er auch! Und beliebt war er nicht beim KGB, besonders bei den Herren von Lubljanka. Sie hielten ihn für einen Schwächling; ein Mann, der mit dem Herzen dachte und nicht mit dem Verstand, einer, der von Rechts wegen gar nicht zu ihnen gehörte. Wer weiß! Eines Tages konnte er dort landen, wo Beria gelandet war, obwohl er aus anderem Holz geschnitzt war als Beria. Landen? Wo landen? Mit einer Kugel im Genick! In irgendeinem dunklen Keller!

Pawel Lazarejwitsch gab seiner Frau Jewdoschka einen leichten Rippenstoß und zog sie aus der Schlange heraus. Er sagte zu ihr: »Komm, Jewdoschka! Was brauchen wir bunte Handtücher? Die gibt's auch in Israel. Angeblich bessere!«

Am Freitag abend spielte Pawel Lazarejwitsch Karten mit dem Chef der örtlichen Miliz und dem Staatsanwalt. Beide waren Juden. Sie wußten bereits Bescheid über die Sache mit der Iljuschin 62. Daran war seine Frau Jewdoschka schuld. Sonst blieben der Chef der Miliz und der Staatsanwalt gewöhnlich bis Mitternacht, aber an diesem Freitag brachen sie schon um 9 Uhr auf. Der Chef der Miliz sagte zum Staatsanwalt: »Weil meine Frau und ich noch heute die Koffer packen.«
Und der Staatsanwalt sagte: »Ich möchte auch gehen. Weil ich nervös bin.« Und er fügte hinzu: »Obwohl ich nichts mitnehme. Bloß meine Zahnbürste. Und die kann ich auch morgen packen.«

Der Aeroflot Jumbo-Jet Iljuschin 62 flog am 2. August pünktlich um 9 Uhr früh vom Moskauer Flughafen Scheremetjewo ab. Die arabischen Touristen hatten keinen Verdacht erweckt. Nur die Tatsache, daß plötzlich so viele Juden nach Jerewan flogen, war dem KGB aufgefallen. Insgesamt 85 Juden, darunter 22 Leute, die einer Familie Mandelbaum angehörten. Es war auch aufgefallen, daß 2324 Juden versucht hatten, sich rechtzeitig Plätze für den Flug nach Jerewan zu reservieren, und alle für den 2. August. Im Lubljanka, dem Hauptquartier der Moskauer Geheimpolizei, hatte ständig das Telefon wegen dieser Sache geklingelt, aber die meisten Herren vom Lubljanka hatten bereits Ferien genommen, und die wenigen, die noch in der Zentrale waren, waren völlig überlastet, und nicht nur das. Sie waren schließlich mit ihren eigenen Ferienvorbereitungen beschäftigt, und so hatten sie sich nur zu einem Routineanruf nach Jerewan entschlossen: »Sowjetische

Ferienreklame für das armenische Gebirge scheint besonders bei den jüdischen Bürgern eingeschlagen zu haben! Die Reklame war notwendig, um den allzugroßen Zustrom von Urlaubern nach der Krim während der Sommerferien in andere Gebiete umzulenken. Kein Grund zur Beunruhigung! Trotzdem wird geraten, die Juden nach der Landung in Jerewan im Auge zu behalten. Es ist bekannt, daß armenische Nationalisten und Anhänger der verbotenen Daschnakpartei mit den Zionisten liebäugeln, weil dem kleinen Volk der Juden etwas gelungen war, was bei dem kleinen Volk der Armenier nicht geklappt hatte. Gespräche zwischen Armeniern und Juden sind zu belauschen! Bei der Ankunft auf dem Jerewaner Flughafen! Auf der Straße! In Restaurants! Und an anderen Orten!«

Kebab sprach im Flugzeug weder mit Mandelbaum noch mit irgend jemand seiner Familie. Die Familie saß einige Reihen hinter ihm, im rückwärtigen Teil des Passagierraums. Er hatte sie beim Einsteigen flüchtig gesehen, aber 22 Leute konnte man beim Vorbeigehen nicht allzulange anstarren, ohne daß das aufgefallen wäre. Er erinnerte sich: zwei rothaarige Männer in der Nähe Sergej Mandelbaums waren offenbar seine Brüder. Der eine sah dicklich aus und schien Anfang 40 zu sein, bartlos, ebenfalls klein, so klein wie Sergej Mandelbaum. Der zweite mochte Ende 20 sein, etwas größer als seine Brüder, bartlos, mager und blaß. Die Frauen, die zu ihnen gehörten, hatten gefärbte Haare, aber nicht rot, und er hatte nicht feststellen können, welche von ihnen Mandelbaums Schwester war und welche die Schwägerinnen waren. Unwichtig. Die Hauptsache, sie waren alle hier! Unter den Kindern war ihm nur ein kleines, ungefähr elfjähriges Mädchen aufgefallen. Es trug rote Zöpfe und hatte unzählige Sommersprossen im Gesicht.
Kebab ging einmal, kurz vor der Zwischenlandung in Kiew, auf

die Toilette, blickte aber absichtlich an Mandelbaums Familie vorbei, weil das ratsamer war. Auf dem Rückweg von der Toilette warf Kebab einen flüchtigen Blick in die Bordküche und dachte dabei: So! Die Bordküche hat einen Vorhang. Das ist gut. Dort kann man die Stewardessen später, wenn es soweit ist, hineinlokken, eine nach der anderen, mit irgendeiner Ausrede, und dort kann man sie niederschlagen. Aber das wissen deine Karateleute. Sie werden mit den Stewardessen schnell fertig werden. Sie werden nicht mal Zeit haben zu schreien. Natürlich würde man die Stewardessen fesseln und knebeln müssen, aber das ist nicht deine Sache. Das machen die Karateleute. Sie wissen das.

Kebab setzte sich wieder auf seinen Platz. Er kaute an seiner Zigarre. Und dann, dachte er, dann werden deine Karateleute langsam und gemütlich nach vorne gehen, ins Cockpit! Sie werden die Mannschaft blitzschnell niederschlagen. Der Jumbo-Jet ist computergesteuert und kann eine Zeitlang allein fliegen, auch ohne Piloten. Deine Karateleute werden die russische Mannschaft im Cockpit so fertig machen, daß sie vor 24 Stunden nicht wieder zur Besinnung kommt. Natürlich werden sie sie auch fesseln und knebeln. Während dies geschieht, werden deine zwei Piloten und dein Bordingenieur ins Cockpit gehen, langsam, nicht zu eilig, um den Jumbo-Jet zu übernehmen. Alles sehr einfach. Unkompliziert. Ein Plan Kebabs. Nicht mehr und nicht weniger. Kebab paffte nachdenklich und blickte dabei auf seine Leute. Sie sind nicht nervös, dachte er. Das ist gut. Die drei Karatemeister waren nicht mehr ganz jung, aber das schadete nichts. Sie hatten langjährige Erfahrung. Kebab hielt seine Zigarre schräg im Mund und kaute an dem nassen Ende. Araber, dachte er, aber dunkelhäutig. Alle sechs. Keiner von ihnen hatte eine französische Großmutter. Sicher auch etwas Negerblut. Gut angezogen allerdings. So wie du. Die beiden Piloten trugen wilde schwarze

Schnurrbärte. Warum eigentlich? Ein Schnurrbart sollte dünn sein, zierlich, französisch. Da blieb die Suppe nicht hängen! Der Bordingenieur war glattrasiert. Rundes Gesicht. Hängebacken. Die drei Karatemeister hatten Glatzen. Alle drei! Oder irrst du dich? Natürlich. Sie hatten bloß die Köpfe rasiert. Das hängt mit dem Beruf zusammen. Haare sind gefährlich. An Haaren kann man zerren! Verzweifelte Hände könnten sich festkrallen. Das ist nicht gut.

Abdul Mohammed Kebabs Leute verhielten sich ruhig. Auch nach der Zwischenlandung in Odessa. Erst kurz vor der armenischen Hauptstadt Jerewan, standen die drei Karatemeister auf und schlenderten zur Bordküche.

Kebabs Leute übernahmen das Flugzeug wie geplant: kurz vor der Ankunft in Jerewan. Alles ging wie am Schnürchen. Die Stewardessen wurden eine nach der anderen von den Karatemeistern niedergeschlagen, gefesselt und geknebelt. Sie lagen hinter dem Vorhang in der Bordküche. Dann kam die Mannschaft im Cockpit an die Reihe. Sie wurden niedergehauen, gefesselt und geknebelt. Der Jet flog eine Weile allein weiter, computergesteuert, aber nicht allzulange, da Kebabs Bordingenieur und seine beiden Piloten die Sitze ihrer russischen Kollegen übernahmen, kurz nachdem diese bewußtlos zusammengesackt und von ihren Sitzen auf den Fußboden gestürzt waren. Alles ging wie am Schnürchen. Fehler wurden nicht gemacht. Natürlich würden die Passagiere bald die Stewardessen in der Bordküche entdecken, aber bis dahin war man längst über die Grenze. Kebabs Karateleute wischten sich die Hände an den teuren Anzügen ab, kamen aus dem Cockpit heraus, grinsten und stellten sich vor dem Eingang auf. Alles war sehr einfach. Die schnelle Iljuschin 62 raste über den Flughafen der Stadt Jerewan hinweg, raste auf die Bergkette zu, hinter der die Grenze lag.

Wenige Minuten später waren sie im türkischen Luftraum.

Kebab sprach über das Mikrofon zu den Passagieren des Jumbo-Jets: »Achtung! Achtung! Sie befinden sich im türkischen Luftraum! Wir konnten leider nicht in Jerewan landen. Die Iljuschin 62 ist in der Hand arabischer Terroristen. Wir gehören einem selbständigen Selbstmordkommando an, das im Augenblick für die amerikanische Mafia arbeitet und für den Staat Israel, so sonderbar das auch klingen mag. Wir sind mit Handgranaten und Dynamit bewaffnet. Die russische Mannschaft ist leider bewußtlos und wird kaum in den nächsten 24 Stunden aufwachen. Der Jet wird von unseren Leuten gesteuert. Haben Sie Vertrauen zu uns. Wir krümmen keinem ein Haar. Sollte es jemandem einfallen, unsere Leute zu belästigen, dann sprengen wir den Jet in die Luft.«

Im Passagierraum fingen einige Leute hysterisch zu schreien an. Manche sprangen auf und taumelten verwirrt auf dem langen Gang herum. Der Vorhang vor der Bordküche wurde aufgerissen. Die Stimme im Lautsprecher brüllte: »Achtung, Achtung. Begeben Sie sich sofort auf Ihre Plätze zurück, sonst geht der Jet in die Luft!«
Während der allgemeinen Aufregung war Mandelbaum an der Bordküche vorbeigestürzt. Er hatte einen flüchtigen Blick auf die bewußtlos auf dem Fußboden röchelnden Stewardessen geworfen und sich dann seinen Weg durch die Menge bis zum Pilotenraum gebahnt. Dort wurde er von den Karatemännern gepackt. Kebab, der gerade vom Mikrofon weggetreten war und in den Passagierraum gehen wollte, sah Mandelbaum und gab den Karateleuten einen Wink. Sie ließen Mandelbaum sofort los. Kebab sagte zu den Karatemännern auf arabisch: »Das ist der Jude Mandelbaum!« Kebab wandte sich an Mandelbaum.

Er sagte auf russisch: »Wir sind im türkischen Luftraum!«
»Das weiß ich«, sagte Mandelbaum.
»Gehen Sie zurück auf Ihren Platz!«
»Habt ihr wirklich Handgranaten und Dynamit?«
»Nein. Das war ein Bluff. Gehen Sie zurück! Auf Ihren Platz!«

Im Kontrollturm des Jerewaner Flughafens hatte man sich gewundert, warum die Iljuschin 62 über die Stadt und den Flughafen hinweggeflogen war. Die Miliz wurde sofort verständigt, ebenso der KGB, aber vor allen Dingen das Verteidigungsministerium, ihre Zweigstelle in Jerewan und militärische Einheiten der Sowjetarmee an der türkischen Grenze. Als den Sowjets endlich ein Licht aufging und sie begriffen, was los war, war die schnelle Iljuschin 62 schon im türkischen Luftraum. Die Sowjets verständigten sofort ihre türkischen Nachbarn. Die Türken versprachen unverzüglich sämtliche Flughäfen in der Türkei zu alarmieren, um die Iljuschin 62 zur Landung aufzufordern. Aber das waren leere Versprechungen. Die Türken wollten keine Scherereien. Sie sagten sich: Wenn die Iljuschin 62 mit den Flüchtlingen in der Türkei landet, dann werden die Flüchtlinge um Asyl bitten. Und die Russen werden auf Auslieferung pochen. Aber zwischen Rußland und der Türkei bestand kein Auslieferungspakt. Es würde Reibereien geben. Die Presse würde ein Geschrei machen, wenn die Leute ausgeliefert würden. Ebenso die Studenten. Es könnte zu einer Studentenrevolte kommen. Das hätte noch gefehlt! – Und wenn man die Leute nicht auslieferte, dann würden die Russen ein Geschrei machen. Die Handelsbeziehungen mit Rußland würden sich verschlechtern. Nein. Am besten, man drückt ein Auge zu. Man verspricht den Russen, was sie wollen. Und man läßt die Iljuschin 62 zu dem Bestimmungsort fliegen, den die Hijackers gewählt hatten. Allerdings war noch nicht klar, wo dieser Bestimmungsort lag.

5.

Die Weltpresse brachte den Fall der Iljuschin 62 mit Schlagzeilen. Einzelheiten über die Entführung des russischen Jets waren am 3. August weder von den Russen noch von den Israelis bekanntgegeben worden. Aber es wurde bereits spekuliert.

Die Israelis waren nicht gerade begeistert über die geglückte Landung des russischen Jets. Normalerweise wäre die Rettung russischer Juden mit Begeisterung begrüßt worden. Aber dieser Fall war höchst verdächtig. Die Passagiere des Jumbo-Jets wurden einzeln verhört. Am Nachmittag des 3. August waren die Israelis völlig im Bilde. In der Knesseth fand eine Sondersitzung statt, zu der auch Vertreter des Beth Schin, des israelischen Geheimdienstes, herangezogen wurden. Eines stand fest: Dieser Fall war nicht nur höchst verdächtig, sondern auch einmalig in der Geschichte des jungen jüdischen Staates. Wer hätte wohl jemals an so was Verrücktes gedacht:

a) Araber entführen Juden aus Rußland! Ihr Anführer ist ein arabischer Spion und ehemaliges Mitglied der berüchtigten Guerilla-Gruppe Al-Faoz! Seine Helfer sind drei libanesische Karatemeister und drei Reservisten der ägyptischen Luftwaffe!

b) der Entführungsplan ist von der amerikanischen Mafia ausgearbeitet und finanziert worden... ausgerechnet der Mafia, der berüchtigsten Verbrecherorganisation der Welt!

c) an Bord der Iljuschin 62 sind hohe sowjetische Funktionäre, ein Chef der Miliz, ein Staatsanwalt und der Chef des KGB von Virna!

In der Knesseth wird lange hin und her debattiert. Schließlich wird beschlossen:

1.) den Jumbo-Jet nach Rußland zurückzuschicken, auch die Passagiere, die nicht freiwillig nach Tel Aviv gekommen waren.
2.) die übrigen Passagiere, die um Asylrecht gebeten hatten, vorläufig hinter Gittern zu behalten, sozusagen in Gewahrsam, bis sich herausgestellt hat, wer politisch einwandfrei ist und wer nicht.
3.) den Fall sofort und mit allen Einzelheiten der Presse bekanntzugeben, um den Russen zu beweisen, daß eine solche Entführung logischerweise nicht von Israel veranlaßt worden sein konnte.

Wieder Schlagzeilen in der Weltpresse. Die Einzelheiten der Entführung und ihre Hintergründe werden enthüllt und von der Presse breitgetreten. Witzblätter greifen den Fall auf, Witzblätter verschiedener Länder, in denen noch Witze erzählt werden durften, sogar in der Öffentlichkeit. Die Witzblätter hatten ihre Karikaturisten herangezogen. Bilder von Nino Pepperoni und seiner Tochter Anna Maria gelangen mit Hilfe geschickter Reporter in die Hände der Karikaturisten. Auch Abzüge eines Artikels über die Schwängerung der intellektuellen Frau auf einer Dienstreise, ein Artikel, den die angesehene amerikanische Frauenzeitschrift NEW ESTABLISHMENT mit der anklagenden Überschrift: »Im Kreml geschwängert!« gebracht hatte. – Es wird viel über Anna Maria geschrieben, besonders über die Geschichte und Vorgeschichte ihrer Schwangerschaft und das beabsichtigte Interview mit Breschnew und Kossygin. Die Witzblätter bringen Karikaturen, die Anna Maria auf dem Schoß von Breschnew zeigen, andere auf dem Schoß von Kossygin. Ein Pariser Witzblatt schreibt: »Es war aber Sergej Mandelbaum!« – In Israel beschäftigten sich die Karikaturisten hauptsächlich mit Nino Pepperoni, dessen Ähnlichkeit mit dem israelischen Verteidigungsminister nicht übersehen werden konnte. Ein bestimmtes Tel Aviver Witzblatt bringt ein Bild von Nino Pepperoni auf einer amerikanischen *Phantom* über dem Suezkanal und ein anderes, das Nino Pepperoni neben Abdul Mohammed Kebab zeigt... Pepperoni als Ehrenmitglied der Al-Faoz, Kebab als Ehrenmitglied der amerikanischen Mafia.

Die stockkonservative Schweizer Zeitung NEUTRALITÄT, ein biederes Blatt mit zusehends schwindender Auflage, hatte die heiklen und peinlichen Einzelheiten der Hintergründe im Fall Mandelbaum bisher totgeschwiegen. Erst am 5. August entschloß sich das ehrsame Blatt zu einer neuen Stellungnahme im Fall Mandelbaum, um seine Auflage zu steigern. NEUTRALITÄT schrieb: »Die amerikanische Millionärin Anna Maria Pepperoni erlebte in Moskau ihren ersten Orgasmus. Kein Wunder, daß sie ohne den Mann, der ihr zu diesem einzigartigen Erlebnis verhalf, nicht mehr leben wollte. Ihre Schwangerschaft und die Notwendigkeit einer legalen Ehe mit Mandelbaum waren nur raffinierte Vorwände von seiten Anna Marias, damit ihr Vater, Nino Pepperoni, dazu bewegt wurde, die Mafia nach Moskau zu schicken, um Mandelbaum nach dem Freien Westen zu bringen. Der Artikel trug die Überschrift MOSKAUER ORGASMUS.

Die Weltpresse beschäftigte sich noch wochenlang mit dem Fall. Ausschnitte der Schlagzeilen lagen auf dem Schreibtisch von Nino Pepperonis Rechtsanwalt Archibald Seymor Sliwowitz. Die Ausschnitte der Schlagzeilen waren sorgfältig, der Reihe nach sortiert:

Die Mafia in Moskau!
Iljuschin 62 in Tel Aviv gelandet!
Araber beliefern Israel mit russischen Juden, um den zionistischen Staat zu stärken!
Die Sowjetunion verlangt die Auslieferung der Flüchtlinge!
Israel verweigert die Auslieferung!

Nino Pepperonis Beziehungen zum Weißen Haus sind den Russen bekannt!

Die Drahtzieher sitzen im Weißen Haus!

Die Sowjetunion macht die amerikanische Regierung für die Entführung verantwortlich!

Die Sowjetunion droht mit Vergeltungsmaßnahmen!

Sowjetische U-Boote vor der amerikanischen Küste!

Die UN wird herangezogen!

Sitzung im Sicherheitsrat!

Entspannung oder Dritter Weltkrieg?

Neueste Enthüllung!

Der Fall Mandelbaum!

Anna Maria Pepperoni!

Leidenschaft einer Kapitalistin!

Moskauer Orgasmus!

Damit fing es an!

Orgasmus schuld an der Entführung des Jets und der daraus entstandenen politischen Krise!

Wenn der Orgasmus der Anna Maria Pepperoni die Ursache einer Kettenreaktion war, die den Dritten Weltkrieg auslösen wird, dann stimmt die These, daß die Entdeckung des weiblichen Orgasmus im 20. Jahrhundert zum Weltuntergang führen muß!

»Schmeißen Sie die Ausschnitte mit den Schlagzeilen in den Papierkorb«, sagte Mr. Sliwowitz zu seiner Sekretärin.

Die Sekretärin fragte: »Auch den Ausschnitt MOSKAUER ORGASMUS?«

»Den nicht«, sagte Mr. Sliwowitz. »Heften Sie ihn über meinem Schreibtisch an.«

»Anna Maria ist nach Israel geflogen«, sagte Nino Pepperoni am anderen Ende der Leitung zu Mr. Sliwowitz.

Mr. Sliwowitz preßte seinen Mund sehr nah an die Muschel des Telefons. Er war seit einigen Tagen heiser, wußte aber, daß Nino Pepperoni nicht vertragen konnte, wenn man zu leise sprach. Mr. Sliwowitz strengte seine Stimme an:
»Haben Sie Nachricht von Anna Maria?«
»Ja. Sie rief vorhin an!«
»Wo wohnt sie?«
»Bei Sergej Mandelbaums Eltern. In Tel Aviv.«
»Sergejs Vater ist ein Rabbiner!«
»Das weiß ich!«

»Hallo! Mr. Pepperoni. Ich habe soeben von meinem Kollegen in Tel Aviv, Nahum Schabati, Bescheid bekommen, daß alle Flüchtlinge auf freiem Fuß sind.«
»Das freut mich!«
»Der einzige, der verhaftet wurde, ist Abdul Mohammed Kebab.«
»Was Sie nicht sagen!«
»Das tut mir leid. Aufrichtig!«
»Was ist mit den übrigen Arabern?«
»Die Israelis haben sie laufen lassen. Keiner von ihnen war Mitglied irgendeiner arabischen Guerilla-Gruppe. Ich nehme an, daß es sich um Leute handelt, die in einer Zwangslage waren und dringend Geld brauchten und sich deshalb mit Kebab einließen. Ich nehme auch an, daß sie von Kebab anständig bezahlt worden sind, wahrscheinlich mit den 200 000 Dollar, die wir Kebab als Anzahlung gegeben haben.«
»Sehr richtig.« Nino Pepperoni brüllte ins Telefon: »Ich schulde Kebab noch 800 000! Was mache ich, wenn ihn die Israelis lebenslänglich einsperren?«
»Dann sparen Sie Ihre 800 000 Dollar!« sagte Mr. Sliwowitz.

»Hallo! Mr. Pepperoni! Ich hoffe, daß Sie damit einverstanden sind, wenn die Hochzeit im *Waldorf* stattfindet?«

»Das Waldorf ist okay«, sagte Nino Pepperoni.

»Ich hoffe, daß wir rechtzeitig Touristenvisen für die Familie Mandelbaum bekommen! Mein Kollege in Tel Aviv bearbeitet die Sache.«

»Okay, Mr. Sliwowitz! Okay!«

»Ich hoffe auch, daß Sergej Mandelbaum und Anna Maria etwas vorher eintreffen. Die Hochzeit ist für den 1. September geplant.«

»Ich rufe Anna Maria heute abend an.«

»Wie fühlt sich Anna Maria?«

»Okay. Sie ist okay.«

»Hallo! Mr. Pepperoni! Meine Sekretärin hat ein Buch vor sich liegen.«

»Was für ein Buch?«

»Das WHO'S WHO!«

»Was ist mit dem WHO'S WHO?«

»Wir suchen die Adressen heraus. Für die Hochzeitseinladungen!«

»Okay, Mr. Sliwowitz.«

»Okay, Mr. Pepperoni.«

»Hallo! Mr. Pepperoni! Meine Sekretärin hat noch was auf dem Schreibtisch: zwei lange Listen! Die eine Liste enthält alle Namen der Bosse der amerikanischen Mafia!«

»Reden Sie nicht so laut. Ihr Telefon wird überwacht!«

»Okay, Mr. Pepperoni.«

»Was enthält die zweite Liste?«

»Die Namen Ihrer Familie!«

»Okay, Mr. Sliwowitz.«

»Ich schicke noch heute alle Einladungen raus.«

»Okay, Mr. Sliwowitz. Okay!«

»Hallo! Mr. Pepperoni!«
»Was ist denn schon wieder los?«
»Ich bemerke gerade, daß die Familienliste nur die Namen und Adressen der Familie Ihrer Frau enthält!«
»Und was ist mit meiner Familie?«
»Sie haben keine Familie!«
»Ich habe keine Familie?«
»Sie haben keine Familie!«

»Hallo! Mr. Sliwowitz! Sie haben sich geirrt! Ich habe auch eine Familie!«
»Wo ist sie?«
»In Italien. Wahrscheinlich Sizilien. Ich habe sie seit vierzig Jahren nicht gesehen und völlig den Kontakt verloren!«
»Das ist Pech.«
»Verdammt noch mal. Was machen wir jetzt?«
»Was machen wir jetzt?«

»Hallo, Mr. Sliwowitz!«
»Ja, Mr. Pepperoni!«
»Meine Familie muß eingeladen werden! Stellen Sie sich vor: Alle werden sie da sein, die Blutsverwandtschaft meiner Frau! Alle Vettern und Kusinen! Alle Neffen und Nichten, Tanten und Onkel, falls sie noch leben. Und all die anderen, die Kinder und Verwandten ihrer Verwandten! Und keiner von meiner Familie! Kein einziger! Diese Schande werde ich nicht überleben! Ganz Amerika wird lachen! Vor allem meine Frau! Ein Grund für sie, um mich für den Rest meines Lebens zu sticheln!«
»Das kann ich gut verstehen, Mr. Pepperoni!«
»Machen Sie sofort die Namen und Adressen meiner Familie ausfindig. Das ist ein Befehl!«
»Ein Befehl?« – »Jawohl. Ein Befehl!«

Mr. Sliwowitz machte ein paar Telefonanrufe: Palermo, Venedig, Milano, Florenz, Rom. Schließlich fand er die geeignete Adresse: *Baccini & Baccini, Agenzia Privata di Investigazione, Roma, Piazza della Republica 21*... wie ihm versichert wurde: das beste Detektivbüro in ganz Italien.

Baccini & Baccini arbeiteten schnell und verläßlich. Bereits nach vier Tagen erhielt Mr. Sliwowitz das Resultat. Es lebten noch folgende Personen der Familie Pepperoni:

a) ein Neffe, Mario Pepperoni, im Gefängnis wegen Einbruchs, Totschlags und Vergewaltigung einer Nonne.

b) ein zweiter Neffe, Francesco Pepperoni, Zuhälter, im Augenblick nicht im Gefängnis, wohnhaft in Neapel.

c) eine Kusine, Lucia Pepperoni, Inhaberin eines besseren Bordells *(Casa d'Appuntamento)* in der Via Lasio in Rom.

d) unter den Familienmitgliedern mit ehrenhaftem Beruf lebten noch: sein jüngster Bruder Vito, sein Vetter Toni und sein Vetter Carlo. Alle drei waren verheiratet und hatten Familie. Vito war Bauer, Toni Friseur und Carlo der Besitzer des Fleischerladens *Macelleria Pepperoni* in Palermo.

»Mr. Pepperoni. Hallo. Hallo!«
»Bin schon da. Was ist los?«
»Wir haben Ihre Familie ausfindig gemacht!«
»Ausgezeichnet.«
»Soll ich Ihnen die Namen am Telefon vorlesen?«
»Das ist nicht nötig. Ich schicke Swifty ins Büro. Geben Sie ihm die Liste.«
»Okay, Mr. Pepperoni.«

»Hallo. Hier ist Nino Pepperoni. Ich habe die Liste gelesen.«
»Was sagen Sie dazu?«

»Gar nichts. Was soll ich dazu sagen. Es ist meine Familie!«
»Okay, Mr. Pepperoni!«
»Bringen Sie alle her!«
»Okay, Mr. Pepperoni.«
»Okay, Mr. Sliwowitz.«
»Aber wenn sie nicht kommen wollen?«
»Sagen Sie ihnen, daß ich eine Million unter ihnen verteile.«
»Da kommen sie bestimmt!«
»Na also!«
»Wie soll ich sie herbringen?«
»Fliegen Sie nach Rom! Bringen Sie alle nach Rom! Mieten Sie einen Jet! Was fragen Sie soviel?«

»Hallo! Mr. Pepperoni! Hier ist Mr. Sliwowitz. Wir haben Ihren Neffen vergessen!«
»Sie meinen Mario?«
»Ja. Mario Pepperoni. Im Gefängnis wegen Einbruchs, Totschlags und Vergewaltigung einer Nonne!«
»Mario Pepperoni? Sehr richtig. Lassen Sie ihn aus dem Gefängnis herausholen!«
»Ist das unbedingt nötig?«
»Unbedingt. Es darf niemand fehlen. Jeder soll da sein, um Anna Maria zu ehren!«
»Okay, Mr. Pepperoni.«
»Lassen Sie den Auftrag von der sizilianischen Mafia ausführen.«
»Okay, Mr. Pepperoni.«
»Verschaffen Sie ihm einen mexikanischen Paß, damit er legal einreisen kann.«
»Okay, Mr. Pepperoni.«
»Er hat allerdings eine Nonne vergewaltigt. Und das ist gegen meine Prinzipien. Ich stehe gut mit der Kirche!«

»Ja, Mr. Pepperoni.«

»Bringen Sie ihn her. Und lassen Sie ihn nach der Hochzeit wieder zurückbringen!«

»Wohin?«

»Ins Gefängnis, dort, wo er hingehört!«

»Okay, Mr. Pepperoni.«

»Haben Sie alles richtig verstanden?«

»Alles verstanden. Aber passen Sie bitte auf, was Sie reden! Mein Telefon wird überwacht!«

»Scheiß auf das Telefon!«

»Okay, Mr. Pepperoni.«

»Hallo. Hier ist Mr. Pepperoni. Sind Sie am Apparat, Mr. Sliwowitz?«

»Am Apparat!«

»Ich dachte, Sie wären schon nach Italien geflogen?«

»Ich fliege morgen. Habe inzwischen alles Nötige telefonisch veranlaßt. Die Sache mit Ihrem Neffen kostet Sie 100 000!«

»100 000?«

»Ja. 100 000!«

»Hallo, ist dort Mr. Sliwowitz?«

»Hier ist Mr. Sliwowitz.«

»Gut, daß ich Sie noch erreiche.«

»Ist was passiert?«

»Ja.«

»Was denn?«

»Ein Brief von Anna Maria. Kam heute an.«

»Irgendwas Besonderes?«

»Sie ist zum Judentum übergetreten!«

»Was Sie nicht sagen!«

»Zum Judentum!«

»Zum Judentum!«
»Unerhört!«
»Unerhört!«
»Ohne mich zu fragen!«
»Ohne Sie zu fragen!«
»Sie schrieb, es wäre besser für das Kind, wenn die Eltern nicht zwei verschiedene Religionen haben.«
»Ja. Ja.«
»Ging verdammt schnell. Sie schrieb: Der Übertritt zum Judentum dauert sonst länger, aber Sergejs Vater ist ein Rabbiner!«
»Sehr richtig. Ein Rabbiner!«
»Meine Frau hat einen Schock gekriegt!«
»Wo?«
»In der Badewanne?«
»Wieso?«
»Ich rief sie in ihrem Badezimmer an!«
»Hat sie im Badezimmer ein Telefon?«
»Jawohl. Ein vergoldetes.«
»Allerhand. Ist nichts passiert?«
»Doch. Sie wurde ohnmächtig und ging in der Badewanne unter.«
»Lebt sie noch?«
»Ja. Sie lebt!«
»Wie kommt das?«
»Der Butler hat sie gerettet!«
»Der Butler?«
»Ja. Der Butler. Er hat zufällig durchs Schlüsselloch geschaut und hat es gesehen!«
»Wie sie unterging?«
»Ja. Wie sie unterging!«

»Hallo, hier ist wieder Nino Pepperoni. Soeben kam ein Tele-

gramm aus Israel an. Sergejs Vater hat einen Herzinfarkt gehabt.«
»Ist er tot?«
»Nein. Gott sei Dank. Er fühlt sich wieder gut. Eine ganz leichte Sache.«
»Gott sei Dank.«
»Er kann aber nicht zur Hochzeit kommen. Er darf in den nächsten Wochen nicht reisen.«
»Das ist schade.«
»Und da er nicht kommt, kommt auch seine Frau nicht. Und wenn die beiden nicht kommen, dann kommen auch Anna Maria und Sergej nicht. Und der Rest der Familie!«
»Was machen wir jetzt?«
»Lassen Sie sofort neue Hochzeitseinladungen drucken!«
»Noch vor meiner Italienreise!«
»Ja. Sofort!«
»Und wo wird die Hochzeit stattfinden?«
»In Israel. Tel Aviv. Hilton-Hotel!«

»Hallo, Mr. Pepperoni. Noch eine Frage. Wie kommen Ihre amerikanischen Gäste nach Israel?«
»Mieten Sie einen Jumbo-Jet. Schreiben Sie allen Eingeladenen, daß die Reise nichts kostet.«
»Okay, Mr. Pepperoni.«
»Vergessen Sie niemanden! Alle müssen kommen! Vor allem alle Bosse der amerikanischen Mafia!«
»Nach Israel?«
»Jawohl. Nach Israel!«

»Noch eine einzige Frage, Mr. Pepperoni. Ich fliege jetzt nach Rom. Wäre es nicht besser, die italienische Familie gleich nach Israel zu bringen?«
»Bringen Sie sie erst nach New York. Wir fliegen von hier alle zusammen!«

»Alle zusammen?«
»Alle zusammen. Die Familie meiner Frau. Meine Familie. Die Leute aus dem WHO'S WHO. Und sämtliche Bosse der amerikanischen Mafia!«

6.

Anna Maria lag nackt auf dem Sofa. Sie hatte ihre langen Beine weit ausgestreckt. Ihr dunkles seidiges Haar, das so lang war wie die Beine, umhüllte schützend ihren Oberkörper, auch ihre Schenkel und ihre Scham. Anna Maria lag wie eine Königin auf dem Sofa, vier Kissen unter dem Rücken und eines unter dem Kopf. Sie blickte zärtlich auf Sergej, der mürrisch und gelangweilt vor dem Sofa kniete, mit einem kleinen Rasierapparat, und die flaumigen Härchen auf Anna Marias Beinen rasierte. Als Sergej Mandelbaum mit dem Rasieren fertig war, fing Anna Maria zu stöhnen an. Sie schlug ihr langes Kopfhaar zurück und zeigte Sergej ihren Bauch. Sie sagte: »Kitzle mich ein bißchen, dann vergehen die Schmerzen!«
Sergej kitzelte den dicken Bauch lustlos mit den Fingerspitzen, bis sich Anna Maria beruhigte.
»Was hat dein Vater vorhin am Telefon gesagt?«
»Daß er uns fünf Millionen geben wird!«
»Fünf Millionen?«
»Ja. Fünf Millionen!«
»Und was ist mit meiner Familie?«
»Zwei Millionen.«
»Für alle?«
»Für alle.«

»Wir kriegen natürlich mehr«, sagte Anna Maria. »Aber nur, wenn das Kind legal zur Welt kommt. Das ist sehr wichtig für meinen Vater.«

»Die Hochzeit findet in zwei Tagen statt. Du mußt es noch solange aushalten!«

»Das Kind drückt aber. Ich spüre es schon. Vielleicht rufst du den Arzt. Ich sollte im Krankenhaus sein. Und nicht hier in der Wohnung.«

»Kannst du nicht mit dem Kind reden! Sag ihm, es soll noch ein paar Tage warten. Wenigstens bis nach der Hochzeit.«

»Ich habe die ganze Nacht mit dem Kind geredet. Es nützt nichts.«

»Versuch es mit Hypnose.«

»Wie meinst du das?«

»Selbsthypnose. Beiß die Zähne zusammen. Sag dir: es darf nicht jetzt passieren! Nicht vor der Hochzeit!«

»Und was ist mit den Wehen?«

»Du hast noch keine Wehen. Du bildest dir das ein!«

»Es zieht aber so komisch!«

»Das ist Einbildung. Wenn das schon die Wehen wären, dann würdest du dich vor Schmerzen krümmen.«

»Du glaubst also, es wäre nur Einbildung?«

»Nur Einbildung!«

»Hol mir ein paar Gurken!«

»Saure Gurken?«

»Saure Gurken!«

»Was noch?«

»Schokolade!«

»Was noch?«

»Fallaffeln. Echte israelische Fallaffeln. Mit viel Pfeffer und mit viel Gewürzen!«

»Was noch?«
»Eiskrem!«
»Was noch?«
»Spaghetti!«
»Wo soll ich in Tel Aviv Spaghetti herholen!«
»Natürlich gibt es in Tel Aviv Spaghetti. In der Ben Jehuda-Straße ist ein italienisches Restaurant. Auch eines in der Dizengoffstraße.«
»Ich hol' dir alles später. Ich kann dich jetzt nicht allein lassen. Wir müssen warten, bis meine Eltern zurück sind.«
»Wo sind sie eigentlich hingegangen?«
»Ins Hilton-Hotel. Wegen der Hochzeitsvorbereitungen. Mein Vater überprüft dort, ob das Essen auch koscher ist.«
»Sicher ist es im Hilton koscher!«
»Natürlich. Aber mein Vater ist diesbezüglich mißtrauisch.«

»Von wo hat Nino Pepperoni früher angerufen?«
»Aus New York!«
»Ich dachte, er wäre in Rom?«
»Nein. Mr. Sliwowitz war in Rom. Aber er ist schon wieder zurück.«
»Ach so. Ich erinnere mich. Du hast es gestern erwähnt. Mr. Sliwowitz ist nach Italien gefahren, um die italienische Familie nach New York zu holen.«
»Das stimmt.«
»Hat er sie nach New York gebracht?«
»Ja. Alle. Auch einen Vetter von mir, Mario Pepperoni, der im Gefängnis war.«
»Allerhand.«
»Mein Vater hat mir eine Menge am Telefon erzählt.«
»Von der Familie?«
»Ja.«

»Er hat sich sicher mit ihnen gefreut?«

»Sehr. Besonders mit Vito, seinem jüngsten Bruder. Er ist ein Bauer und hat Grundbesitz in der Nähe von Palermo.«

»Dein Onkel?«

»Ja, mein Onkel. Er hat leider schlechte Manieren, aber unser Butler hat ihn inzwischen unter seine Fittiche genommen, und mein Vater hofft, daß er bis zur Hochzeit gelernt hat, wie man sich die Nase putzt, und noch einige andere Sachen.«

»Was hat dein Vater noch erzählt?«

»Er hat sich mit allen gefreut, sogar mit Lucia Pepperoni.«

»Was ist los mit Lucia?«

»Sie ist eine Kusine von Daddy. Lucia ist Inhaberin eines besseren Bordells in der Via Lasio in Rom. Ihr Bordell nennt sich Casa d' Appuntamento.«

»Ein ehrenhafter Beruf!«

»Ein ehrenhafter Beruf!«

»Was hat er noch erzählt?«

»Lucia kam nicht allein nach New York. Sie hat ihre Mädchen mitgebracht.«

»Die Bordellmädchen?«

»Ja.«

»Warum?«

»Sie konnte das Bordell nicht ohne Aufsicht zurücklassen, und sie hatte Angst, daß die Mädchen während ihrer Abwesenheit zur Konkurrenz gehen.«

»Ein logischer Einwand.«

»Der Flug hat nichts gekostet, da Mr. Sliwowitz in Rom einen ganzen Jet gemietet hatte. Und so hat Lucia die Mädchen gleich mitgenommen.«

»Kommen sie zur Hochzeit?«

»Natürlich kommen sie zur Hochzeit.«

»Noch irgendwas?«

»Ja.«
»Was denn?«
»Die meisten Familienmitglieder wohnen bei uns, außer Lucia und den Mädchen. Mein Daddy hat sie im Waldorf einquartiert.«
»Ein gutes Hotel.«
»Ja. Nicht schlecht. Aber dort ist was passiert.«
Was ist im Waldorf passiert?«
»Lucia und die Mädchen stellten im *Waldorf* Kontakte mit allen möglichen Leuten her, vor allem mit wichtigen Leuten, darunter ein General, ein Botschafter und ein Nobelpreisträger. Es ging ziemlich lebendig zu auf ihrer Etage. Die Presse bekam Wind davon und brachte die Sache mit Schlagzeilen: Die Mafia im Waldorf! Das Waldorf ist ein Bordell!«
»Noch was?«
»Sonst nichts. Er freut sich auf die Hochzeit.«
»Wer?«
»Daddy! Wer sonst!«
»Sergej, Darling!«
»Was ist los? Drückt das Kind schon wieder?«
»Nein. Wann kommen deine Eltern?«
»Bald.«
»Schieb schnell mit mir eine Nummer! Bloß eine kleine. Eine ganz kleine.«
»Nicht jetzt, Liebling. Ich könnte dich aus Versehen an den Bauch stoßen.«
»Ich könnte mich umdrehen?«
»Lieber nicht, Darling. Wenn du einen Orgasmus kriegst, dann rutscht das Kind gleich raus!«
»Glaubst du?«
»Ganz bestimmt!«
»Und wenn ich keinen Orgasmus kriege?«
»Doch. Du kriegst einen!«

»Glaubst du?«
»Ganz bestimmt.«
»Dann lieber nicht.«

7.

Am Tage vor der Abreise nach Israel rief ein Herr vom FBI bei Mr. Sliwowitz an. Ein reiner Routineanruf. Der Herr vom FBI wollte bloß wissen, ob es stimme, daß Nino Pepperoni alle Bosse der amerikanischen Mafia zur Hochzeit seiner Tochter Anna Maria nach Israel eingeladen habe.
Mr. Sliwowitz sagte: »Mafia? Was ist das? Es gibt keine Mafia. Das ist eine Legende!«

Der Staat Israel war höchst beunruhigt. Kein Wunder. Jerusalem hatte einen Wink bekommen: Die Mafia kommt nach Israel!
Im Morgengrauen, am Tag der Ankunft von Nino Pepperonis Jumbo-Jet, wurden Sicherheitsmaßnahmen getroffen. Im Hilton-Hotel wimmelte es von israelischen Geheimagenten, und der Flugplatz war von Einheiten der Armee besetzt.
Die Hochzeit fand wie geplant statt. Extraausgaben der Presse berichteten bereits in den ersten Abendstunden, daß die Braut im neunten Monat war und das Kind während der Hochzeit zur Welt gebracht hatte, allerdings nach der Trauung, da es Nino Pepperonis ausdrücklichster Wunsch gewesen war, daß sein Enkelkind legal zur Welt kommt.
Die israelische Zeitung *Hamodia Hajomi* berichtete: »Es ist bedauerlich, daß die Braut nicht rechtzeitig ins Hadassah-Krankenhaus gebracht werden konnte. Grund: Taxis und Ambulanzen

des Roten Davidsterns konnten nicht bis zum Hilton-Hotel vordringen, weil die Straßen verstopft waren. Grund: eine Demonstration der israelischen Black Panthers! Grund der Black Panther-Demonstration waren zwei Anlässe: Die Bevorzugung russischer Juden von seiten der Regierung in bezug auf die Wohnungsfrage und der neueste sowjetische Film *Die Bananenbäume,* ein Film, der gestern zum ersten Mal in Israel gezeigt wurde.

Nino Pepperoni und Clara Pepperoni blieben neun Tage im Heiligen Lande. Sie machten die für Touristen üblichen Ausflüge – allerdings in einem Privatbus, den Nino Pepperoni gemietet hatte – und nahmen selbstverständlich alle Gäste mit, die mit dem Jumbo-Jet nach Israel gekommen waren. Natürlich fuhren auch andere mit: Sergej Mandelbaum, die russisch-jüdische Familie und auch Anna Maria, die wieder so schlank war wie früher. Das Baby, ein Junge und zukünftiger Soldat, wurde bei Sergejs Eltern zurückgelassen, die nicht mitgekommen waren, da Sergejs Vater auf sein Herz achtgeben mußte.
Die Gruppe sah sich alles an, was man normalerweise ansehen mußte, wenn man im Heiligen Lande reiste. Sie sahen auch einige Kibbuzim und viele historische und heilige Stätten. Nino und Clara Pepperoni beteten viel, besonders in den Kirchen, von denen es eine Menge gab. Auf dem Rückweg nach Tel Aviv sagte Nino Pepperoni zu Anna Maria: »Ich habe noch nie in meinem Leben soviel gebetet. Frag doch den Rabbi, deinen Schwiegervater, ob mir Jesus vergeben wird.«

Acht Tage nach der Hochzeit erlebte Nino Pepperoni die Beschneidung seines Enkelkindes. Sergejs Vater, der Rabbi, erklärte Nino Pepperoni, daß die Beschneidung symbolisch für den Bund sei, den der liebe Gott mit den Kindern Israels geschlossen hatte. Der Rabbi sagte: »Die Beschneidung heißt auf hebräisch *Brith*

Mila und ist außerdem hygienisch.« Nino Pepperoni weinte, als das Häutchen seines Enkelkindes so ohne weiteres und ziemlich erbarmungslos abgeschnitten wurde. Er hätte das Häutchen gerne mit nach New York genommen, sozusagen als Andenken, aber dann dachte er an Karl Schnitzel und unterdrückte diesen Wunsch.

Am nächsten Tag flog Nino Pepperonis Jumbo-Jet wieder ab, natürlich mit Nino und Clara Pepperoni und allen Gästen, die Nino Pepperoni aus New York mitgebracht hatte. Sergej und Anna Maria Mandelbaum waren zum Flughafen gekommen. Sie hatten beschlossen, vorläufig in Israel zu bleiben.

Hoch über den Wolken, als weder die Stadt noch der Hafen zu sehen war, sagte Nino Pepperoni: »Anna Maria hat Ihnen was ins Ohr geflüstert. Beim Abschied! Was war es? Ein Geheimnis? Etwas, was ich nicht hören darf?«

»Im Gegenteil«, sagte Mr. Sliwowitz. »Sie hat mich nur gebeten, es Ihnen schonend beizubringen.«

»Was war es?« fragte Nino Pepperoni.

Mr. Sliwowitz räusperte sich verlegen. Er sagte langsam: »Es handelt sich um Mandelbaums Schwanz!«

»Was ist mit seinem Schwanz?«

»Der wird nicht mehr steif«, sagte Mr. Sliwowitz. »Mandelbaums Schwanz ist eine lahme Ente, seitdem er im Freien Westen ist.«

»Das ist merkwürdig«, sagte Nino Pepperoni. »Sehr merkwürdig.«

»Vielleicht gefällt ihm Anna Maria nicht mehr«, sagte Mr. Sliwowitz. »Oder er hat Sehnsucht nach Mütterchen Rußland.«

»Das kann sein«, sagte Nino Pepperoni.

»Anna Maria kriegt auch keinen Orgasmus«, sagte Mr. Sliwowitz. »Sie versucht es manchmal alleine zu machen... Sie verstehen schon, was ich meine... mit allem Respekt vor Ihrer Tochter...

aber das nützt nichts, weil sie dabei an Mandelbaums Schwanz denken muß, an den jämmerlichen Schwanz, der nicht mehr steif wird.«

»Das ist schlimm«, sagte Nino Pepperoni. »Sehr schlimm.«

»Die Ehe wird auseinandergehen«, sagte Mr. Sliwowitz. »Wenigstens sieht es so aus.«

»Das darf auf keinen Fall geschehen!« sagte Nino Pepperoni. »Diese Schande würde ich nie überleben!«

»Das glaube ich Ihnen«, sagte Mr. Sliwowitz.

»Die Ehe darf nicht auseinandergehen«, sagte Nino Pepperoni. »Lassen Sie sich was einfallen!«

»Ich werde mein Möglichstes tun«, sagte Mr. Sliwowitz.

»Sie haben Karl Schnitzel geheilt«, sagte Nino Pepperoni. »Folglich können Sie auch Sergej Mandelbaum heilen!«

»Das stimmt«, sagte Mr. Sliwowitz. »Karl Schnitzel wurde kastriert. Bei Mandelbaum muß man das Gegenteil machen, irgendwas, damit sein Schwanz wieder steif wird!«

»Sehr richtig«, sagte Nino Pepperoni. »Sehr richtig. Lassen Sie sich was einfallen, damit sein Schwanz wieder steif wird!«

Nachdem Mr. Sliwowitz lange und angestrengt nachgedacht hatte, sagte er zu Nino Pepperoni: »Es gibt nur eine einzige Heilungsmethode für Sergej Mandelbaum!«

»Und was ist das für eine Methode?« fragte Nino Pepperoni.

»Man muß Mandelbaum zu einem Psychiater schicken!«

»Was ist das«, fragte Nino Pepperoni, »ein Psychiater?«

»Ein Mann, der gar nichts tut«, sagte Mr. Sliwowitz, »ein Mann, mit dem man redet, und der manchmal selber etwas sagt.«

»Und davon wird der Schwanz steif?« fragte Nino Pepperoni.

Mr. Sliwowitz nickte. Er sagte: »Jawohl, Mr. Pepperoni. Davon wird der Schwanz steif.«

»Dann besorgen Sie mir den besten Psychiater, den es im Freien Westen für Mandelbaum gibt«, sagte Nino Pepperoni.
»Ich werde alles tun, was in meinen Kräften steht«, sagte Mr. Sliwowitz. »Sie können sich auf mich verlassen. Sobald wir wieder in New York sind, besorge ich einen Psychiater.«
»Und schicken ihn zu Mandelbaum?«
»Selbstverständlich.«
»Geld spielt keine Rolle«, sagte Nino Pepperoni. »Ich bin sogar bereit zu staffeln!«
»Wie meinen Sie das?« fragte Mr. Sliwowitz.
»Je steifer Mandelbaums Schwanz wird«, sagte Nino Pepperoni, »desto mehr Geld kriegt der Psychiater.«
»Okay«, sagte Mr. Sliwowitz. »Dann wird sich der Psychiater sicher Mühe geben.«
»Wir dürfen keine Zeit verlieren«, sagte Nino Pepperoni.
»Das dürfen wir nicht«, sagte Mr. Sliwowitz. »Jede Minute ist kostbar.«
»Sagen Sie dem Piloten, daß er schneller fliegen soll.«
»Jawohl«, sagte Mr. Sliwowitz.

Der Jumbo-Jet, den Nino Pepperoni gemietet hatte, gehörte zur *El Al Israel Airlines.* Die El Al war verläßlich. Auch die Piloten. Der Flug war angenehm, das Essen gut. Über dem Mittelmeer explodierte eine kleine Zeitbombe im Frachtraum, aber das machte nichts, da die Frachträume der El Al Israel Airlines gepanzert waren. In Rom mußte die Gruppe jedoch umsteigen, da der Jet mit dem kleinen Loch im Frachtraum nicht weiterfliegen konnte. Das heißt: er hätte weiterfliegen können, sogar bis nach New York, aber die El Al Israel Airlines hatte was dagegen. So stiegen sie um, Nino Pepperoni, Clara Pepperoni, die ganze Gruppe. Sie flogen mit einem Jet der *Alitalia* weiter, auch ein guter Jet und ein verläßlicher Pilot. Das Essen war gut, ausgezeichnet.

In Rom waren noch einige Passagiere zugestiegen, obwohl sie nicht zu Nino Pepperonis Gruppe gehörten. Nino Pepperoni hatte nicht protestiert, da er sich gesagt hatte: »Die Alitalia hat dir aus der Patsche geholfen, nachdem der El Al-Jet beschädigt war, und da mußt du großzügig sein und ein Auge zudrücken. Diese neuen Passagiere hatten ihren Flug bereits bei der Alitalia gebucht und müssen mitgenommen werden! Da kann man nichts machen.« Die neuen Passagiere waren nette Leute. Nur zwei von ihnen waren nicht so nett: zwei arabische Terroristen! Die beiden arabischen Terroristen, Mitglieder der Guerilla-Gruppe *Grüner Oktober* übernahmen das Flugzeug über dem Atlantischen Ozean und zwangen den Piloten wieder nach Rom zurückzufliegen.

Die Landung in Rom fand ohne Schwierigkeiten statt. Die Passagiere spürten es kaum, denn der Pilot verstand seinen Job. Die beiden Araber waren höflich und hatten gute Manieren. Sie waren mit Handgranaten und Dynamit bewaffnet und drohten das Flugzeug in die Luft zu sprengen, falls die italienische Regierung sich nicht unverzüglich mit dem Staat Israel in Verbindung setzen und folgendes erwirken würde:

a) dreihundert arabische Terroristen innerhalb der nächsten fünf Stunden freizulassen!

b) die dreihundert Terroristen sicher über die syrische Grenze zu bringen!

Daraufhin setzte sich der italienische Ministerpräsident mit einer charmanten Großmutter in Verbindung, die ihm versicherte, daß sie die Vertreterin des Jüdischen Staates sei. Die Großmutter war kühl und abweisend, obwohl ihre Stimme bezaubernd war. Sie sagte: »Ich gehöre nicht offiziell zur Frauenbewegung, lasse mich aber trotzdem nicht von den Hijackern einschüchtern. Die dreihundert Terroristen bleiben hinter Schloß und Riegel!«

Nach diesem fruchtlosen Gespräch telefonierte der italienische Ministerpräsident mit einem Rechtsanwalt, der ihm versicherte, daß er der Präsident der Vereinigten Staaten sei. Der italienische Ministerpräsident erklärte dem Rechtsanwalt die heikle Angelegenheit mit dem Jet und bat ihn, auf die charmante jüdische Großmutter einen Druck auszuüben und ihr zu befehlen, die dreihundert Terroristen unverzüglich freizulassen, denn sonst würden die Hijackers den Jet mitsamt den Passagieren in die Luft sprengen.

Der Rechtsanwalt vertrat zwar das Establishment, traute sich aber nicht, der charmanten Großmutter Befehle zu erteilen, da sie ebenso wie er das Establishment vertrat, bloß ein anderes. Der Rechtsanwalt sagte sich: Richie-Boy! Du mußt dich in dieser heiklen Angelegenheit mit deiner Clique beraten! Vor allem mit dem *schlauen Henry.* Der ist sicher schon aus Paris zurück!

Im Weißen Haus fand eine Sondersitzung statt. Eines war klar: Wenn Israel die dreihundert Terroristen nicht freiließ, würde der Jet in die Luft gehen. War es ratsam, auf Israel einen Druck auszuüben, um die Freilassung der dreihundert Terroristen zu erwirken und somit die Passagiere des Jets zu retten? Oder sollte man sich neutral verhalten? Im letzteren Falle waren die Passagiere im Jet verloren, denn Israel würde nicht nachgeben. In dem Jet befanden sich zwar eine Menge unschuldige Leute, andererseits aber auch alle Bosse der amerikanischen Mafia! Was, zum Teufel, sollte man tun?
Der Rechtsanwalt sagte mit seiner Grabesstimme: »Fellow Americans! Zum ersten Mal in der amerikanischen Geschichte bietet sich unserer Regierung die einmalige Möglichkeit, sämtliche Führer der amerikanischen Mafia auf eine einfache und bequeme Weise loszuwerden!«

Der *schlaue Henry* sagte: »Das stimmt, Richie-Boy. Aber vergiß nicht, daß die amerikanische Mafia nicht alle Verbrecher vertritt, die unsere neue Jugend auf ihren schwarzen Listen hat.«
»Scheiß auf die schwarzen Listen der neuen Jugend«, sagte Richie-Boy. »Wir reden hier von der Mafia, und nicht von den anderen Verbrechern.«
»Also gut«, sagte der *schlaue Henry* zweideutig. »Dann laß den Jet in die Luft fliegen!«

Kurz vor dem Ablauf der Frist, die von den Hijackers festgesetzt worden war, telefonierte der italienische Ministerpräsident mit dem römischen Polizeichef.
»In dem Jet ist Nino Pepperoni!«
»Kennst du ihn?«
»Nein. Aber seine Tochter. Wahnsinnig reich. Ich hab' sie mal in Rom bei einer Party gefickt.«
»Was für eine Party?«
»Eine römische Gruppensexparty.«
»Was ist mit dem Jet?«
»Er wird bald in die Luft gesprengt!«
»Hast du mit der jüdischen Großmutter gesprochen?«
»Ja. Eine harte Nuß. Sie will die Terroristen nicht freilassen.«
»Was noch?«
»Ich habe auch mit dem amerikanischen Rechtsanwalt gesprochen.«
»Was hat er gesagt?«
»Er sagte, daß er die jüdische Großmutter nicht überzeugen kann.«
»Faule Ausrede.«
»Der Jet wird explodieren!«
»Im Jet ist nicht nur Nino Pepperoni. Im Jet sind sämtliche Führer der amerikanischen Mafia!«

»Das weiß ich.«
»Der amerikanische Rechtsanwalt will sie loswerden!«
»Die Mafia?«
»Ja. Die Mafia. Deshalb kann er die jüdische Großmutter nicht überzeugen.«
»Ein gerissener Kerl!«
»Wer?«
»Der amerikanische Rechtsanwalt!«
»Hat er noch was gesagt?«
»Ja.«
»Was denn?«
Er sagte: »Die Welt ist übervölkert.«

Der italienische Ministerpräsident legte den Hörer sekundenlang auf den Schreibtisch hin, weil ihn der Hintern juckte. Er kratzte sich und dachte nach: Wenn der Jet in die Luft geht, dann würde es in Amerika keine Mafia mehr geben, denn ihre Führer wären dann tot, und von diesem Schlag würde sich die amerikanische Mafia nie erholen.
Der Ministerpräsident kratzte sich nochmals. Eigentlich ist es nicht fair, dachte er. Warum sollte es in Sizilien eine Mafia geben, aber keine mehr in Amerika?
Der Ministerpräsident nahm den Hörer wieder in die Hand, nicht in die Hand, mit der er sich am Hintern gekratzt hatte, sondern in die andere. Er preßte den Mund dicht an die Muschel und sagte zu seinem Polizeichef: »Wir müssen die amerikanische Mafia retten!«
»Pronto! Pronto! Habe ich dich richtig verstanden?«
»Jawohl! Laß den Jet stürmen! Nimm deine besten Leute! Befrei die Mafia! Und schick sie nach Amerika zurück!«

Anna Maria versuchte verzweifelt, den italienischen Ministerpräsidenten zu erreichen, konnte aber nicht durchkommen. Sie telefonierte zum Weißen Haus, mit demselben Resultat. Sie rief den New Yorker Bürgermeister an. Erfolglos. Sie versuchte sämtliche Zeitungen, deren Chefredakteure sie von Parties her kannte, anzurufen, fand aber alle Telefone besetzt. Zuletzt rief sie Shirley Levi an, die stellvertretende Chefredakteurin der Frauenzeitschrift NEW ESTABLISHMENT. Aber auch Shirleys Telefon war besetzt.

Shirley sprach gerade mit einem Verleger.
»Das Geschäft ist schlecht«, sagte der Verleger. »Wir haben mehr Autoren als Leser.«
»Wie kommt das?«
»Ich weiß es nicht.«
»Was wirst du machen?«
»Ich melde bald Konkurs an und sattle um.«
»Welche Branche?«
»Fernsehgeräte. Ein Bombengeschäft!«
»Aber vorläufig machst du noch weiter?«
»Nur vorläufig.«
»Mir wurden unlängst drei Manuskripte zugeschickt«, sagte Shirley Levi. »Ich habe sie an euren Verlag weitergeleitet.«
»Was waren das für Manuskripte?«
»Ein Tatsachenroman über hungrige Kinder in Asien, Afrika und woanders.«
»So was will keiner mehr lesen«, sagte der Verleger.
»Auch ein Sachbuch über die Verletzung der Menschenrechte, das sich zugleich mit zwei falschen Systemen auseinandersetzt: dem Kommunismus und dem Kapitalismus.«
»So was will keiner lesen.«
»Auch ein Buch über den Sinn des Lebens.«
»Ein ernstes Buch?«
»Ja.«

»Ernste Bücher wollen die Leute nicht lesen. Meine Lektoren haben es wahrscheinlich abgelehnt. Sonst wüßte ich Bescheid.«
»Was wird demnächst euer neuester Bestseller sein?« fragte Shirley.
»Ein Buch mit dem Titel DIE LANGE ZUNGE.«
»Ist das ein ernstes Buch?«
»Nein. Die Leute wollen nichts Ernstes mehr lesen!«
»Bist du auch sicher?«
»Ganz sicher.«
»Eine Freundin von mir schreibt gerade ein Buch mit dem Titel MOSKAUER ORGASMUS. Hättest du eventuell Interesse dafür?«
»Ist es ein ernstes Buch?«
»Das weiß ich nicht. Aber ein Buch mit einem so blöden Titel sollte sich schließlich verkaufen lassen!«
»Da hast du recht. Sag ihr, sie soll mir das Manuskript schicken.«

»Die Terroristen sind tot«, sagte die Stimme am anderen Ende der Leitung. »Wir haben den Jet gestürmt und die Mafia befreit!«
»Ausgezeichnet«, sagt der Ministerpräsident.
»Wir schicken die Mafia noch heute nach Amerika zurück!«
»Ausgezeichnet«, sagt der Ministerpräsident. Er legt den Hörer auf und kratzt sich wieder am Hintern.

Ein denkwürdiger Tag. So manches war passiert, manches, was die Weltpresse sensationslüstern druckte, vieles jedoch, was sie totschwieg... wie zum Beispiel folgende Tatsache: Der italienische Ministerpräsident hat sich persönlich am Hintern gekratzt!
An diesem denkwürdigen Tag beschlossen einige Leute, ihr Geschlecht verändern zu lassen, andere wollten die Landkarte verändern, andere, die reich waren, noch reicher werden. Viele fragten sich, warum sie Orgasmus hatten, viele, warum sie keinen hatten. Millionen Menschen machten sich Gedanken, Millionen machten

sich keine mehr. Viele suchten nach dem Sinn des Lebens, viele suchten ihn nicht. Viele Leute liefen zum Psychiater, weil es ihnen zu gut ging, viele brauchten einen, aber konnten sich keinen leisten. Irgendwo kreischten Babys, weil sie zuviel gefressen hatten, und irgendwo brüllten Babys den stummen Himmel an, weil sie hungrig waren und ihre Mütter keinen Reis für sie hatten.
Der Tag hatte immer noch 24 Stunden, obwohl die Jets schneller flogen und die Waschmaschinen auf Hochtouren liefen.

Serie Piper

Edgar Hilsenrath – »Poet und Pierrot des Schreckens«

Der Spiegel

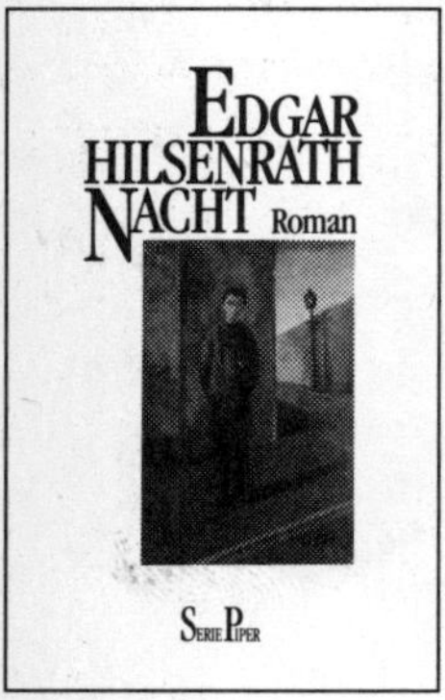

1137

»In Dantes Inferno geht es nicht höllischer zu. Zum Wolf gewordene Menschen schlagen sich für eine verfaulte Kartoffel, kämpfen brutal und gerissen um einen elenden Schlafplatz.« Der Spiegel

»Hilsenrath ist ein Erzähler, wie ich seit Thomas Mann und dem Günther Grass der Blechtrommel keinen mehr kennengelernt habe.« Südwestfunk

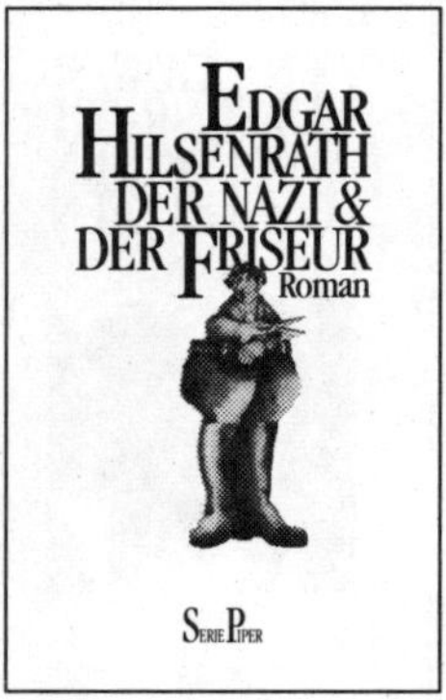

1164

»Dem Romancier Edgar Hilsenrath gelingt in ›Der Nazi & der Friseur‹ scheinbar Unmögliches – eine Satire über Juden und SS. Ein meisterliches Vexierspiel über Schuld und Sühne – Mörder und Gemordete werden identisch, es gibt keine Lösung.«

Der Spiegel

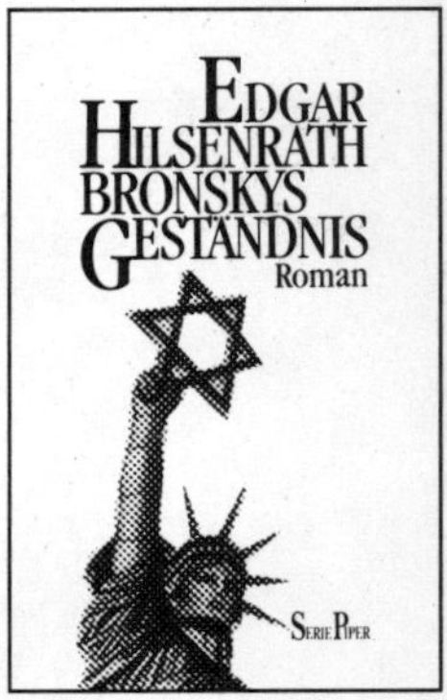

1256

»Bronskys Geständnis... ist ein Alptraum-Report und flagellantische Satire zugleich, geschrieben zumeist im lakonischen, slapstickhaften Dialog der jüdischen Anekdote... Ein bizarres, wüstes Nachtasyl-Personal zieht auf, Penner, Huren, Säufer, Kriminelle, Entgleiste und Entglittene, ein Rinnstein-Inferno. Der alltägliche Wolfskampf um den Dollar und einen Bissen kann zur Posse und zur Tragödie werden.«

Der Spiegel